Identidade Comunicativa

Pessoas Trans, Travestis e Não Binárias

Rodrigo Dornelas

Fonoaudiólogo
Especialista em Voz pelo CFFa
Coach Vocal pelo Centro de Estudos da Voz (CEV)
Doutor pelo Programa de Pós-Graduação em Comunicação Humana e Saúde da Pontifícia Universidade Católica de São Paulo (PUC-SP)
Professor do Curso de Fonoaudiologia da Faculdade de Medicina e do Programa de Pós-Graduação em Ciências da Reabilitação da Universidade Federal do Rio de Janeiro (UFRJ)
Clínico e Pesquisador do Ambulatório Transidentidades no Hospital Universitário Pedro Ernesto, na Universidade Estadual do Rio de Janeiro (UERJ)
Professor do Curso de Especialização em Voz do Centro de Estudos da Voz (CEV)

Vanessa Veis Ribeiro

Fonoaudióloga
Especialista em Estatística pela Universidade Federal de Minas Gerais (UFMG)
Especialista em Voz pelo CFFa, com Curso no Centro de Estudos da Voz (CEV)
Pós-Doutora em Distúrbios da Comunicação Humana pela Universidade Federal de São Paulo (Unifesp)
Professora do Curso de Fonoaudiologia, do Programa de Pós-Graduação em Ciências Médicas e em Ciências da Reabilitação da Universidade de Brasília (UnB)
Professora do Curso de Especialização em Voz do Centro de Estudos da Voz (CEV)

Mara Behlau

Fonoaudióloga
Especialista em Voz pelo CFFa
Doutora em Distúrbios da Comunicação Humana pela Unifesp
Pós-Doutoramento em Audiology and Speech Sciences na University of California San Francisco, EUA
Consultora em Comunicação Humana Especializada em Neuroliderança pelo Neuroleadership Institute (NLI)
Coach Acreditada ACC, pela International Coaching Federation (ICF), EUA
Professora de Comunicação no Insper
Diretora do Centro de Estudos da Voz (CEV)

Identidade Comunicativa

Pessoas Trans, Travestis e Não Binárias

Rodrigo Dornelas
Vanessa Veis Ribeiro
Mara Behlau

Thieme
Rio de Janeiro • Stuttgart • New York • Delhi

**Dados Internacionais de Catalogação na Publicação (CIP)
(eDOC BRASIL, Belo Horizonte/MG)**

D713i

Dornelas, Rodrigo.
Identidade comunicativa: pessoas trans, travestis e não binárias / Rodrigo Dornelas, Vanessa Veis Ribeiro, Mara Behlau. – Rio de Janeiro, RJ: Thieme Revinter, 2024.

16 x 23 cm
Inclui bibliografia.
ISBN   978-65-5572-257-4
eISBN 978-65-5572-258-1

1. Fonoaudiologia. 2. Saúde pública. I. Ribeiro, Vanessa Veis. II. Behlau, Mara. III. Título.

CDD: 616.85

Elaborado por Maurício Amormino Júnior – CRB6/2422

Contato com os autores:
Rodrigo Dornelas
rodrigodornelas@medicina.ufrj.br,

Vanessa Veis Ribeiro
fgavanessavr@gmail.com

Mara Behlau
mbehlau@cevbr.com

© 2024 Thieme. All rights reserved.

Thieme Revinter Publicações Ltda.
Rua do Matoso, 170
Rio de Janeiro, RJ
CEP 20270-135, Brasil
http://www.ThiemeRevinter.com.br

Thieme USA
http://www.thieme.com

Design de Capa: © Thieme

Impresso no Brasil por Hawaii Gráfica e Editora Ltda.
5 4 3 2 1
ISBN 978-65-5572-257-4

Também disponível como eBook:
eISBN 978-65-5572-258-1

Nota: O conhecimento médico está em constante evolução. À medida que a pesquisa e a experiência clínica ampliam o nosso saber, pode ser necessário alterar os métodos de tratamento e medicação. Os autores e editores deste material consultaram fontes tidas como confiáveis, a fim de fornecer informações completas e de acordo com os padrões aceitos no momento da publicação. No entanto, em vista da possibilidade de erro humano por parte dos autores, dos editores ou da casa editorial que traz à luz este trabalho, ou ainda de alterações no conhecimento médico, nem os autores, nem os editores, nem a casa editorial, nem qualquer outra parte que se tenha envolvido na elaboração deste material garantem que as informações aqui contidas sejam totalmente precisas ou completas; tampouco se responsabilizam por quaisquer erros ou omissões ou pelos resultados obtidos em consequência do uso de tais informações. É aconselhável que os leitores confirmem em outras fontes as informações aqui contidas. Sugere-se, por exemplo, que verifiquem a bula de cada medicamento que pretendam administrar, a fim de certificar-se de que as informações contidas nesta publicação são precisas e de que não houve mudanças na dose recomendada ou nas contraindicações. Esta recomendação é especialmente importante no caso de medicamentos novos ou pouco utilizados. Alguns dos nomes de produtos, patentes e design a que nos referimos neste livro são, na verdade, marcas registradas ou nomes protegidos pela legislação referente à propriedade intelectual, ainda que nem sempre o texto faça menção específica a esse fato. Portanto, a ocorrência de um nome sem a designação de sua propriedade não deve ser interpretada como uma indicação, por parte da editora, de que ele se encontra em domínio público.

Todos os direitos reservados. Nenhuma parte desta publicação poderá ser reproduzida ou transmitida por nenhum meio, impresso, eletrônico ou mecânico, incluindo fotocópia, gravação ou qualquer outro tipo de sistema de armazenamento e transmissão de informação, sem prévia autorização por escrito.

DEDICATÓRIA

A todas as pessoas trans, travestis e não binárias, cuja coragem e resiliência são inspiração diária. Que este livro seja uma voz para o avanço do conhecimento, instrumento de transformação e valorização de todas as formas de comunicação.

Dedicamos este livro a vocês, com profundo respeito, reconhecimento e admiração, na busca por um mundo mais inclusivo e justo, em cada interação.

À Fga. Maria Elza Dorfmann, que com generosidade, abertura e empatia foi pioneira no atendimento às pessoas trans e ofereceu uma inestimável contribuição na área.

APRESENTAÇÃO

Vivemos em um país complexo, com realidades diferentes e desigualdades gritantes. A comunidade trans, motivo de piadas, alvo de agressões, violência desmedida e manifestações de preconceito, faz um esforço enorme para ter sua voz ouvida, valorizada e, acima de tudo, respeitada. Apesar desse panorama de profunda injustiça e ignorância, profissionais da saúde e membros da comunidade trans têm explorado iniciativas pioneiras e admiráveis que nos fizeram refletir sobre a necessidade de expor as suas vivências ao público em geral.

Nas últimas décadas o Brasil passou por mudanças importantes, relacionadas com esse tema, das quais destacam-se promulgação de políticas públicas de saúde e a publicação de portarias que estimulam iniciativas para a criação de ambulatórios específicos para atendimento em saúde da comunidade trans, mesmo em regiões carentes e distantes dos grandes centros urbanos; desenvolvimento de instrumentos de avaliação e estratégias de intervenção específicas para as demandas das pessoas trans; criação de programas de readequação vocal e otimização da comunicação específicos para essa população; relatos de experiência com a comunidade trans e produção de evidências científicas; e apresentações sobre esses temas em reuniões científicas. Paralelamente, foram criadas leis para regulamentar e assegurar os direitos das pessoas trans, o que trouxe maior visibilidade às reivindicações da comunidade.

Nós, organizadores deste livro, somos fonoaudiólogos especialistas em voz, contribuintes dessas iniciativas, especialmente naquelas relacionadas com a melhora da comunicação e da expressão da identidade de gênero. O contato com colegas e pessoas trans de todo o Brasil nos fez refletir sobre a necessidade de reunir as informações e o rico material que obtivemos em um livro que registrasse a realidade brasileira no atendimento a essa população, privilegiando a contribuição da Fonoaudiologia para atender as demandas vocais e de comunicação da comunidade trans em uma perspectiva de atendimento multiprofissional.

Os autores deste livro, profissionais da saúde, desenvolveram seus textos em parceria com pessoas trans ou representantes dos movimentos sociais dessa comunidade, aliando conhecimento científico à prática e à vivência, sob uma perspectiva mais abrangente e com maior chance de refletir as diversas realidades de regiões distintas do nosso país. Os capítulos apresentam conceitos, orientações teóricas vigentes e relatos dessas diversas experiências, algumas delas pioneiras, e que se constituem em marcos históricos que merecem ser registrados. Os textos foram organizados em três partes: 1. Contexto, cenário social e de políticas públicas no Brasil; 2. Considerações sobre a avaliação vocal na comunidade trans; e 3. Estratégias utilizadas para a otimização vocal.

Agradecemos a todos os colaboradores por terem aceitado prontamente a fazer parte desse projeto. Nosso propósito é sensibilizar os leitores, reunir informações que inspirem mais colegas a contribuírem na área e favorecer o aumento de recursos para a melhora das condições de atendimento em saúde da comunidade trans. Tivemos o cuidado de manter ao máximo o que foi enviado pelos autores, compreendendo que as diferenças apresentadas entre os diversos capítulos espelham a realidade em que vivemos. Assim, os autores respondem pelas informações apresentadas, ideias expressas, argumentos e pontos de vista, que podem diferir de outros capítulos.

Entendemos que disseminar conhecimento é um poderoso antídoto contra a ignorância, a incompreensão e a discriminação transfóbica. Três "erres" sustentam este livro: Reconhecimento da realidade trans, Respeito ao ser humano em todas as suas diferenças e Representatividade justa em um mundo multifacetado. Que em sua leitura você identifique esse denominador comum, em todos os capítulos.

Boa leitura!

Mara Behlau
Rodrigo Dornelas
Vanessa Veis Ribeiro

COLABORADORES

ADRIANA LOHANNA DOS SANTOS
Assistente Social
Mestre em Educação pelo Programa de
Pós-Graduação em Educação da Universidade
Federal de Sergipe (UFS)
Referência Técnica LGBTQIAP+ da
Secretaria de Estado da Inclusão e Assistência
Social do Estado de Sergipe
Presidente do Conselho Estadual LGBT de
Sergipe

AKIRA SILVA LIMA
Discente do Curso de Graduação em
Fonoaudiologia da Universidade Federal do Rio
Grande do Norte (UFRN)

ALANA DANTAS BARROS
Fonoaudióloga
Doutoranda em Saúde Coletiva pela
Universidade de Brasília (UnB)
Fonoaudióloga da Secretaria de Saúde do
Distrito Federal
Membro da World Professional Association for
Transgender Health (WPATH)

ALEXANDRE SAADEH
Médico Psiquiatra, Psicodramatista
Doutor pelo Departamento de Psiquiatria da
Faculdade de Medicina da Universidade de
São Paulo (FMUSP)
Supervisor do Serviço de Psicoterapia do
Instituto de Psiquiatria do Hospital das
Clínicas da FMUSP
Coordenador do Ambulatório
Transdisciplinar de Identidade de Gênero e
Orientação Sexual do Instituto de Psiquiatria do
Hospital das Clínicas da FMUSP (AMTIGOS)
Professor Colaborador do
Departamento de Psiquiatria da Faculdade de
Medicina da Universidade de São Paulo
Professor Doutor do Curso de Psicologia da
Faculdade de Ciências Humanas e da Saúde da
Pontifícia Universidade Católica de São Paulo
(FaCHS-PUC-SP)
Membro da *World Professional Association for
Transgender Health* (WPATH)

ALINE EPIPHANIO WOLF
Fonoaudióloga
Especialista em Voz pelo CFFa, com Curso no
Centro de Estudos da Voz (CEV)
Doutora em Ciências Médicas pela
Universidade Estadual de Campinas (Unicamp)
Docente do Curso de Fonoaudiologia da
Faculdade de Medicina de Ribeirão Preto da
Universidade de São Paulo (FMRP-USP)
Coordenadora do Laboratório de Voz e
Comunicação (LabComT)
Membro da *World Professional Association for
Transgender Health* (WPATH)

COLABORADORES

ALLINE RODRIGUES BRASIL
Fonoaudióloga

ANA CAROLINA CONSTANTINI
Fonoaudióloga
Especialista em Voz pelo CFFa, com Curso no
Centro de Estudos da Voz (CEV)
Doutora em Linguística pela Universidade
Estadual de Campinas (Unicamp)
Professora do curso de Fonoaudiologia da
Unicamp

ANA NERY BARBOSA DE ARAÚJO
Fonoaudióloga
Especialista em Voz
Doutora em Educação pela Universidade
Federal de Pernambuco (UFPE)
Docente do Curso de Fonoaudiologia da UFPE

ANA PAULA CESQUIM
Tecnóloga da Informação

ANA PAULA DASSIE-LEITE
Fonoaudióloga
Doutora em Saúde da Criança e do Adolescente
pela Universidade Federal do Paraná (UFPR)
Professora do Departamento de
Fonoaudiologia da Universidade Estadual do
Centro-Oeste (Unicentro)
Especialista em Voz pelo CFFa, com Curso no
Centro de Estudos da Voz (CEV)

ANABELLA PAVÃO DA SILVA
Doutora em Serviço Social pela Universidade
Estadual Paulista (Unesp)
Assistente Social Judiciário do TJSP –
Comarca de Nuporanga-SP
Vereadora no município de Batatais, SP

ARIANE DAMASCENO PELLICANI
Fonoaudióloga
Especialista em Voz pelo CFFa, com Curso no
Centro de Estudos da Voz (CEV)
Doutora em Ciências Médicas pela
Faculdade de Medicina de Ribeirão Preto da
Universidade de São Paulo (FMRP-USP)
Professora do Departamento de
Fonoaudiologia da Universidade Federal de
Sergipe, *Campus* Lagarto

ARTHUR SANTOS DANTAS
Representante da população Trans,
se identifica como homem trans
Trabalha com Teleatendimento

BERNARDO AUGUSTO CARVALHO DA SILVA
Fonoaudiólogo

BRUNO CALDEIRA
Músico
Mestre em Música pela Universidade
Federal de Uberlândia (UFU)
Professor de Arte da Rede de Ensino de
Uberlândia
Regente do Coral da UFU

CAROLINA BASTOS DA CUNHA
Médica Endocrinologista
Mestre em Ciências – Fisiopatologia Clínica e
Experimental pela Universidade do Estado do
Rio de Janeiro (UERJ)
Médica Endocrinologista do Hospital
Universitário Pedro Ernesto – Universidade do
Estado do Rio de Janeiro (HUPE/UERJ)

CONGETA BRUNIERA XAVIER
Fonoaudióloga
Especialista em Voz pelo CFFa, com Curso no
Centro de Estudos da Voz (CEV)
Doutora em Saúde da Criança e do
Adolescente pela Universidade Federal do
Paraná (UFPR)
Professora do Curso de Fonoaudiologia da
Faculdade Sant'Ana – Ponta Grossa, PR

DANIEL LUIS SCHUEFTAN GILBAN
Médico Endocrinologista
Mestre em Endocrinologia pela Universidade
Federal do Rio de Janeiro (UFRJ)
Médico Endocrinologista Pediátrico do Hospital
Universitário Pedro Ernesto –
Universidade do Estado do Rio de Janeiro
(HUPE/UERJ)

DANIEL LIMA MENEZES
Farmacêutico
Especialista em Farmácia Clínica e Atenção
Farmacêutica
Mestrando em Ciências Farmacêuticas pela
Universidade Federal de Sergipe (UFS)

DANIELA MARTINS GALLI
Fonoaudióloga
Mestre em Clínica Fonoaudiológica pela
Pontifícia Universidade Católica de
São Paulo (PUC-SP)
Fonoaudióloga Clínica e
Pesquisadora do Instituto de Infectologia
Emílio Ribas
Fonoaudióloga Clínica e Supervisora
Consultório Particular

DANILO GUARNIERI FERNANDES
Fonoaudiólogo

COLABORADORES

DIANA ESTEVAM DE CARVALHO
Assistente Social
Analista de Sistemas no Banco Itaú

DIEGO HENRIQUE DA CRUZ MARTINHO
Fonoaudiólogo
Especialista em Voz pelo CFFa, com Curso no
Centro de Estudos da Voz(CEV)
Mestre em Saúde, Interdisciplinaridade e
Reabilitação pela Universidade Estadual de
Campinas (Unicamp)

DIVINA MENEZES DA SILVA
Enfermeira

GIOVANE ALVAREZ MORALES
Ativista LGBTQIA+
Criador de Conteúdo do @generofluidobr
Especialista de Mkt e Martech
Cientista do Consumo pela ESPM
Designer pela Belas Artes

GUILHERME RIBEIRO
Bacharel em Ciências Biológicas pela
Universidade de São Paulo (USP)

HELENA BATISTA FÉLIX VICENTE
Graduanda em Psicologia na Universidade
Federal do Paraná (UFPR)
Ativista e Pesquisadora do Laboratório de
Psicopatologia Fundamental da UFPR

ISABELA SANTOS
Fonoaudióloga
Coach Vocal pelo Centro de Estudos da
Voz (CEV)
Especializanda em Voz pelo CEV
Mestranda em Aspectos Funcionais e
Reabilitação em Fonoaudiologia pela
Universidade Federal da Paraíba (UFPB)

JARDA MARIA ANDRADE DE ARAÚJO
Graduada em Serviço Social pela Universidade
Federal de Pernambuco (UFPE)
Atuante na Secretaria Executiva de
Juventude da Prefeitura do Recife

JOÃO LOPES
Fonoaudiólogo
Especialista em Voz pelo CFFa
Pós-Doutor em Ciências pelo Instituto
Nacional de Infectologia Evandro Chagas da
Fundação Oswaldo Cruz (INI/FIOCRUZ)
Doutor em Fonoaudiologia pela Pontifícia
Universidade Católica de São Paulo (PUC-SP)
Mestre em Fonoaudiologia pela Universidade
Veiga de Almeida, RJ
Coordenador do Projeto de Confirmação
Vocal de Pessoas Trans e Travestis
INI/FIOCRUZ e Centro de Saúde
Veiga de Almeida (CSVA)
Professor da Faculdade de Fonoaudiologia
Universidade Veiga de Almeida, RJ
Professor da Faculdade CAL de Artes Cênicas

JONIA ALVES LUCENA
Fonoaudióloga
Especialista em Voz pelo CFFa, com Curso no
Centro de Estudos da Voz (CEV)
Doutora em Psicologia Cognitiva pela
Universidade Federal de Pernambuco (UFPE)
Docente do Curso de Fonoaudiologia da UFPE

JORDHAN LESSA
Graduando de Terapias Integrativas e Serviço
Social
Escritor
Palestrante de Humanização e Inclusão
Premiado em 2019 pela ALERJ – Cidadania,
Direito e Respeito à Diversidade

JULIANA FERNANDES GODOY
Fonoaudióloga
Doutora em Ciências pelo Programa de
Pós-Graduação em Fonoaudiologia da
Faculdade de Odontologia de Bauru –
Universidade de São Paulo (USP)
Professora Adjunta do Departamento de
Fonoaudiologia da Universidade Federal do Rio
Grande do Norte (UFRN)

COLABORADORES

JULIANA PORTAS
Fonoaudióloga
Especialista em Voz pelo CFFa, com Curso no
Centro de Estudos da Voz (CEV)
Especialista de Motricidade Orofacial pelo CFFa
Doutora em Ciências, Fundação Paulo Prata –
Hospital do Amor
Docente do Curso de Especialização em
Voz do CEV
Consultora do Instituto Tiê
Fonoaudióloga da Clínica Cuidar do Hospital
Albert Einstein – Sociedade Beneficente
Israelita Brasileira, Enfoque no Atendimento de
Pessoas Trans e Travestis

JULIE VIGANO
Fonoaudióloga
Atriz
Membro do Projeto de Extensão Voz que
(Trans)forma pela Universidade do Centro-
Oeste, vinculado ao Centro de Pesquisa e
Atendimento a Travestis e Transexuais

KÁTIA MARIA BARRETO SOUTO
Graduada em Comunicação Social pela
Universidade Federal de Goiás
Especialista em Educação em Saúde
Especialista em Bioética
Mestre em Sociologia pela UnB
Doutora em Saúde Pública pela Escola
Nacional de Saúde Pública Sérgio
Arouca\Fiocruz
Ex-Diretora do Departamento de Apoio à Gestão
Participativa/SGEP/MS (2011-2016)

KEILA SIMPSON SOUSA
Presidenta da Associação Nacional de Travestis e
Transexuais (ANTRA)
Secretária da Associação Brasileira de Lésbicas,
Gays, Bissexuais, Travestis, Transexuais e
Intersexos (ABGLT)
Diretora Executiva da Associação Brasileira de
ONGs (ABONG)

KELLY DA SILVA
Fonoaudióloga
Doutor em Psicobiologia pela
Universidade de São Paulo (USP)
Professora da Universidade Federal de
Sergipe (UFS)

KENYA AYO-KIANGA DA SILVA FAUSTINO
Fonoaudióloga
Especialista em Voz pelo CFFa, com Curso no
Centro de Estudos da Voz (CEV)
Mestre em Ciências da Reabilitação pela
Faculdade de Medicina da Universidade de São
Paulo (FMUSP)
Especialização em Gestão de Saúde Pública
pelo Fiocruz
Gerente de um Centro de Convivência e
Cooperativa
Fonoaudióloga em Ambulatório de
Especialidades na Processo Transexualizador e
no Ambulatório Transdisciplinar de Identidade
de Gênero e Orientação Sexual (AMTIGOS), do
Instituto de Psiquiatria do Hospital das
Clínicas da FMUSP

LEONARDO WANDERLEY LOPES
Fonoaudiólogo
Especialista em Voz pelo CFFa, com Curso na
Universidade Federal de Pernambuco (UFPE)
Doutor em Linguística pela Universidade
Federal da Paraíba (UFPB)
Professor do Curso de Fonoaudiologia da UFPB
Presidente da Sociedade Brasileira de
Fonoaudiologia SBFa – Gestão: 2020-2024
Editor Executivo da revista CoDAS

LUCIANO RODRIGUES NEVES
Médico Otorrinolaringologista
Doutor em Ciências pelo Departamento de
Otorrinolaringologia e Cirurgia de
Cabeça e Pescoço pela Universidade Federal de
São Paulo (Unifesp)
Professor do Curso de Especialização em Voz
Centro de Estudos da Voz (CEV)
Editor-Associado do Brazilian Journal of
Otorrhinolaryngology (BJORL)

MAIRA CARICARI SAAVEDRA
Fonoaudióloga
Especialista em Saúde Coletiva pela Pontifícia
Universidade Católica de São Paulo (PUC-SP)
Atua no Ambulatório Transdisciplinar de
Identidade de Gênero e Orientação Sexual
(AMTIGOS), do Instituto de Psiquiatria do
Hospital das Clínicas da Faculdade de
Medicina da Universidade de São Paulo
(FMUSP)

COLABORADORES

MARCIA DOS SANTOS SOUZA
Fonoaudióloga
Mestre em Saúde da Comunicação
Humana pela Faculdade de Ciências Médicas da
Santa Casa de São Paulo (FCMSC)
Professora Preceptora em Fonoaudiologia na
FCMSC

MARISA BARBARA
Consultora em Comunicação Humana
Mentora e *Coach* PCC-ICF para Lideranças,
Executivos e Conselheiros de Administração
Especializada em Neuroliderança
Professor do Curso de Conselho de
Administração no Instituto Brasileiro de
Governança Corporativa (IBGC)
Professor do Curso de Pós-Graduação de
Direito e na Educação Executiva no Insper
Professor do Curso Formação Integrada em
Voz – Coaching – FIV-C do Centro de Estudos da
Voz (CEV)

MATEUS MORAIS AIRES
Médico Otorrinolaringologista
Especialista em Laringologia e Voz pela
Universidade Federal de São Paulo (Unifesp)
Doutor em Ciências pela Unifesp
Professor Adjunto de Otorrinolaringologia da
Universidade de Pernambuco (UPE)
Otorrinolaringologista Assistente e
Preceptor do Hospital das Clínicas da
Universidade Federal de Pernambuco (UFPE)

MICHELLE DE MOURA BALARINI
Médica Endrocrinologista
Mestre em Endocrinologia pela Universidade
Federal do Rio de Janeiro (UFRJ)
Médica Endocrinologista do Hospital
Universitário Pedro Ernesto – Universidade do
Estado do Rio de Janeiro (HUPE/UERJ)

RAPHAELA BARROSO GUEDES-GRANZOTTI
Fonoaudióloga
Doutora em Neurociências pela
Universidade de São Paulo (USP)
Professora do Curso de Fonoaudiologia da
Universidade Federal de Sergipe (UFS)

ROXANE DE ALENCAR IRINEU
Fonoaudióloga
Especialista em Voz pelo CFFa, com Curso no
Centro de Estudos da Voz (CEV)
Doutora em Educação pelo Programa de
Pós-Graduação em Educação da Universidade
Federal de Sergipe (UFS)
Professora do Departamento de
Fonoaudiologia da Universidade Federal de
Sergipe (UFS), *Campus* Lagarto
Coordenadora do setor de Fonoaudiologia do
Ambulatório Trans de Sergipe, Muncípio de
Lagarto

SARA WAGNER YORK
Letróloga
Pedagoga
Especialista em Gênero e Sexualidade pelo
Instituto de Medicina Social pela
Universidade do Estado do Rio de Janeiro (UERJ)
Mestra pelo Programa de Pós-Graduação em
Educação da UERJ
Doutoranda em Educação pelo
Programa de Pós-Graduação em Educação –
Processos Formativos e Desigualdades
Sociais da UERJ

THAYS VAIANO
Fonoaudióloga
Especialista em Voz pelo CFFa, com Curso no
Centro de Estudos da Voz (CEV)
Doutora em Distúrbios da Comunicação pela
Universidade Federal de São Paulo (Unifesp)
Especialização em Fisiologia do Exercício pela
Unifesp
Professora do Curso de Especialização em
Voz do CEV
Fonoaudióloga do Núcleo de Atenção à Pessoa
Trans do Hospital Sírio Libanê (HSL)

YAGO BONFIM VIANA
Fonoaudiólogo

PREFÁCIO

A Fonoaudiologia, enquanto ciência e profissão, trabalha, essencialmente com a conexão humana: com a conexão entre pessoas e com a conexão da pessoa consigo mesma, quando contribuímos para que alguém identifique e manifeste a congruência entre quem ela é e como ela se apresenta ao mundo.

Tradicionalmente, a Fonoaudiologia priorizou a compreensão sobre o manejo (diagnóstico e reabilitação) dos transtornos da comunicação, permitindo que seus portadores recebessem o melhor cuidado fonoaudiológico e tivessem a possibilidade de participação efetiva na sociedade. Ao longo do tempo, compreendemos que a relação entre a comunicação e a participação social envolve bem mais que a ausência de um transtorno. A participação social envolve, essencialmente, a comunicação da identidade humana, em seus aspectos culturais, sociais, psicológicos e emocionais, os quais definem quem somos, como vemos o mundo ao nosso redor e como queremos nos manifestar nele.

É exatamente nesse contexto, da comunicação como via de participação social e da manifestação da identidade de cada ser humano, que quero introduzir os leitores nessa obra, intitulada "Identidade comunicativa para pessoas trans, travesti e não binária". Inicialmente, preciso dizer o quanto me senti honrado, ao ser convidado para fazer o prefácio deste livro. Estou diante de três organizadores (Dr. Rodrigo Dornelas, Dra. Vanessa Veis Ribeiro e Dra. Mara Behlau) pelos quais tenho um profundo respeito e admiração. Por outro lado, não posso negar o desafio: deparei-me com uma obra que, certamente, consistirá em um marco na nossa profissão.

Obviamente, aquele que faz o prefácio de um livro tem os seus privilégios: a oportunidade da leitura prévia do texto integral. Fiz questão de ler todas as páginas que foram repassadas pelos organizadores e testemunhar a generosidade dos autores que, cuidadosamente, construíram uma obra com aporte teórico, reflexivo, técnico e científico em relação ao tema.

As demandas de comunicação trazidas pelas pessoas trans, travestis e não binárias são desafiadoras, pois envolvem uma mudança de perspectiva em relação aos "tradicionais" marcadores sociais de gênero na comunicação e um reposicionamento do fonoaudiólogo para corresponder efetivamente as necessidades dessas pessoas. Nós, fonoaudiólogos, temos sido transformados ao entrar em contato com essa população, que nos ensina sobre o quanto a comunicação é um elemento estratégico para o posicionamento social. Mais que isso, as pessoas trans, travestis e não binárias nos ensinam que somente a própria pessoa pode nos indicar as características de comunicação que, de fato, a representa com singularidade no mundo.

Ao ler os capítulos desta obra, percebi o cuidado dos autores em posicionar-se enquanto aprendizes de um conhecimento ainda incipiente na área, mas com uma atitude de acolhimento e defesa da comunicação e participação como um direito humano. Nesse sentido, quando digo que essa obra é um marco, refiro-me ao seu potencial de ampliar a visão de fonoaudiólogos (e qualquer outro profissional) e estudantes de Fonoaudiologia acerca da temática. Além disso, o conteúdo e a estrutura deste livro (com a inclusão de pessoas trans, travestis e não binárias) tem a força de nos sensibilizar para o engajamento efetivo na defesa dos interesses das pessoas que vivenciam desvantagem e limitação na participação social, em virtude de necessidades específicas na comunicação. Preciso destacar que essa obra é estruturante, traz os fundamentos e as estratégias necessárias para que os fonoaudiólogos ofereçam o melhor cuidado às pessoas trans, travestis e não binárias.

Agradeço aos organizadores a possibilidade de escrever este prefácio. Mais que isso, agradeço a oportunidade de ser transformado por tudo que li e por testemunhar uma Fonoaudiologia comprometida com a diversidade, com a inclusão e com as necessidades reais daqueles que nos procuram.

A entrega deste livro à comunidade profissional é um convite a explorar e celebrar a diversidade da expressão humana. Desejo que a leitura dessa obra produza descobertas, reflexões e transformações em direção a uma Fonoaudiologia sem fronteiras, feita para e com todas as pessoas. Espero, em um futuro breve, ver a continuidade dessa obra, quando não será mais necessário definir termos, mas trazer a narrativa dos novos desafios e dos avanços em relação à diversidade e inclusão das pessoas trans, travestis e não binárias.

Leonardo Wanderley Lopes
Professor Titular do Departamento de Fonoaudiologia da
Universidade Federal da Paraíba (UFPB)
Presidente da Sociedade Brasileira de Fonoaudiologia – Gestão: 2020-2024
Editor Executivo da revista CoDAS

SUMÁRIO

PARTE I
CONTEXTO, CENÁRIO SOCIAL E DE POLÍTICAS PÚBLICAS NO BRASIL

1 IDENTIDADE DE GÊNERO E COMUNICAÇÃO 3
Mara Behlau • Rodrigo Dornelas • Vanessa Veis Ribeiro

2 IDENTIDADE SOCIAL E A PESSOA TRANS: EXPLORANDO A NEUROCIÊNCIA NA DIVERSIDADE DE GÊNERO 11
Marisa Barbara • Mara Behlau

3 A POLÍTICA NACIONAL DE SAÚDE INTEGRAL LGBT E O PROCESSO TRANSEXUALIZADOR NO SISTEMA ÚNICO DE SAÚDE – AVANÇOS E DESAFIOS 23
Kátia Maria Barreto Souto • Keila Simpson Sousa

4 TRAVESTILIDADE E TRANSEXUALIDADE NO SUS – CONQUISTAS E DESAFIOS 33
Marcia dos Santos Souza • Danilo Guarnieri Fernandes

5 ACESSO E ACOLHIMENTO DAS PESSOAS TRANS NOS SERVIÇOS PÚBLICOS DE SAÚDE 41
*Divina Menezes da Silva • Raphaela Barroso Guedes-Granzotti
Daniel Lima Menezes • Kelly da Silva*

PARTE II
ESTRATÉGIAS UTILIZADAS PARA A AVALIAÇÃO E OTIMIZAÇÃO VOCAL

6 PESQUISA E PRÁTICA FONOAUDIOLÓGICAS COM PESSOAS TRANS E TRAVESTIS 51
*Ana Paula Dassie-Leite • Helena Batista Félix Vicente • Congeta Bruniera Xavier
Alline Rodrigues Brasil • Yago Bonfim Viana*

7 AVALIAÇÃO DINÂMICA E MULTIDIMENSIONAL DA VOZ E DA COMUNICAÇÃO DE PESSOAS TRANS E TRAVESTIS 59
*Ana Carolina Constantini • Diego Henrique da Cruz Martinho
Bernardo Augusto Carvalho Silva • Leonardo Wanderley Lopes*

SUMÁRIO

8 TERMINOLOGIA: O QUE É PRECISO COMPREENDER NA CLÍNICA FONOAUDIOLÓGICA SOBRE TRANSEXUALIDADE E TRAVESTILIDADE 73
Julie Vigano ▪ Juliana Portas ▪ Rodrigo Dornelas

9 RELATO DE EXPERIÊNCIA: ATENDIMENTO FONOAUDIOLÓGICO COM MULHERES TRANS EM UM AMBULATÓRIO UNIVERSITÁRIO 81
Aline Epiphanio Wolf ▪ Anabella Pavão da Silva

10 VOZ E COMUNICAÇÃO NA EXPRESSÃO SOCIAL DE GÊNERO DE HOMENS TRANS E PESSOAS TRANSMASCULINAS 89
Arthur Santos Dantas ▪ Alana Dantas Barros

11 VIVÊNCIA E ACOMPANHAMENTO DE CRIANÇAS E ADOLESCENTES TRANS 97
Maíra Caricari Saavedra ▪ Ana Paula Cesquim
Alexandre Saadeh ▪ Kenya Ayo-Kianga da Silva Faustino

12 NÃO BINARIEDADE E IDENTIDADE VOCAL 105
Thays Vaiano ▪ Isabela Santos ▪ Giovane Morales

13 EXPRESSIVIDADE DA VOZ E DA COMUNICAÇÃO COM PESSOAS TRANS 111
Juliana Fernandes Godoy ▪ Akira Silva Lima

14 CUIDADO INTEGRAL À SAÚDE DE PESSOAS INTERSEXO: CONSIDERAÇÕES FONOAUDIOLÓGICAS 119
Daniela Martins Galli ▪ Diana Estevam de Carvalho

15 CIRURGIAS DE REDESIGNAÇÃO VOCAL EM PESSOAS TRANS 127
Luciano Rodrigues Neves ▪ Mateus Morais Aires

16 CONSIDERAÇÕES SOBRE AS ALTERAÇÕES VOCAIS NA HORMONIZAÇÃO DE PESSOAS TRANS 139
Carolina Bastos da Cunha ▪ Daniel Luis Schueftan Gilban
Michelle de Moura Balarini ▪ Sara Wagner York

17 EXPRESSIVIDADE VOCAL (TRANS)MASCULINA: GESTO, *PERFORMANCE* E GÊNERO NA CONSTRUÇÃO DE UMA VOCALIDADE 147
Bruno Caldeira ▪ Guilherme Ribeiro

18 EXPRESSIVIDADE NA MULHER TRANSGÊNERO: UM LUGAR DE PLURALIDADE 153
Jonia Alves Lucena ▪ Jarda Maria Andrade de Araújo ▪ Ana Nery Araújo

19 ESTRATÉGIAS TERAPÊUTICAS NA CLÍNICA VOCAL COM HOMENS TRANS 161
João Lopes ▪ Jordhan Lessa

20 ESTRATÉGIAS TERAPÊUTICAS NA CLÍNICA VOCAL PARA MULHERES TRANS 169
Roxane de Alencar Irineu ▪ Adriana Lohanna dos Santos ▪ Ariane Damasceno Pellicani

ÍNDICE REMISSIVO 185

Identidade Comunicativa

Pessoas Trans, Travesti e Não-Binária

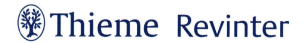

Parte I

Contexto, Cenário Social e de Políticas Públicas no Brasil

IDENTIDADE DE GÊNERO E COMUNICAÇÃO

CAPÍTULO 1

Mara Behlau ▪ Rodrigo Dornelas ▪ Vanessa Veis Ribeiro

Highlight

Este capítulo descreve o conceito de gênero como uma construção sociocultural que envolve características, papéis e normas associadas a homens e mulheres. Ao contrário do sexo biológico, o gênero é determinado por atributos socialmente construídos e pela autoidentificação. A diversidade de gênero vai além do binário masculino e feminino, destacando-se a existência de identidades não binárias. A comunicação é importante para a expressão da identidade de todos os gêneros. Por isso faz-se necessário acolher e respeitar as pessoas trans e travestis e não binárias no contexto dos serviços de saúde.

Descritores: construção social do gênero; diversidade de gênero; identidade de gênero; transexualidade; voz

O CONCEITO DE GÊNERO

Gênero vem do latim *genus*, *genere*, *generum*, que significa nascimento, família, tipo. De modo geral, corresponde a um agrupamento de indivíduos, animais, plantas, objetos e ideias que compartilham características comuns.

Ao contrário do sexo, que é determinado biologicamente como masculino e feminino, por distinções cromossômicas e anatômicas do corpo, o gênero refere-se aos atributos socialmente construídos e que se relacionam à autoidentificação com grupos específicos de indivíduos. Por ser casualmente usado como sinônimo de sexo (algumas vezes chamado de "gênero de nascença"), gênero também é, comumente, classificado em duas possibilidades: masculino e feminino. Evidentemente, essa classificação biológica binária, transferida para o gênero, é reducionista, limitada e inadequada. O gênero interage com o sexo biológico, mas é um conceito distinto.[1]

Tradicionalmente, o entendimento do gênero relaciona-se com as características apresentadas por homens e mulheres, nas relações sociais e pessoais, nos papéis sociais, na divisão de trabalho, nos interesses, nas necessidades e nos comportamentos esperados, tais como linguagem corporal, modo de pensar e de falar. Essas características foram, ao longo do tempo, transformadas em normas sociais de gênero, firmando-se como crenças coletivas sobre o que compõe atitudes e comportamentos adequados para homens e mulheres na sociedade.

Portanto, gênero é uma construção sociocultural que cria padrões determinados. Buscar padrões é uma das tarefas mais comuns de nosso cérebro, que em instantes reúne aspectos que identificam um determinado grupo ou pessoa e, por meio de previsibilidade,

3

classifica os estímulos recebidos durante esse processo. Essa classificação cerebral é feita de modo automático e com baixo consumo de energia, ou seja, sem a necessidade de usar as complexas funções cognitivas do cérebro, que levam muito tempo e consomem recursos energéticos maiores. Vale destacar que, geralmente, essa classificação é imprecisa para quem a faz e desconfortável para quem a recebe, já que nem sempre as pessoas pensam e agem de acordo com as normas que sua cultura e sociedade procuram impor pelo simples fato de serem homens ou mulheres.

Atualmente, a Organização Mundial da Saúde reconhece a diversidade de gênero e sexo para além do binário e está modernizando seu Manual de Integração de Gênero,[2] cuja última versão disponível foi publicada há mais de uma década.[3] A atualização está sendo realizada com base em novas evidências científicas e nos progressos conceituais sobre gênero, saúde e desenvolvimento, isso está contribuindo para reposicionar a identidade de gênero como um *continuum*.[4,5]

Entender que gênero é um conjunto de possibilidades em um *continuum* entre feminino e masculino ajuda a compreender que uma pessoa possa se perceber e se expressar, em maior ou menor grau, de forma diferente da que as normas sociais de gênero indicam, sendo que isso pode variar ao longo da vida. A esse *continuum*, porém, deve ser acrescida a possibilidade de que uma pessoa não se identifique com nenhum dos lados do constructo social de gênero, o que implica em ter uma identidade e expressão não limitadas aos papéis geralmente associados ao masculino ou feminino: esse gênero passou a ser denominado não binário.

A não binaridade não é um fenômeno recente. Ela tem sido relatada em vários momentos da história e em diferentes regiões do mundo, a exemplo dos Mahu, da Polinésia francesa e do Havaí, muitas vezes chamados de terceiro sexo, pessoas com uma identidade de gênero ambígua, incorporando características masculinas e femininas expressas em conjunto.[6] Também em povos aborígenes dos Estados Unidos da América e do Canadá foram identificados indivíduos como *Two Spirit* (Dois Espíritos), que possuíam no mesmo corpo o espírito masculino e o feminino.[7] A suprema corte de justiça da Índia reconheceu, em 2014, os hirjas (transgêneros, travestis e eunucos) como um terceiro gênero, que são localmente uma comunidade temida e respeitada pela possibilidade de abençoar ou amaldiçoar pessoas.[8] No Brasil, a travesti também pode ser definida como membro de um terceiro gênero ou de um não gênero, pois elas não se reconhecem como homem ou mulher, porém, deve ser tratada por pronomes femininos.[9]

Gênero também é, muitas vezes, confundido com orientação sexual, que se refere ao desejo sexual que uma pessoa tem por outra. A orientação sexual, o impulso relacionado com a atração sexual afetiva e/ou física, pode ser por pessoas do mesmo gênero (homossexual), do gênero oposto (heterossexual), por qualquer gênero (bissexual), por nenhum gênero (assexual) e por pessoas em geral, independente do gênero e da orientação sexual (pansexual). Assim, não existe um paralelismo entre sexo, gênero e orientação sexual. Por exemplo, uma pessoa nascida com o sexo biológico feminino pode-se identificar com os papéis masculinos, ou seja, com uma identidade transgênero e pode ser homossexual, heterossexual ou bissexual. Portanto, a identidade de gênero não é definida pelo sexo biológico e nem pela orientação sexual, já que ela se refere a como cada um se percebe e se expressa.

As relações interpessoais são formadas pelas interações comunicativas. Nosso cérebro é social e está configurado para trabalhar em rede, formando conexões sociais, uma das necessidades mais básicas para seu funcionamento normal.[10] A comunicação é a base da teia social.

PARTE I • CONTEXTO, CENÁRIO SOCIAL E DE POLÍTICAS PÚBLICAS NO BRASIL

O som da nossa voz e a forma de nos comunicarmos estão entre os marcadores mais importantes de nossa identidade e expressão de gênero. O impacto do som da voz é imediato e constitui a base da comunicação oral: é com a voz que são transmitidas as ideias, por meio das palavras, e as emoções, por meio das modulações vocais, pausas, velocidade de fala e tipo respiratório. O mais importante axioma da comunicação, "É impossível não se comunicar!",[11] espelha a importância da comunicação como característica humana e ferramenta de sobrevivência. Todo o comportamento humano pode ser visto como uma forma de comunicação em si mesmo.[12] A comunicação humana tem um aspecto verbal, composto por palavras, frases e argumentos, e outro não verbal, formado pelo som da voz, pausas, expressão facial, respiração e gestos. O impacto do aspecto não verbal, principalmente da voz, é decisivo na imagem que o outro fará de nós.

Todos os indivíduos têm impressões de como deve soar a voz de uma pessoa, seja homem ou mulher, e como cada uma delas projeta expectativas ao interagir. Tais impressões são formadas por uma interrelação complexa entre as características anatômicas de uma pessoa e as normas socioculturais que determinam um certo comportamento na comunicação. Muitas dessas impressões correspondem a aspectos baseados na cisgeneridade. Evidentemente, a configuração anatômica da laringe e do trato vocal do homem e da mulher favorecem produtos vocais diferenciados: os homens, por terem pregas vocais mais longas e com mais massa, terão vozes mais graves (grossas), à semelhança de instrumentos com cordas longas e caixas de ressonância grandes, como o violoncelo; já as mulheres, por terem pregas vocais mais curtas e com menos massa, terão vozes mais agudas (finas), à semelhança de instrumentos com cordas mais curtas e caixas de ressonância pequenas, como o violino. Esse dimorfismo vocal sexual é universal e fica mais evidente a partir da adolescência, pelo impacto dos hormônios sexuais sobre a laringe, o que provoca a muda vocal, mais evidente nos meninos em decorrência da testosterona.

Portanto, uma voz adulta mais grave ou mais aguda é em grande parte determinada pelo tamanho da laringe e pelo comprimento e massa das pregas vocais.[13] Por outro lado, quanto à percepção auditiva, no que diz respeito a atributos associados a vozes mais graves ou mais agudas, comprovou-se que homens com vozes mais graves são considerados mais atraentes,[14] fisicamente mais fortes,[15] dominantes e atraem um maior número de parceiras sexuais.[16,17] Competência e confiabilidade,[18] assim como força e integridade,[19] também são associadas a vozes mais graves. No mundo das organizações, uma análise de vozes de homens *chiefs executives officers* (CEOs) em comunicados públicos, mostrou que os que tinham vozes mais graves ganhavam mais, tinham maiores bônus e permaneciam mais tempo em cargos de liderança.[20]

Tanto homens como mulheres com vozes mais graves são vistos como tendo maior liderança e são os preferidos em uma escolha para cargo político.[18,21] Se por um lado, mulheres com vozes mais graves são percebidas como socialmente dominantes,[22] por outro lado, mulheres com vozes mais agudas são consideradas mais atraentes e femininas.[14]

Essas evidências relacionadas com as características associadas a vozes mais graves ou mais agudas são impressionantes. Contudo, três observações reduzem o peso desses resultados: 1. muito do que se espera do uso da voz, em termos de modulação de frequência e de intensidade, além de todos os aspectos que envolvem a comunicação oral, como respiração, articulação, prosódia e fluência, é o resultado de uma convenção sociocultural e varia entre as culturas e sociedades; 2. a baixa representatividade de mulheres em cargos de liderança e nas pesquisas desenvolvidas dificulta conhecer o perfil real dessas líderes; e, 3. as pesquisas desenvolvidas até recentemente não consideraram o gênero ou a cultura dos participantes e ouvintes, apenas o sexo. Os principais dados disponíveis são, em sua maioria, de americanos, brancos, provavelmente cisgêneros e heterossexuais. Futuros estudos multiculturais, com falantes e ouvintes de diversos gêneros e culturas poderão mostrar um panorama diverso, mais variado e mais próximo do real.

Contudo, como dito anteriormente, o cérebro é uma máquina de buscar padrões e previsibilidade, por isso classificar uma voz como masculina ou feminina é uma tendência natural do automatismo cerebral. Isso ajuda os indivíduos a rapidamente categorizar um determinado falante e agir de acordo com um padrão esperado, o que também ocorre na comunidade de pessoas transgênero. Porém, considerando a classificação binária de gênero como reducionista e excludente, a busca por um mundo mais justo e abrangente exige que essa percepção seja ampliada e que a categorização binária seja substituída por um espectro que englobe a diversidade vocal. Apesar da falta de dados robustos, está claro que as padronizações rígidas existentes hoje sobre o que seria a voz ideal para uma identidade de gênero, não refletem a variabilidade humana e não representam a diversidade vocal encontrada no dia a dia, na vida social e nas vozes artísticas.

Além das características biológicas e socioculturais já destacadas, a voz manifesta traços psicológicos, emoções e sentimentos. Como um indivíduo se percebe e se expressa na comunicação é essencial para a afirmação de sua própria identidade de gênero. Não há uma solução simples para se conquistar uma identidade vocal que corresponda ao gênero vivenciado, assim como não há uma estratégia única para se buscar a voz autêntica.

Na busca por essa conquista da identidade vocal, em dezembro de 2022 foi realizado um fórum com os autores desse livro, grupo formado por representantes da comunidade trans, travesti e não binárias, e profissionais da saúde de diversas formações educacionais, ocupações e gêneros. Desse trabalho surgiram reflexões que merecem ser registradas:

- Há serviços de atendimento à comunidade trans e travesti nas principais cidades brasileiras e em alguns locais do interior, com iniciativas louváveis que merecem ser compartilhadas e por isso são apresentadas neste livro. Contudo, é ainda difícil encontrar profissionais de saúde com conhecimento nessa área e acolhimento adequado.
- O acolhimento e escuta consciente das necessidades das pessoas trans e travestis revelou um panorama muito mais rico, complexo e desafiador, do que geralmente se percebe.
- Embora já se tenham obtido muitas conquistas legais no Brasil – como o uso do nome social em repartições públicas,[23] incluindo o Sistema Único de Saúde (SUS), retificação do registro de nascimento para pessoas trans sem cirurgia, eleições de mulheres trans e travestis para o legislativo federal (com mais de 50 candidaturas na última eleição), parada do orgulho LGBTQIAPN+, união estável e casamento civil entre pessoas do mesmo sexo, possibilidade de hormonização (também conhecida como tratamento hormonal, terapia hormonal ou hormonoterapia) e tratamento cirúrgico na rede pública, incluindo a cirurgia de redesignação sexual – a vergonhosa marca de recorde mundial é a violência, as dificuldades de acesso a serviços especializados e os preconceitos expressos em todas as mídias que são causa de profunda frustração,[24] sofrimento e revolta da comunidade trans e travesti brasileira.
- O desejo de uma determinada voz e um certo padrão de comunicação que seja compatível com a identidade de gênero de uma pessoa é uma consideração central para a maioria das pessoas trans e travestis e esse desejo pode estar ou não apoiado nos estereótipos vocais extremos de gênero masculino e feminino.

PARTE I • CONTEXTO, CENÁRIO SOCIAL E DE POLÍTICAS PÚBLICAS NO BRASIL

7

- A descrição das vozes trans e travestis têm sido baseadas em referenciais cisgênero, assim como os padrões dos parâmetros acústicos, o que precisa ser revisto, para evitar julgamentos perceptivo-auditivos e acústicos inadequados.
- Não há ainda uma sistematização da prática clínica e protocolos para ajudar profissionais da saúde iniciantes nessa área, o que dificulta a produção de evidências científicas para respaldar a prática clínica do fonoaudiólogo.
- A variabilidade que algumas pessoas trans e travestis desejam em relação à sua voz e comunicação exige que os profissionais da saúde tenham uma escuta atenta, consciente e que busquem a confirmação da perspectiva de cada pessoa, em sua singularidade.
- Para algumas pessoas trans e travestis, identificar-se com o masculino ou o feminino é uma questão prioritária para segurança e conforto na comunicação com o outro. Já outras pessoas trans e travestis preferem uma voz neutra e entendem que isso pode contribuir para reduzir os estereótipos de gênero e a busca de padrões por vezes irreais.
- A passabilidade, um termo vindo do inglês no século passado (*passing* – passar por), foi inicialmente utilizado por estadunidenses que desejavam se fazer passar como pertencente a um grupo étnico diferente do seu. O termo passou a ser usado pela comunidade trans e travestis como uma estratégia importante para atingir a expressão de gênero desejada, inclusive como uma estratégia de autopreservação, por refletir a capacidade de ser considerada membro de um grupo identitário, favorecendo a aceitação social e reduzindo o preconceito. Porém, esse termo perdeu força por dar a impressão de querer se fazer passar por algo que não é autêntico, sendo atualmente rejeitado por alguns grupos ou considerado uma etapa transitória na busca da identidade vocal.
- Os problemas de voz e de comunicação nas pessoas trans e travestis impedem uma expressão da identidade de gênero autodesignada, prejudicam o pertencimento e dificultam a habilidade desse grupo de interagir socialmente.
- É essencial a criação de espaços seguros para a construção de uma voz e um padrão de comunicação múltiplo e que represente a identidade de cada pessoa trans ou travesti.
- A variabilidade vocal vem manifestando-se em alguns nichos, como nas artes, sendo mais presente nas gerações mais jovens, mas há ainda muito preconceito e intolerância, onde deveria haver respeito.
- O respeito à diversidade vocal deve ainda ser conquistado, mas é essencial ampliar as possibilidades da imagem vocal, para trazer legitimidade e legalidade às pessoas trans e travestis.

Essas observações trouxeram à tona a complexa e difícil realidade brasileira que as pessoas trans e travestis enfrentam no acesso a serviços de saúde, no qual, muitas vezes, os próprios profissionais que deveriam promover o acolhimento, são os que estigmatizam. Esforços físicos, mentais e emocionais coletivos devem promover educação e provocar políticas públicas para se produzir um cenário de acesso à saúde com maior inclusão, equidade e na perspectiva da integralidade.

Os profissionais da saúde devem dar especial atenção a uma pessoa trans ou travesti, desde o primeiro contato, para que se estabeleça uma parceria com bases justas, mitigando possíveis vieses. O uso do nome social e do pronome solicitado pela pessoa trans ou travesti é o início dessa parceria.

Mitigar vieses deve ser um processo consciente e planejado, antes que ocorra uma situação potencial de julgamento que possa estigmatizar e estereotipar uma pessoa. Sabe-se que a avaliação inicial de pessoas é feita em menos de meio segundo, dos quais em 0,007 s ocorre a percepção inicial e em 0,4 s a resposta comportamental.[25]

Isso significa que, em menos de 1 segundo, avalia-se e reage-se à presença de uma outra pessoa, usando o sistema rápido do cérebro, favorecendo quem é semelhante e desfavorecendo os diferentes.[26] O sistema rápido de tomada de decisão fica ainda mais ativo quando se está sob estresse, uma condição frequente entre os profissionais da saúde. O estresse pode induzir a decisões equivocadas, baseadas em padrões pré-existentes, preconceitos e experiências vividas, com grande possibilidade de interferência de suposições, estereótipos e vieses cognitivos.

Vieses funcionam como um sistema de segurança e são condutores inconscientes que influenciam a forma como uma pessoa vê o mundo, responsáveis por escolhas acidentais, não intencionais e sutis, influenciando o processo de avaliação do outro. Vieses de similaridade – "Pessoas como eu são melhores que as outras" –, e de experiência – "Minhas percepções são precisas"[27] –, podem estar facilmente presentes na interação com pessoas trans e travestis. Combater vieses requer esforço cognitivo e é muito mais fácil quando feito em grupo e não individualmente. Para tanto, devem-se criar práticas e processos grupais com antecedência, com estratégias para barrar as homolesbotransfobias institucionais, enraizadas por processos socioculturais que devem ser abolidos, assim se prevenindo a interferência de vieses, já que no momento de decisão eles são difíceis de serem gerenciados.

Contudo, não são somente vieses que interferem na avaliação do outro. Nas interações com o outro, o processo de avaliação de uma pessoa recebe influências de diversas vias, que atuam das seguintes formas:

1. *Percepção consciente:* feita em menos de 0,5 s e explicada anteriormente como avaliação inicial.
2. *Necessidades e desejos:* processamento sobre o quanto a presença do outro me afeta e o quanto eu a considero bem-vinda.
3. *Atitudes, valores e crenças:* percepção do quanto o outro é parecido ou não comigo.
4. *Autoimagem e autoestima:* percepção do quanto o outro me deixa inseguro ou não.
5. *Experiências pessoais:* confirmação se essa pessoa faz parte do que eu já vivi em meu mundo.
6. *Vieses:* quais tendências naturais de julgamento são ativas em mim.
7. *Genética:* quais aspectos de minha herança são instintivos em mim.[28]

A falta de proximidade com pessoas trans e travestis, o desconhecimento da dura realidade em que essas pessoas vivem, a falta de experiência de interação com os membros dessa comunidade, a percepção de que as pessoas trans e travestis podem intimidar os profissionais da saúde, por não se considerarem preparados para esse atendimento, são algumas das influências facilmente observáveis na avaliação de uma pessoa trans ou travesti. Ao ampliar a visão de mundo, tem-se a chance de reduzir a influência de vieses no atendimento às pessoas trans e travestis, aprendendo a apreciar a diversidade da natureza humana, buscando maior justiça e equidade. Todos os profissionais da área de saúde, especialmente da fonoaudiologia, por se ocupar da comunicação, deveriam ser exemplos de uma atitude plural e acolhedora.

A igualdade de gênero consiste na igualdade de direitos, reponsabilidades e oportunidades para todas as pessoas.[1] O não reconhecimento do gênero para além do binário aumenta a rejeição social, provoca dor e dificulta o atendimento na área da saúde, o que é garantido pela Constituição Federal de 1988, que assegura a todas as pessoas o direito a tratamentos adequados, fornecidos pelo poder público.[29]

Respeito, atenção e conhecimento não são suficientes, mas é o mínimo que as pessoas trans e travestis merecem para se criar um ambiente de comunicação favorável à busca da identidade de gênero, sem a qual a vida pode ser ameaçada por falta de referência, sentido e segurança.

REFERÊNCIAS BIBLIOGRÁFICAS

1. UN Women Glossary. Gender equality. https://trainingcentre.unwomen.org/mod/glossary/view.php?id=36
2. WHO (2019) World Health Organization. ICD-11 for mortality and morbidity statistics. Version: 2019 April. Geneva.
3. Gender mainstreaming in WHO: where are we now? Report of the baseline assessment of the WHO. (2011) Gender mainstreaming for health managers: a pratical approach. https://www.who.int/publications/i/item/9789241501057
4. OPAS/OMS - Equidade de gênero em Saúde. https://www.paho.org/pt/topicos/equidade-genero-em-saude. Consultado em 31/1/2023.
5. WHO (2022) World Health Organization. WHO updates its widely-used gender mainstreaming manual: 2022 June https://www.who.int/news/item/06-07-2022.
6. Stip E. Les RaeRae et Mahu: troisième sexe polynésien (2015) Sante Ment Que. 40(3):193-208. PMID: 26966855.
7. Estrada G. Two spirits, nádleeh, and LGBTQ2 navajo gaze. American Indian Culture and Research Journal. 2011;35:167-190.
8. Zipfel I: Hijras, the third sex. (2012) eBook 42p. ASIN B009ETN58C
9. Jesus, Jaqueline Gomes de. Orientações sobre a população transgênero: conceitos e termos. Brasília: Autor, 2012.
10. Lieberman MD. Social: why our brains are wired to connect. (2014). New York, Broadway Books, 374p.
11. Watzlawick P, Beavin JH, Jackson DD. (1967). Pragmática da comunicação, São Paulo, Cultrix.
12. Behlau M, Barbara M. Arquitetura estrutural da Comunicação profissional. In: _____ Comunicação Consciente: o que comunico quando me comunico (2022). Rio de Janeiro, Revinter. P.27-43.
13. Titze IR (1994) Principles of voice production. Engelwood Cliffs, NJ: Prentice Hall.
14. Feinberg DR, Jones BC, Little AC, Burt DM, Perrett DL (2005) Manipulations of fundamental and formant frequencies influence the attractiveness of human male voices. Anim Behav 69: 561-568.
15. Sell A, Bryant GA, Cosmides L, Tooby J, Sznycer D *et al.* Adaptations in humans for assessing physical strength from the voice. Proc R Soc B 2010; 277:3509–3518.
16. Wolff SE, Puts DA. Vocal masculinity is a robust dominance signal in men. Behav. Ecol Sociobiol 2010;64:1673-1683.
17. Puts DA, Gaulin JC, Verdolini K (2006). Dominance and the evolution of sexual dimorphism in human voice pitch. Evol Hum Behav 27:283-96.
18. Klofstad CA, Anderson RC, Peters S. Sounds like a winner: voice pitch influences perception of leadership capacity in both men and women. Proc R Soc B 297: 2698-2704.
19. Tigue CC, Borak DJ, O'Connor JJM, Schandl C, Feinberg DR (2012) Voice pitch influences voting behaviour. Evol Hum Behav 2012;33:210-216.
20. Mayew WJ, Parsons CA, Venkatachalam M. Voice pitch and the labor Market success of male chief executive officers. Evolution and Human behavior. 2013/in press/.
21. Anderson RC, Klofstad CA. Preference for leaders with masculine voices holds in the case of feminine leadership roles. PLoS One. 2012;7(12): e51216.
22. Borkowska B, Pawlowski B. Female voice frequency in the context of dominance and attractiveness perception. Anim Behav 2011;82:55-59.
23. Brasil de Direitos. Como a população LGBTQIAPN+ conquistou direitos no Brasil. Como a população LGBTQIAPN+ conquistou direitos no Brasil (brasildedireitos.org.br) consultado em 1/2/2023.

24. ANTRA. https://unaids.org.br/wp-content/uploads/2022/01/2022_Antra_DossieAssassinatosEViolencias.pdf. Acesso em 01/02/2023
25. Petty, R. E., & Cacioppo, J. T. (1986). Communication and persuasion: Central and peripheral routes to attitude change. New York: Springer.
26. Kahneman D. Rápido e Devagar – duas formas de pensar. Rio de Janeiro: Objetiva. 2011. p. 607
27. Halvorson H, Rock D. Beyond bias. Strategy + Business, 2015 https://www.strategy-business.com/article/00345
28. Meshanko P. The Respect Effect: Using the Science of Neuroleadership to Inspire a More Loyal and Productive Workplace. New York,.MacGraw Hill, 240p.
29. GOV.BR (2018) Constituição Federal reconhece saúde como direito fundamental https://www.gov.br/pt-br/constituicao-30-anos/.

IDENTIDADE SOCIAL E A PESSOA TRANS: EXPLORANDO A NEUROCIÊNCIA NA DIVERSIDADE DE GÊNERO

CAPÍTULO 2

Marisa Barbara ▪ Mara Behlau

Highlight

Esse capítulo descreve o valor da identidade para o ser humano, como uma necessidade essencial para a vida, com enfoque especial para a identidade da pessoa trans. Utilizando conceitos da neurociência social, são explicados aspectos como a formação das tribos, as múltiplas identidades e os dilemas relacionados com a construção social do gênero. Destaque é dado à importância da comunicação consciente para criar unidade, com o uso do modelo DEEP como recurso para interação em situações novas e complexas, nas quais vieses têm grande probabilidade de prejudicar a transmissão da mensagem e o julgamento dos envolvidos.

Descritores: construção social do gênero; diversidade de gênero; identidade de gênero; neurociências; transexualidade

INTRODUÇÃO

Uma das necessidades humanas que o indivíduo busca satisfazer, consciente ou inconscientemente, é o senso de pertencimento ou pertença.[1,2] Ele é central para fazer de uma pessoa um ser humano pleno.[3]

Somos seres sociais e nosso cérebro veio "programado" para colaborar com pessoas semelhantes a nós; isto é, provavelmente, intrínseco à nossa biologia, arraigado no genoma humano.[4] Pertencer a um grupo cultural, social ou a uma organização e comunidade, ter experiências coletivas, realidades compartilhadas ou frequentar os mesmos locais físicos que outros, são aspectos vitais para o indivíduo. Isso é importante para ele ser apoiado em seu desenvolvimento e em situações difíceis, e para ser reconhecido em suas conquistas, aumentando a autoestima e a própria motivação de pertencer. Pertencer a um grupo requer, *a priori*, reconhecer sua identidade e ser reconhecido por ela, o que é bastante desafiador no caso de uma pessoa trans, na qual a interação de influências internas e externas atinge elevada complexidade, como será tratado adiante.[5]

Quando fazemos parte de um grupo com objetivos e propósitos comuns, o senso de pertencer a ele afeta a forma como percebemos e compreendemos os fatos da vida e como tomamos decisões. O sentimento de uma ligação profunda com um grupo é tão fundamental que sua ausência está associada ao aumento de resultados mentais como depressão, ansiedade, pensamentos suicidas e solidão.[6] Além de contribuir para a saúde mental e emocional, pertencer tem implicações físicas, sociais, econômicas e comportamentais.[7]

Duas identidades entram no jogo das relações sociais, de modo consciente ou não: a identidade individual e a de grupo. Se, por um lado, afiliar-se a um grupo social forte é condição importante para a sobrevivência da própria pessoa, por outro lado, cada indivíduo também tem a necessidade de ser valorizado por suas características particulares, contribuições e realizações.[8] Portanto, deixar sua marca pessoal em um grupo é tão importante quanto pertencer a ele.

A condição das pessoas trans é única. Elas buscam o sentimento de pertença na comunidade LGBTQIAPN+, na qual encontram solidariedade e aliança contra a opressão e a discriminação. Porém, ao passar pelo processo de transição de gênero, as pessoas trans podem sofrer a perda da identidade individual, ao terem o gênero identificado incorretamente, dependendo da situação. Um erro de identificação de gênero é potencialmente um fator de estresse para as pessoas trans e,[9,10] mesmo aquelas que se esforçam para passar por cisgênero e ficam satisfeitas quando são percebidas como tal, podem sentir uma espécie de dissonância pelo risco de exclusão das comunidades LGBTQIAPN+. Assim, para algumas pessoas trans, atingir o objetivo de apresentação autêntica de gênero pode ter o elevado custo de perder o amparo da comunidade de apoio.[5] Em outras palavras, a identidade de grupo da pessoa trans pode ser ameaçada nesse processo de alinhamento da percepção com a expressão de gênero.[11,12] Por isso, a quais grupos a pessoa trans quer ser identificada é uma área de estudo que merece ser explorada: identidade trans ou reafirmação de uma certa identidade é uma questão pessoal e variável entre as pessoas trans.

O objetivo desse capítulo é analisar o conceito de tribo sob a luz da neurociência, bem como explorar a dinâmica das identidades compartilhadas e sobre como podemos usar esse conhecimento para promover uma liderança eficaz, aumentar a cooperação e favorecer a integração social entre grupos diversos.

BASE TEÓRICA DA NEUROCIÊNCIA DAS TRIBOS

Existem várias teorias sobre o processo de evolução humana, ocorrido de forma complexa ao longo de milhares de anos. Nossa capacidade de adaptação é única. Nosso cérebro possui alto grau de plasticidade biológica. Ele modifica-se ao longo da vida, com alguns períodos críticos de poda e neurogênese continuada, havendo uma certa redução da plasticidade com a idade.[13] Desenvolvemos habilidades cognitivas superiores a quaisquer outros animais nas áreas de aprendizagem, compreensão e análise complexa para tomada de decisão, recordação, simulação de experiências futuras e regulação emocional. Essa plasticidade produz impactos atitudinais e comportamentais, é dependente da experiência do indivíduo ao longo da vida, essencial para a adaptação a mudanças, fundamental para a formação de novas memórias e para a evolução do próprio pensamento. Interpretamos o mundo conforme o que vivemos e vamos mudando essa interpretação a partir de novas vivências e de acordo com os grupos que pertencemos e com os quais nos relacionamos. A plasticidade cerebral é central para se adaptar e evoluir ao longo da vida. Transitar para um estado cerebral mais fixo é vantajoso para favorecer a consolidação sequencial e a retenção de funções perceptivas, motoras e cognitivas novas e mais complexas, porém, há o risco de estabelecer limitações futuras.[14]

Nossos antepassados enfrentaram inúmeras ameaças do meio ambiente e desenvolveram-se de modo considerável para evoluir e garantir a sobrevivência.[15] Se por um lado, ao nos tornarmos bípedes, a posição ereta possibilitou a formação de uma faringe ampla para a produção de sons da fala, o cérebro desenvolveu-se, ficamos mais ágeis para a locomoção e liberamos nossas mãos para usar ferramentas; por outro lado, nos tornamos

PARTE I ▪ CONTEXTO, CENÁRIO SOCIAL E DE POLÍTICAS PÚBLICAS NO BRASIL

13

presas mais fáceis e vulneráveis, com os órgãos vitais expostos a animais mais rápidos e/ou mais fortes.[16-18] Uma das formas mais eficazes para sobreviver foi viver em grupo e desenvolver estratégias de colaboração. Esta é uma das hipóteses da evolução do cérebro humano, formatado para trabalhar em sociedade, colaborar e harmonizar as relações. A capacidade de cooperar, usar a linguagem para se comunicar de forma complexa, formar grupos sociais e tomar decisões foram competências fundamentais para nossa sobrevivência, o que pode formar as bases da neurociência das tribos. A comunicação torna-se um marcador de um grupo, de uma tribo, central para sinalizar pertencimento e identificação com um determinado conjunto de indivíduos. As pessoas ajustam ou acomodam constantemente seu estilo de comunicação umas às outras, como apontado pela Teoria de Acomodação da Comunicação (TAC).[19]

Assim, por meio da comunicação e da colaboração em equipe, os seres humanos puderam enfrentar ameaças de um meio ambiente altamente perigoso, encontrar alimentos e se proteger de outras tribos que competiam pelos mesmos recursos escassos. Esses foram elementos suficientes para cientistas definirem hipóteses que mostram que a empatia e a moralidade são comportamentos humanos que evoluíram para garantir a sobrevivência.[20,21] Se um membro do grupo não fosse empático com os seus pares e não cumprisse as regras combinadas, poderia ser expulso da tribo e teria poucas chances de sobreviver sozinho.

A essência da moralidade é o altruísmo, um dos tipos de empatia que reflete a disposição e motivação de arcar com custos pessoais em benefício do outro; a atitude empática incentiva a permanência em um grupo que possa retribuir ajuda, quando necessário; esse é o princípio da reciprocidade.[22] Embora as primeiras explicações sobre a evolução humana tivessem enfatizado o papel do cérebro na competência sensorial ou técnica, estudos mais recentes sugerem que as demandas da vida em grupos maiores e mais complexos exigiram que as ligações entre pares fossem o fator crítico para o desenvolvimento evolutivo.[23] Portanto, por uma questão de sobrevivência como animais sociais, nosso cérebro evoluiu para apoiar a afiliação, sendo então chamado de cérebro social.[24,25] Isso se exemplifica pelo fato de que na vida social estamos, constantemente e automaticamente, avaliando quem é amigo e quem é inimigo, e comunicamos isso aos outros, de modo consciente ou não, por meio de mensagens verbais e não verbais.

A formação de tribos é vista como uma consequência natural dessa evolução e, a partir da colaboração coletiva, foram criados povoados que cresceram, tornaram-se cidades e formaram os estados modernos.[21] A tecnologia da informação e da comunicação criada por nós mesmos tem permitido que estejamos todos, cada vez mais, interconectados, o que tem favorecido a criação de novos grupos, tribos modernas: a selva e as tribos mudaram, mas a necessidade de afiliação continua ativa.

Uma das abordagens psicossociais que explica como a identidade individual está relacionada com a pertença de grupos sociais é a chamada Teoria da Identidade Social, que busca compreender o sentimento que um indivíduo tem para enquadrar-se e pertencer a um determinado conjunto social.[26] Essa teoria explora como e por que nos sentimos parte de um grupo específico e de que modo isso afeta nossos comportamentos, atitudes, percepções e decisões; a premissa básica dessa teoria é que nossa identidade individual se relaciona com os diversos grupos aos quais nos associamos, formando, por sua vez, várias outras identidades.

Há cinco princípios básicos de criação de uma identidade social: **categorização, identificação, valorização, comparação e mudança**.[26,27] **Categorização** refere-se à tendência de definir conjuntos diversos como nacionalidade, etnia, gênero, religião, profissão, entre

14 CAPÍTULO 2 • IDENTIDADE SOCIAL E A PESSOA TRANS

outros. A partir dessas informações, ocorre a **identificação** com certos grupos; esses conjuntos também trazem informações importantes para a compreensão de quem somos, o que promove a percepção de pertencimento. Esse senso de identidade é uma fonte importante de fortalecimento da autoestima e significado, promovendo **valorização** de todos os que fazem parte do mesmo conjunto. Desta forma, somos muito mais solidários e encontramos solidariedade coletiva com aqueles com os quais compartilhamos um senso de identidade, mesmo que temporariamente, o que pode nos levar a comportamentos de conformidade às normas e valores do grupo. Quando uma identidade social é mais ativa, ela é mais valorizada e isso pode impactar profundamente nossos objetivos, emoções e comportamentos. Ao mesmo tempo fazemos, constantemente, uma **comparação** positiva de nós mesmos e do grupo ao qual pertencemos, e negativos dos outros grupos. Essa comparação pode promover a formação de estereótipos, preconceitos, vieses e discriminação contra pessoas de grupos diferentes. Por fim, é importante destacar que contextos sociais podem provocar **mudança** de identidade e, consequentemente, mudamos comportamentos para nos adequarmos às diferentes situações e grupos.

MÚLTIPLAS IDENTIDADES

Temos múltiplas identidades e elas são formadas em um processo dinâmico e multifacetado. Uma identidade social não é fixa, mas maleável e influenciada pelo contexto social. Dependendo do ambiente em que estamos, podemos destacar diferentes aspectos da nossa identidade para nos adaptarmos e nos sentirmos aceitos e pertencentes a um grupo. Pessoas com mesma identidade social têm características e desejos semelhantes, sendo muito mais fácil e provável ajudarmos alguém com quem nos identificamos, compartilhamos as mesmas aspirações e sentimos pertencimento, o que ocorre de modo automático.

ATIVIDADE DE IDENTIDADE – TESTE DAS VINTE AFIRMAÇÕES

Convidamos você a parar esta leitura, refletir e responder a essas perguntas: "*Quem sou eu?*" e "*O que me define?*".
Para apoiar esta reflexão, complete a frase "Eu sou..." com 20 declarações sobre si mesmo, sobre como você se percebe

1.	Eu sou _____	11.	Eu sou _____
2.	Eu sou _____	12.	Eu sou _____
3.	Eu sou _____	13.	Eu sou _____
4.	Eu sou _____	14.	Eu sou _____
5.	Eu sou _____	15.	Eu sou _____
6.	Eu sou _____	16.	Eu sou _____
7.	Eu sou _____	17.	Eu sou _____
8.	Eu sou _____	18.	Eu sou _____
9.	Eu sou _____	19.	Eu sou _____
10.	Eu sou _____	20.	Eu sou _____

Kuhn MH, McPartland TS. An empirical investigation of self-attitudes. American Sociological Review. 1954;19:68-76.

PARTE I • CONTEXTO, CENÁRIO SOCIAL E DE POLÍTICAS PÚBLICAS NO BRASIL

15

Provavelmente, você listou coisas relacionadas com diversas características, tais como gênero, orientação sexual, etnia, nacionalidade, personalidade, religião, profissão, time esportivo, partido político, parentalidade, entre outras. Essas características podem ser agrupadas em três tipos de categorias: individual, relacional e social.[28] Por exemplo, quando você se considera uma pessoa otimista, divertida ou estressada, esses são componentes do tipo individual. Os itens de sua lista que envolvem relações com outras pessoas, como pai, mãe, marido, mulher, filho, filha fazem parte da categoria relacional. Ainda, componentes como profissão, torcedor de um time esportivo e nacionalidade entram em uma categoria mais coletiva, social, uma vez que nos torna parte de um grupo mais amplo. Também temos uma tendência de incluir em nossa identidade características que consideramos distintas, únicas, com certa exclusividade, como por exemplo ser ruivo. Esse algo diferente pode ser um aspecto de destaque positivo ou negativo, de acordo com cada sociedade ou cada grupo específico.

As identidades sociais não existem em uma página em branco, em um vácuo, mas se realizam como uma interação entre a categorização interna, isto é, pelo "eu", e a externa, isto é, pelos "outros".[29] A Teoria da Auto Verificação propõe que as pessoas buscam conquistar coerência entre a forma como se veem e a forma como os outros as veem, reagem e respondem a elas.[30] Esse é um ponto muito sensível para a pessoa trans, que busca obter uma congruência corporal e vocal com a expressão de gênero que se identifica. O peso que a categorização do outro tem na formação de sua identidade é grande e as inconsistências entre a categorização interna e externa podem levar à ameaça da identidade social por atingir exatamente a própria categorização da pessoa,[31] gerando problemas emocionais e dificuldades de integração social.

A identidade social fornece duas perspectivas: a individual, o "eu", e a de grupo, podendo ser esse grupo visto como "nós" ou "eles". Pertencer a um grupo é um desejo natural do ser humano e pertencer a vários grupos amplia a visão de mundo. Ainda assim queremos manter a nossa própria identidade, e sermos respeitados e valorizados por quem somos.[8] Porém, ao pertencermos a vários grupos, as diferentes categorias de identificação se sobrepõem e interagem para moldar nossa experiência, o que pode exigir o enfrentamento simultâneo de diversas formas de desvantagem e discriminação. Isso foi explorado no conceito sociológico de interseccionalidade, relacionado com a articulação de eixos de poder e de discriminação que estruturalmente produzem opressão, como visto no racismo, patriarcado e estrutura de classes.[32] Na identidade da pessoa trans, é importante considerar, simultaneamente, as interações e os marcadores de várias identidades sociais, como por exemplo ser mulher trans, ser negra e viver na periferia para compreender melhor o que essas pessoas enfrentam e apoiá-las de modo adequado.

Quando nos identificamos com um grupo específico, tendemos a adotar as normas, valores e crenças desse grupo ("nós"), mantendo um comportamento moral e empático. Também buscamos uma distinção positiva em relação a outros grupos ("eles"), o que pode levar a atitudes de favoritismo em relação ao nosso grupo e preconceito ou vieses inconscientes em relação àqueles considerados diferentes.[33] Discussões sobre a identidade de gênero, elemento central na identidade social e relacional, devem ir além das análises sobre o papel do poder e do privilégio, devendo se apoiar no conceito de diversidade humana,[34] que reúne todas as maneiras de sermos semelhantes e diferentes. Compreender como nos identificamos de acordo com o gênero é importante para promover igualdade e direitos, para reconhecer necessidades específicas de saúde e para que as pessoas possam ser quem elas são, autênticas e, com certeza, reduzir normas sociais restritivas, muitas vezes carregadas de estereótipos que limitam o desenvolvimento do potencial humano.

Nossas identidades sociais possuem uma base poderosa para formar unidade com outros grupos, criando assim a chamada identidade compartilhada. Nessa identidade compartilhada, os membros individuais de um grupo influenciam uma identidade social,[35] na qual a comunicação é o principal instrumento de interação. Porém, ao mesmo tempo que formamos uma identidade compartilhada com um certo grupo, criamos também uma fonte de divisão entre grupos diferentes ("nós" × "eles"), amplamente demonstrada pela polarização política existente no mundo. Nessa polarização, a comunicação é a mais importante causa das divergências, particularmente pela fragmentação oferecida pelos meios de comunicação social e a disseminação de desinformação; contudo, está na própria comunicação, consciente e responsável, a solução dessa cisão. Assim, mesmo se considerando que o cérebro dos seres humanos é formatado para conexão social e cooperação, isso ocorre de forma automática apenas com aqueles que são parte do nosso grupo e que compõem uma identidade compartilhada, excluindo os "de fora", considerando-os comparativamente piores que nós mesmos.

De modo simplificado, nosso cérebro social é programado para o tribalismo,[20] de forma automática e, posteriormente, de modo intuitivo dividimos o mundo em "eu", "nós" e "eles", favorecendo o "nós", por uma questão de sobrevivência, a partir da compreensão e desejos do "eu". As divisões relacionadas com o gênero são exemplos de que aqueles semelhantes a mim, ao que se convencionou como usual na sociedade, terão mais chances de serem bem-sucedidos, do que aqueles que são diferentes de mim ou da maioria.

EU × NÓS × ELES

Identificar a posição em que estamos já é um desafio, mas lidar com ela nas relações sociais é algo ainda mais desafiador. Quando nos vemos na posição "eu" *versus* "nós", nossas reações emocionais são instintivas, automáticas, relacionadas com a nossa mente inconsciente, o nosso caráter moral e as experiências enraizadas em nossas memórias. É também automática a identificação do "eu" ou do "nós" *versus* "eles", ou seja, "eu/nós" em oposição a todos os outros, que são vistos como diferentes. No caso das pessoas trans, preconceito, ignorância e falta de compreensão estão envolvidos nas dificuldades de lidar com a transexualidade. A pouca familiaridade que muitos têm com as diversas identidades de gênero gera desconforto na interação, pois as ideias rígidas sobre o que é ser homem ou mulher provocam um julgamento negativo a respeito de quaisquer outras possibilidades, limitando a abertura da mente para acolher e interagir com o outro. Como já mencionamos, da mesma forma que as identidades nos unem, elas também nos separam e, rapidamente, por uma questão de sobrevivência, surgem estereótipos, agimos com preconceitos, discriminamos os outros, provocamos sofrimento e somos impactados por nossos vieses inconscientes. O viés de grupo é universal e aparece quando ainda somos bebês,[36] por meio de pistas linguísticas que são marcadores confiáveis de grupo, como uma forma automática de proteção.[37,38]

Nós, seres humanos, possuímos capacidades cognitivas como nenhum outro ser vivo. Para que a colaboração e a harmonia social ocorram entre grupos diferentes e diversos é necessário usar essas habilidades cognitivas associadas às emocionais. Conhecer como funciona a dinâmica das identidades favorece nossa capacidade de ver, compreender e, muitas vezes, até resistir às forças sociais que nos influenciam ou aos outros, criando lados opostos. Ao desenvolvermos a comunicação consciente com grupos diversos, no caso desse

PARTE I ▪ CONTEXTO, CENÁRIO SOCIAL E DE POLÍTICAS PÚBLICAS NO BRASIL

texto entre trans e cisgêneros, refletindo sobre como a nossa forma de interagir impacta sobre o outro, melhoramos nossas habilidades sociais e regulamos nossos comportamentos. Para criar uma unidade que beneficia a todos, temos que buscar perspectivas diversas que somente os outros podem nos dar, procurar aspectos que contribuem para criar uma identidade compartilhada, promover cooperação, combater discriminação, homolesbotransfobia e até amenizar o impacto dos vieses inconscientes como o de pensamento de grupo.

O cérebro humano pode ser reprogramado para formar uma identidade compartilhada em um grupo com diversidade e isso traz impactos positivos imediatos.[39-41] Vários estudos mostram que uma simples divisão aleatória, de pessoas diversas, cria imediatamente uma identidade compartilhada.[39] Mesmo incluindo em um mesmo grupo pessoas com identidades diferentes, a nova identidade será eficaz ao se definir um objetivo comum, compreender a necessidade de colaboração para alcançar o resultado desejado e elaborar uma divisão de poder (importância e valor individual) com equidade entre os membros do grupo.[42] Quando a identidade de grupo é formada, mesmo que seja algo casual e trivial, os vieses de grupo, como grupo social, etnia ou gênero, diminuem e aumenta a afinidade entre as pessoas. Somos mais motivados e sentimos prazer ao colaborar com as pessoas de nosso grupo, chegamos a nos sacrificar e comemoramos o sucesso dos membros do nosso grupo, o que demonstra um significativo aumento no altruísmo.[40,41]

É preciso esforço mental para que as identidades compartilhadas que unem pessoas diversas e com diferentes crenças permaneçam e se consolidem ao longo do tempo e não apenas durante eventos específicos. É um trabalho difícil de evolução humana, assim como ocorreu com nossos ancestrais, mas possível de ser desenvolvido em pouco tempo. Sabemos que a moralidade é o mecanismo automático que promove colaboração entre os membros do mesmo grupo para a sobrevivência, colocando o "nós" acima do "eu" para combater o "eles". Todavia, isso não é suficiente e precisamos expandir a moralidade, praticando a metamoralidade,[20] um conjunto mínimo de regras que permite resolver os conflitos e as situações nas quais nossas instituições morais, formadas pela cultura, falham. Metamoralidade implica desenvolver um sistema de pensamento para construir comportamentos morais entre grupos com diferentes ideias, para resolver discordâncias, tendo como foco os propósitos e objetivos comuns. As sociedades estabelecem normas diversas e expectativas morais com base no gênero, o que varia em diferentes culturas e ao longo do tempo. As discussões sobre gênero, ética e moralidade são necessárias para promover justiça, equidade e respeito; ao expandir a moralidade, ampliamos a solidariedade entre os diferentes grupos e focamos na expansão dos direitos de todos aqueles que são marginalizados em diversos contextos sociais, como mulheres, minorias étnicas, raciais, religiosas e as comunidades LGBTQIAPN+. Particularmente as pessoas transgênero que são o foco deste livro, são as mais pobremente compreendidas e geram enorme hostilidade e violência por serem vistas como ameaçadoras de padrões culturais, sociais e religiosos, tradicionais em muitas sociedades.[43]

Grandes lideranças são criadoras de identidades e sabem que são as identidades compartilhadas que permitem que um grupo realize coisas que uma pessoa sozinha não conseguiria conquistar.[44] Grandes lideranças, como Mahatma Gandhi e Martin Luther King, impulsionaram colaboração e motivação em prol de um propósito maior que ultrapassava os interesses de seus próprios grupos. Promover liderança de pessoas trans deve ser incentivado e até mesmo favorecido, para oferecer visibilidade e quebra de estereótipos, representatividade, inspiração para outras pessoas e justiça por trazerem à luz questões específicas dessas pessoas, contribuindo para uma sociedade mais inclusiva.

Promover diálogo no dia a dia, nas variadas interações, deve ser o propósito de todos os que se relacionam especificamente com a comunidade trans. Para lidar com o diverso, a comunicação consciente é a ferramenta que promove diálogo e propósito comum com relevância entre as partes, criando unidade e ações significativas com respeito e ética.

COMUNICAÇÃO CONSCIENTE PARA CRIAR UNIDADE

Grupos formados com diversidade, equidade e inclusão atingem melhores resultados, são mais inteligentes e têm maior criatividade, principalmente no longo prazo.[45,46] Além disso, crenças pró-diversidade melhoram atitudes intergrupais.[47]

Para exercer uma liderança eficaz, que crie unidade com diversidade, equidade e inclusão, a comunicação de quem lidera deve ser feita para explicitar, reforçar e realinhar constantemente os objetivos do grupo para que todos tenham clareza dos resultados desejados e do propósito comum. Para transformar positivamente as relações sociais, por meio de inclusão de pessoas trans, é necessário buscar as suas perspectivas, para assim favorecer a inclusão e trocas justas. Essas são ações fundamentais que geram inteligência de grupo, maior colaboração e confiança, promovem comportamento moral, resultados positivos e bem-estar a todos.[22,29]

Compreender pontos de vista diversos não é uma tarefa fácil, mas é essencial para sairmos do egocentrismo que nos induz a crer que nossas posições pessoais são a única realidade existente. Quando temos que dialogar com pessoas que não fazem parte dos nossos grupos e com as quais ainda não construímos identidade compartilhada, compreender a realidade do outro é mais complexo. Para tanto, precisamos mitigar o efeito de três vieses inconscientes presentes nessas situações: temos pressa em resolver as diferenças; as minhas experiências são mais importantes e melhores que as dos outros; e é mais fácil falar com pessoas que são do nosso grupo. Nessas situações, somente aprofundando a interação é possível amenizar os efeitos negativos desses vieses. Uma ferramenta para ajudar nesse processo, é o modelo que chamamos de DEEP: **D**esacelerar-**E**scutar-**E**sclarecer-**P**erguntar.[48] Vejamos:

- *Desacelerar:* a reversão de uma situação social difícil começa com a ação de reservar um tempo maior para garantir que você esteja considerando o cenário completo; ao desacelerar você regula suas emoções e deixa claro que valoriza a interação com o outro. Se alguém nunca conviveu com um homem ou uma mulher trans, na pressa e na pressão do dia a dia, há grande chance de a função classificatória do cérebro automaticamente categorizar essa pessoa de modo inadequado, por considerar que o que foge dos padrões pode ser uma ameaça. Somente reduzindo essa necessidade de rapidamente julgar o que é diferente como errado e ruim é que podemos iniciar um diálogo verdadeiro.
- *Escutar:* o passo seguinte nesse diálogo é escutar o outro com curiosidade, com abertura de mente, o que evita inferir o que o outro vai dizer e partir do pressuposto que já sabemos a resposta; isso vai favorecer novas conexões cerebrais. Diálogo é sobre escuta; escutar para compreender e não para responder vai permitir um avanço para integrar o novo.
- *Esclarecer:* quando desaceleramos e escutamos o outro com curiosidade e desejo de compreender, é importante confirmar as informações recebidas, principalmente quando temos experiências e pontos de vistas diferentes. Isso garante o entendimento e maior alinhamento, evitando suposições automáticas. Devemos usar todas as formas de esclarecimento possíveis, parafraseando o que foi dito e obtido ou não confirmação sobre o que foi percebido na mensagem, permitindo que o outro esclareça suas opiniões e posições. Se nunca tivemos contato com pessoas trans, em um primeiro momento a

tendência vai ser de interpretá-las de acordo com o que vivemos, por meio das referências do nosso mundo, o que tem grande chance de gerar distorções.

- *Perguntar:* essa última etapa permite compreender outra perspectiva que não a nossa, o que mostra sensibilidade ao contexto e ao interlocutor. Ao sermos abertos a novas referências, opiniões e posicionamentos, ampliamos nossa visão de mundo, fica mais fácil ser empático e influenciar os outros. Essas perguntas não devem se referir a uma curiosidade sobre aspectos pessoais e íntimos, mas sim sobre pontos sensíveis, valores e desejos a serem considerados e que são essenciais de serem abordados para a qualidade da interação, pois interferem no objetivo e propósito do grupo que se quer formar. Embora consideremos essa etapa a última do modelo, evidentemente as respostas oferecidas podem gerar a necessidade de se retornar ao desacelerar e, consequentemente, ao escutar, esclarecer e perguntar.

Quando usamos o modelo DEEP com distintas pessoas, promovemos o diálogo, incluímos perspectivas diversas, favorecemos a análise de pensamentos diferentes dos nossos, revemos nossas posições e abrimos oportunidades de construirmos juntos objetivos comuns, com equidade. Vale lembrar que nosso cérebro é social e que regulamos os nossos sistemas nervosos quando estamos em interação; porém, se logo de início consideramos o outro errado, essa sincronização não ocorre e perde-se a possibilidade de uma colaboração justa e representativa do mundo em que vivemos. O uso do DEEP potencialmente reduz a polarização de ideias e favorece uma aproximação que traz conhecimento e reduz a discriminação.

AMPLIANDO AS IDENTIDADES COMPARTILHADAS

A comunicação consciente é uma ferramenta poderosa que pode ser usada em diversos cenários, devendo ser praticada diariamente para exercitar o diálogo, criar identidades compartilhadas e dar vozes a todos os membros de todos os grupos. As relações sociais de apoio e os ambientes sociais no desenvolvimento saudável têm papel central na expressão das identidades transgênero.[5] Destacar valores e propósitos comuns pode suplantar a questão das diferentes identidades. Junto a isso, existem ações que podem ser promovidas para criar identidades compartilhadas e unir as pessoas no curto, médio e longo prazos, como participação e colaboração em projetos, atividades e eventos conjuntos.

Deve-se também considerar a criação de alianças com pessoas de grupos privilegiados que estão dispostos a apoiar ativamente as causas de grupos formados por minorias ou minorizados, assim como incluir pessoas que estão em posições menos favorecidas. As identidades compartilhadas favorecem a criação de estratégias e ações para promover mudança de comportamento coletivo e individual.

Uma outra maneira de promover identidades compartilhadas são as iniciativas de trabalhos voluntários nas quais, a partir de um propósito comum, pessoas com identidades variadas se unem, expondo-se a realidades diferentes, e exercitam o altruísmo em causas para o bem da sociedade, como mudança climática, combate à fome, serviços à população carente ou a idosos, representatividade de gênero, entre outras. Essas iniciativas aproximam as pessoas, aumentam a coesão do grupo e oferecem uma oportunidade de, verdadeiramente, conhecerem umas às outras em um ambiente de relações saudáveis, com generosidade e respeito, mitigando o efeito de vieses inconscientes.

Entendemos que existem vários caminhos e que muitos são complexos e longos, uma vez que vivemos em uma sociedade diversa e polarizada. Sabemos que a força do tribalismo é grande e a natureza do cérebro humano pode criar divergências que levam a caminhos desastrosos. Contudo, a neurociência social mostra que o ser humano possui capacidades cognitivas que podem e devem ser usadas para construir pontes entre as tribos diversas, buscando o bem da humanidade.

REFERÊNCIAS BIBLIOGRÁFICAS

1. Cacioppo JT, Hawkley LC. Social isolation and health, with an emphasis on underlying mechanisms. Perspect Biol Med. 2003;46(3):S39-S52.
2. Cacioppo JT, Hawkley LC. Perceived social isolation and cognition. Trends Cogn Sci. 2009;13(10):447-54.
3. Slavich GM. Social safety theory: A biologically based evolutionary perspective on life stress, health, and behavior. Annu Rev Clin Psychol. 2020;16:265-295.
4. Slavich GM, Cole SW. The emerging field of human social genomics. Clin Psychol Sci. 2013;1:331-348.
5. Doyle DM. Transgender identity: Development, management, and affirmation. Curr Opin Psychol. 2022 Dec;48:101467.
6. Cacioppo JT, Patrick W. Loneliness: human nature and the need for social connection. New York: W. W. Norton and Company; 2008.
7. Allen KA, Kern ML, Rozek CS, McInereney D, Slavich GM. Belonging: A Review of Conceptual Issues, an Integrative Framework, and Directions for Future Research. Aust J Psychol. 2021 Mar 10;73(1):87-102.
8. Brewer MB. The social self: On being the same and different at the same time. Pers Soc Psychol Bull. 1991;17(5):475-82.
9. McLemore KA. Experiences with misgendering: identity misclassification of transgender spectrum individuals. Self Identity. 2015;14:51-74.
10. McLemore KA. A minority stress perspective on transgender individuals' experiences with misgendering. Stigma Health. 2018;3:53-64.
11. Lewis T, Doyle DM, Barreto M, Jackson D. Social relationship experiences of transgender people and their relational partners: a meta-synthesis. Soc Sci Med. 2021 Aug;282:114143.
12. Lewis T, Barreto M, Doyle DM. Stigma, identity, and support in social relationships of transgender people throughout transition: a qualitative analysis of multiple perspectives. J Soc Issues. 2022;79(1):108-128.
13. Burke SN, Barnes CA. Neural plasticity in the ageing brain. Nat Rev Neurosci. 2006 Jan;7(1):30-40.
14. Cisneros-Franco JM, Voss P, Thomas ME, de Villers-Sidani E. Critical periods of brain development. Handb Clin Neurol. 2020;173:75-88.
15. Folin R, Lewin R. Principles of human evolution. Chicago, Wiley; 2013.
16. Prost JH. Origin of bipedalism. American Journal of Physical Anthropology. 1980;52(2):175-189.
17. Rodman PS, McHenry HM. Bioenergetics and the origin of hominid bipedalism. Am J Phys Anthropol. 1980;52(1):103-106.
18. Stanford, CB. Como nos tornamos humanos: um estudo da evolução da espécie humana. Rio de Janeiro: Elsevier, 2004. 232 p.
19. Giles H, Coupland N, Coupland J. Contexts of Accomodation: Developments in applied sociolinguistics. Cambridge, Cambridge University Press; 1991.
20. Greene J. Tribos Morais: a tragédia da moralidade do senso comum. Record, 2018.
21. Singer P. The Expanding Circle: Ethics, Evolution, and Moral Progress. Princeton University Press. 2011.
22. Cialdini RB, Barreiros E. As armas da persuasão 2.0: Edição revista e ampliada. HarperColins; 2022.
23. Dunbar RI, Shultz S. Evolution in the social brain. Science. 2007 Sep 7;317(5843):1344-7.

PARTE I ▪ CONTEXTO, CENÁRIO SOCIAL E DE POLÍTICAS PÚBLICAS NO BRASIL

24. Lieberman MD. Social: Why Our Brains Are Wired to Connect. New York: Random House. 2013. p. 374.
25. Atzil S, Gao W, Fradkin I, Barrett LF. Growing a social brain. Nat Hum Behav. 2018 Sep;2(9):624-636.
26. Tajfel H, Turner JC. The social identity theory of intergroup behavior. In: Worchel S, Austin WG, editores. Psychology of intergroup relations. Chicago: Nelson Hall; 1986. p. 7-24.
27. Tajfel H, Turner JC. An integrative theory of intergroup conflict. In: Austin WG, Worchel S, editores. The social psychology of intergroup relations. Monterey, CA: Brooks Cole; 1979. p. 33-47.
28. Van Bavel JJ, Packer DJ. The Power of Us: Harnessing our shared identities to improve performance, increase cooperation, and promote social harmony. Little Brown Spark - Hachette Book Group. 2021.
29. Barreto M, Ellemers N. The effects of being categorised: the interplay between internal and external social identities. Eur Rev Soc Psychol.2003;14:139-170.
30. Gómez A, Seyle DC, Huici C, Swann WB. Can self-verification strivings fully transcend the self–other barrier? Seeking verification of ingroup identities. J Pers Soc Psychol. 2009;97:1021-1044.
31. Branscombe NR, Ellemers N, Spears R, Doosje B. The context and content of social identity threat. In: Social identity: context, commitment, content. Blackwell Publishing; 1999. p. 35-58.
32. Crenshaw K. On Intersectionality: Essential Writings. New Press; 2017. 480 p.
33. Brewer MB. Ingroup bias in the minimal intergroup situations: A cognitive motivational analysis. Psychological Bulletin. 1979;86(2):307-324.
34. Siller H, Tauber G, Hochleitner M. Does diversity go beyond sex and gender? Gender as social category of diversity training in health profession education - a scoping review. GMS J Med Educ. 2020 Mar 16;37(2):Doc25.
35. Jans L, Postmes T, Van der Zee KI. The Induction of Shared Identity: The Positive Role of Individual Distinctiveness for Groups. Pers Soc Psychol Bull. 2011;37(8):1130-1141.
36. Brown DE. Human Universals, Human Nature & Human Culture. Daedalus. 2004;133(4):47-54.
37. Kinzler KD, Dupoux E, Spelke ES. The native language of social cognition. Proceedings of the National Academy of Sciences. 2007;104(30);12577-12580.
38. Mahajan N, Wynn K. Origins of "Us" versus "Them": Prelinguistic infants prefer similar others. Cognition. 2012;124(2):227–233.
39. Van Bavel JJ, Packer DJ, Cunningham WA. The neural substrates of in-group bias: A functional magnetic resonance imaging investigation. Psychological science. 2008;19(11):1131-1139.
40. Hackel LM, Zaki J, Van Bavel JJ. Social identity shapes social valuation: Evidence from prosocial behavior and vicarious reward. Social Cognitive and Affective Neuroscience. 2011;12(8):1219-1228.
41. Cikara M, Botvinick MM, Fiske ST. Us Versus Them. Psychological Science. 2011;22(3):306-13.
42. Mousa S. Building social co-hesion between Christians and Muslims through soccer in post-ISIS Iraq. Science. 2020;369(6505):866-870.
43. Cabrera C, Dueñas JM, Cosi S, Morales-Vives F. Transphobia and Gender Bashing in Adolescence and Emerging Adulthood: The Role of Individual Differences and Psychosocial Variables. Psychol Rep. 2022 Jun;125(3):1648-1666.
44. Reicher S, Hopkins N. Self and Nation: Categorization, Contestation and Mobilization. SAGE Publications Ltd. 2001.
45. Hunt V, Layton D, Prince S. Why Diversity Matters. Mckinsey Reports, Mckinsey & Company. 2015.
46. Hunt V, Dixon-Fyle S, Dolan K, Prince S. Diversity wins: How inclusion matters. Mckinsey Reports, Mckinsey & Company. 2020.
47. Kauff M, Schmid K, Christ O. When good for business is not good enough: Effects of pro-diversity beliefs and instrumentality of diversity on intergroup attitudes. PLoS One. 2020 Jun 1;15(6):e0234179.
48. Behlau M, Barbara M. Comunicação Consciente: o que comunico quando me comunico. Thieme-Revinter, 2022.

A POLÍTICA NACIONAL DE SAÚDE INTEGRAL LGBT E O PROCESSO TRANSEXUALIZADOR NO SISTEMA ÚNICO DE SAÚDE – AVANÇOS E DESAFIOS

CAPÍTULO 3

Kátia Maria Barreto Souto ▪ Keila Simpson Sousa

Highlight

O texto apresenta o percurso histórico e social das pessoas trans e travestis no Brasil, a criação de políticas públicas e a importância da consolidação do Sistema Único de Saúde (SUS) no atendimento integral a essa população. Percebe-se que atualmente as pessoas trans e travestis têm maior visibilidade em nossa sociedade quando se compara com as décadas anteriores. Porém, essa visibilidade vem acompanhada de números alarmantes de atos de violência contra essa população.

Descritores: identidade de gênero; políticas inclusivas de gênero; procedimentos de readequação sexual; saúde de gênero; transexualidade

INTRODUÇÃO

O Brasil vive momentos difíceis: se, por um lado, a população LGBTQIAPN+ se tornou mais visível, por outro é também o momento em que mais se noticiam casos de violência e discriminação contra essa população, e crimes LGBTfóbicos. Tem-se presenciado cotidianamente ataques aos direitos humanos fundamentais e à democracia. Muitas vezes, a pobreza e as homofobias se assemelham na existência de uma desigualdade estrutural. A pobreza exclui, empurrando para a margem da sociedade todos os que não são incluídos nas políticas públicas, ao mesmo tempo que a LGBTfobia marginaliza aqueles que não são reconhecidos e nem aceitos na sua identidade de gênero e orientação sexual por uma sociedade heteronormativa, que discrimina e violenta os diferentes.

Porém, ainda há esperança de mudança no futuro. Há que se semear sonhos e resgatar a democracia, e reconstruir um Brasil que respeite a diversidade do povo brasileiro. Ao Estado cabe retomar e resgatar políticas públicas que transformam direitos em ações, e ampliam o acesso à cidadania, desde a geração de empregos até o respeito às subjetividades e às individualidades humanas, com respeito à sociedade plural que representa o Brasil. Aos movimentos sociais cabem a mobilização e a participação social na reconstrução democrática do país, com capacidade articulada, ampla e firme, apresentando suas pautas e integrando-as ao processo urgente de acabar com a fome que assola tantos lares, e ao desafio da formação política que transforme a sociedade em sua dimensão humana, rompendo a fragmentação social e respeitando as diferenças, dentro dos marcos da democracia orientados pela Constituição Brasileira.

24 CAPÍTULO 3 • A POLÍTICA NACIONAL DE SAÚDE INTEGRAL LGBT E O PROCESSO...

O protagonismo histórico do movimento social LGBTQIAPN+ junto ao Estado brasileiro, desde o enfrentamento da epidemia de aids, na década de 80, reconhecido como um exemplo internacional, até a elaboração e a implementação da Política Nacional de Saúde Integral LGBT, em 2011, demonstra o quanto a participação social é imprescindível para a construção de uma sociedade democrática, de um estado de direito e laico.[1]

RESGATE HISTÓRICO

Na década de 90, quando a Organização Mundial da Saúde (OMS) deixou de considerar a homossexualidade como doença, retirando-a da Classificação Estatística Internacional de Doenças e Problemas Relacionados à Saúde (CID), estabeleceu-se um marco histórico da luta mundial do movimento LGBTQIAPN+ por cidadania e respeito. Apesar desse avanço, de acordo com a Associação Internacional de Gays, Lésbicas, Bissexuais, Trans e Intersexuais, a homossexualidade ainda é criminalizada em 69 países, com prisão e até pena de morte.[2] Entretanto, destaca-se que a transexualidade só deixou de ser considerada doença pela OMS recentemente, em 2018.[3]

Apesar de a homolesbotransfobia ser considerada crime no Brasil desde 2019,[4] o Brasil é o país que mais mata transexuais no mundo. Esses números podem ser ainda maiores, face aos casos não reportados e registrados com pessoas trans, muitas vezes motivados pela homolesbotransfobia ainda presente nos sistemas de informação governamental do país, em especial no setor de segurança pública. Mesmo diante desse cenário adverso, o movimento social LGBTQIAPN+ continua protagonizando conquistas que contribuem para romper estigmas, preconceitos e avançar na construção da cidadania. Nesse percurso se construiu a Política Nacional de Saúde Integral LGBT.[1]

Caminhos da Construção da Política Nacional de Saúde Integral LGBT no SUS

Em 1996, foi criado no Brasil o Programa Nacional de Direitos Humanos (PNDH),[5] que incluiu em seu texto a proteção aos direitos humanos das pessoas homossexuais, uma resposta às demandas do movimento homossexual brasileiro contra a discriminação e a violência que a comunidade *gay* sofria na sociedade. Em 1997, acontecia a 1ª Parada Gay no Brasil, na Avenida Brasil, em São Paulo, sob o lema *"Somos muitos, estamos em várias profissões"*. Em 1999, alterou-se o nome para Parada do Orgulho GLBT (*gays*, lésbicas, bissexuais, travestis e transgêneros) e, em 2008, mais uma vez, mudou-se o nome para Parada do Orgulho LGBT, consagrada até hoje.

A tônica da participação social sempre esteve presente no movimento LGBTQIAPN+ como expressão de sua luta por visibilidade e respeito, contra as discriminações e preconceitos. Desde a proclamação da Constituição Cidadã, em "1988" e o processo de redemocratização do país, cresceram as manifestações sociais em todos os campos da vida política e social do país.[6]

Em 2001 foi criado o Conselho Nacional de Combate à Discriminação (CNDC), no qual foi incluído o debate sobre os direitos LGBT. Em 2002, foi lançado o II Plano Nacional de Direitos Humanos, no qual foi incorporado um capítulo sobre os direitos da população LGBT, que já apontava a necessidade de legislar sobre a cirurgia transexualizadora e o nome civil para pessoas transexuais.

Em 2003, ampliaram-se e fortaleceram-se os espaços de participação social junto ao Estado, como os conselhos de direitos e conferências temáticas de políticas públicas.

PARTE I • CONTEXTO, CENÁRIO SOCIAL E DE POLÍTICAS PÚBLICAS NO BRASIL **25**

A comunidade LGBT se organizou e pautou a necessidade da criação de marcos regulatórios pelos seus direitos e cidadania, incluindo o setor saúde.

No Ministério da Saúde, com o objetivo de resgatar a história do movimento da reforma sanitária e, em especial, apoiar e estimular a participação social, foi criada a Secretaria de Gestão Participativa, que, ao longo dos anos e das gestões democráticas (2003-2016), tornou-se o *locus* de articulação com os movimentos sociais, ganhando legitimidade no âmbito da gestão do SUS e junto aos diferentes movimentos sociais, entre eles, o movimento LGBT.

Em 2004, foi criado o Comitê Técnico de Saúde, por meio de Portaria do Ministério da Saúde, com o objetivo de elaborar a Política Nacional de Atenção Integral da População de Lésbicas, *Gays*, Bissexuais, Travestis e Transexuais.[7] Inicialmente esse comitê era composto apenas por técnicos e especialistas e, por isso, o movimento LGBT se mobilizou para que incluísse no comitê representantes da sociedade civil. E a portaria foi republicada em 14 de outubro do mesmo ano, prevendo a participação de representantes do movimento LGBT.[8]

Outra mudança importante na gestão federal que fortaleceu a caminhada pela elaboração da Política Nacional de Saúde Integral LGBT foi a reestruturação da Secretaria de Gestão Participativa em 2006,[9] transformando o Departamento de Apoio à Reforma Sanitária em Departamento de Apoio à Gestão Participativa, deslocando para esse departamento o diálogo e o acolhimento das demandas dos movimentos sociais em maior vulnerabilidade, a articulação com o Conselho Nacional de Saúde (CNS) e o desafio da promoção da equidade no SUS. Ainda nesse mesmo ano, o CNS reconheceu e legitimou a representação do movimento LGBT no seu pleno, conforme prevê a Portaria 2.201 de 15/09/2006.[10]

A institucionalização desses processos e a definição do papel do Comitê Técnico de Saúde da População LGBT para coordenar a elaboração da proposta da Política Nacional de Saúde Integral da População LGBT contribuíram para o desenvolvimento de ações de saúde que constavam no Programa Brasil sem Homofobia. Foi uma demonstração clara da importância da construção de espaços democráticos de participação social no Estado brasileiro para se avançar nas políticas públicas dos diferentes segmentos sociais.

Em agosto de 2007, realizou-se o Seminário Nacional de Saúde da População LGBT na Construção do SUS, que contribuiu com a elaboração da Política Nacional de Saúde Integral LGBT e com a discussão sobre atenção à saúde de travestis e transexuais. Nesse mesmo ano, foi realizada a Oficina do Processo Transexualizador no SUS, que contribuiu para a formulação e depois publicação da primeira portaria que regulamentou o processo transexualizador no SUS e, em que pese seus limites, significou um avanço no contexto da época.

As Portarias 1.707, de 18 de agosto de 2008, e 457, de 19 de agosto de 2008, instituíram e regulamentaram o processo transexualizador no SUS.[11,12] Em 2008, realizou-se também a I Conferência Nacional de *Gays*, Lésbicas, Bissexuais, Travestis e Transexuais – Direitos Humanos e Políticas Públicas, o caminho para garantir a cidadania LGBT.[13,14] Com a regulamentação do Processo Transexualizador no SUS, foi possível implantar e habilitar os primeiros serviços especializados de atendimento às pessoas trans, em São Paulo, Rio de Janeiro, Rio Grande do Sul e Goiás. Desde que respeitados os critérios das portarias, esses serviços estavam habilitados para atenção especializada e hospitalar, e para a realização de cirurgias em mulheres transexuais.

Em 2009 foi criada a Comissão Intersetorial de Saúde da População LGBT no CNS.[15] Em novembro do mesmo ano, foi aprovada pelo CNS, durante sua 203ª Reunião Ordinária, a proposta da Política Nacional de Saúde Integral da População LGBT. Apesar de aprovada, a política só foi pactuada em 2011, na Comissão Intergestores Tripartite (CIT),[16] e lançada e publicada por meio da Portaria nº 2.837 de 1º de dezembro de 2011,[17] durante a 14ª

Conferência Nacional de Saúde. No mesmo dia também foi assinada a Portaria nº 2.837, que redefiniu o Comitê Técnico de Saúde Integral de Lésbicas, *Gays*, Bissexuais, Travestis e Transexuais (Comitê Técnico LGBT) do Ministério da Saúde, ampliando sua função para acompanhamento e monitoramento da implementação da Política no SUS, nas três esferas de gestão.[17] Foi aprovada ainda nesse período a Resolução CIT nº 02, publicada em 06 de dezembro de 2011, que aprovou seu Plano Operativo (2012-2015), cujo conteúdo possuía entre suas estratégias a revisão da Portaria do Processo Transexualizador no SUS, para ampliação do seu escopo e serviços.[18]

Processo Transexualizador no SUS – Transformando Direitos em Ações no SUS

Em 2012, uma das principais ações desenvolvidas para ampliar e promover o respeito às pessoas transexuais no SUS foi a inclusão do nome social no Cartão SUS. Tratou-se da implementação do que já estava previsto na Portaria nº 1.820, de 13 de agosto de 2009,[19] que dispõe sobre os direitos e deveres de usuários de saúde. Para sensibilizar gestores e profissionais de saúde, em alusão ao Dia da Visibilidade da População Trans, foi lançado um cartaz voltado para profissionais de saúde e usuários do SUS divulgando o direito e o respeito ao uso do nome social para travestis e transexuais nos serviços de saúde e no Cartão SUS. O cartaz tinha a foto da primeira travesti conselheira nacional de saúde – Fernanda Benvenuty – e foi distribuído para todas as Unidades Básicas de Saúde.

Em 2012 foi realizado o seminário Processo Transexualizador no SUS, que teve como objetivo avaliar o Processo Transexualizador implantado no SUS, além de propor alterações para redefinir a portaria vigente, buscando ampliar sua abrangência e estabelecer diretrizes para a garantia da atenção à saúde integral às pessoas transexuais e travestis. A partir do seminário foi criado o grupo de trabalho para revisão da portaria com a participação de três representantes do Comitê Técnico de Saúde Integral LGBT do MS (travestis e transexuais), um representante do CNS, um representante do Conselho Nacional de Combate à Discriminação e Promoção dos Direitos de LGBT (CNCD/LGBT) e dois pesquisadores de notório saber sobre o tema. Nesse mesmo ano, foi importante para a revisão da portaria do Processo Transexualizador a Nota Técnica 2.365, aprovada na Comissão Nacional de Incorporação de Tecnologias no SUS (CONITEC), que incorporou e ampliou o escopo da Portaria nº 457/08, cujas cirurgias de transgenitalização eram voltadas apenas para mulheres transexuais que recebiam o diagnóstico de Transtorno da Identidade de Gênero (TIG),[12,13] e para todas as pessoas trans – mulheres trans, homens trans e travestis. Em março de 2013, a Minuta de Portaria foi apresentada e aprovada na CIT, mas apenas em 19 de novembro do mesmo ano o Ministério da Saúde publicou a Portaria 2803, que redefiniu e ampliou o Processo Transexualizador no SUS.[20]

Essa portaria estabeleceu novas diretrizes, em especial considerando a integralidade do cuidado, desde atenção primária até a especializada hospitalar, e estabeleceu novos procedimentos, equipe interdisciplinar e multiprofissional, linha de cuidado, humanização no acolhimento e atendimento, respeito ao uso do nome social e as especificidades de mulheres trans, homens trans e travestis.

Em que pesem esses avanços, segmentos do movimento social trans e pesquisadores questionavam na portaria a inclusão do CID. Essa luta ganhou uma nova dimensão em 2018, quando a transexualidade deixou de ser considerada doença pela OMS.

Ainda no ano de 2013 foi realizada a oficina de atualização e implementação dos serviços do Processo Transexualizador, que teve como objetivos apresentar a nova portaria

PARTE I • CONTEXTO, CENÁRIO SOCIAL E DE POLÍTICAS PÚBLICAS NO BRASIL   **27**

que regulamentava o Processo Transexualizador no SUS e a linha de cuidado e rede de atenção à saúde integral às pessoas transexuais e travestis, discutir fluxos e protocolos de atendimento, e promover a articulação interfederativa para garantia do acesso e atenção especializada no SUS para travestis e transexuais.

Considerando a importância de continuar monitorando a implementação da nova portaria, em 2014 realizou-se o seminário sobre Transexualidade e Travestilidade no SUS – Avanços e Desafios, quando se avaliaram os avanços e os desafios até então para o atendimento das pessoas trans no SUS. Participaram dele representantes dos movimentos LGBT, em especial das pessoas trans, gestores e profissionais de saúde dos serviços, incluindo os novos que ainda não haviam sido habilitados, e especialistas convidados.

Em dezembro de 2018, foi realizado o Seminário João Nery – 10 anos do Processo Transexualizador no SUS. Nele foram apresentados os Quadros 3-1 a 3-3.

Quadro 3-1. Serviços Habilitados na Modalidade Ambulatorial

UF	Município	Estabelecimento – razão social
RJ	Rio de Janeiro	Instituto Estadual de Diabetes e Endocrinologia (IEDE)
MG	Uberlândia	Hospital de Clínicas de Uberlândia
SP	São Paulo	Centro de Referência e Treinamento (CRT) DST/AIDS
PR	Curitiba	Centro de Pesquisa e Atendimento para Travestis e Transexuais (CPATT) do Centro Regional de Especialidades (CRE) Metropolitano
ES	Vitória	Programa Transexualizador do Hospital Universitário Cassiano Antonio de Moraes (HUCAM)
BA	Salvador	Hospital Universitário Professor Edgard Santos (HUPES) da Universidade Federal da Bahia (UFBA)
PB	João Pessoa	Ambulatório para Travestis e Transexuais do Hospital Clementino Fraga

Fonte: Dados Ministério da Saúde – novembro 2018.

Quadro 3-2. Serviços Habilitados na Modalidade Ambulatorial e Hospitalar

UF	Município	Estabelecimento – razão social
RS	Porto Alegre	Hospital de Clínicas de Porto Alegre – Universidade Federal do Rio Grande do Sul (UFRGS)
RJ	Rio de Janeiro	Universidade Estadual do Rio de Janeiro – HUPE – Hospital Universitário Pedro Ernesto (RJ)
SP	São Paulo	Hospital de Clínicas da Faculdade de Medicina (FMUSP)/Fundação Faculdade de Medicina MECMPAS – São Paulo/SP
GO	Goiânia	Hospital das Clínicas da Universidade Federal de Goiás (UFG)
PE	Recife	Hospital das Clínicas/Universidade Federal de Pernambuco (UFPE)

Fonte: Dados Ministério da Saúde – novembro 2018.

Quadro 3-3. Ambulatórios de Iniciativas Locais

Região	UF	Município	Estabelecimento
Sudeste (6)	SP	São Paulo	Ambulatório Transdisciplinar de Identidade de Gênero e Orientação Sexual (AMTIGOS) do Instituto de Psiquiatria do Hospital de Clínicas da Universidade de São Paulo (Pq/HC/USP)
	SP	São Paulo	Ambulatório do Núcleo de Estudos, Pesquisa, Extensão e Assistência à Pessoa Trans Professor Roberto Farina da UNIFESP
	SP	São Paulo	Atenção à Saúde de Travestis e Transexuais na Atenção Básica de São Paulo
	SP	Ribeirão Preto	Ambulatório de Estudos em Sexualidade Humana (AESH) do Hospital das Clínicas da Universidade de São Paulo Campus Ribeirão Preto
	SP	São José do Rio Preto	Ambulatório Municipal de Saúde Integral de Travestis e Transexuais
	MG	Belo Horizonte	Ambulatório de Atenção Especializada no Processo Transexualizador do Hospital Eduardo de Menezes
Nordeste (3)	SE	Lagarto	Ambulatório de Saúde Integral Trans do Hospital da Universidade Federal de Sergipe Campus Lagarto
	BA	Salvador	Ambulatório do Centro Estadual Especializado em Diagnóstico, Assistência e Pesquisa (CEDAP)
	PE	Recife	Ambulatório de Saúde de Homens Trans do Centro Integrado Amaury de Medeiros (CISAM) da Universidade Federal de Pernambuco (UFPE)
Centro Oeste (3)	MS	Campo Grande	Ambulatório do Hospital Universitário Maria Aparecida Pedrossian (HUMAP)
	GO	Goiânia	Ambulatório de Transexualidade do Hospital Alberto Rassi (HGG)
	DF	Brasília	Ambulatório Trans-DF
Norte (1)	PA	Belém	Ambulatório Transexualizador da Unidade de Referência Especializada em Doenças Infecciosas e Parasitárias Especiais (UREDIPE)
Sul (1)	SC	Florianópolis	Ambulatório para Pessoas Travestis, Transexuais, Transgêneros do Centro de Saúde da Lagoa

Fonte: Dados Ministério da Saúde – novembro 2018.

Outro processo importante foi a incorporação da identidade de gênero e orientação sexual no instrumento de notificação às violências interpessoais e autoprovocadas do Sistema de Informação de Agravos de Notificação (Sinan). Em 2014, o Sinan foi alterado, passando a incorporar as violências por motivação homo/lesbo/bi/transfobia, bem como a informação acerca da identidade de gênero (inserção dos campos travesti, mulher

PARTE I ▪ CONTEXTO, CENÁRIO SOCIAL E DE POLÍTICAS PÚBLICAS NO BRASIL

transexual e homem transexual) e orientação sexual (inserção dos campos heterossexual, homossexual – *gay*/lésbica e bissexual) da pessoa atendida e a inclusão de campo para o nome social da vítima de violência.

Em 2015, o Sistema de Informação em Saúde para a Atenção Básica – SISAB (e-SUS AB) também foi alterado. À medida que passou a ser utilizado o prontuário eletrônico do cidadão (PEC), receitas e atestados, encaminhamentos foram incorporando o nome social, quando preenchido.

Destacam-se ainda ações de formação de profissionais de saúde, e para tanto foi desenvolvido um módulo de Educação à Distância (EaD) sobre a Política Nacional de Saúde Integral LGBT para os cursos de especialização das equipes da Estratégia de Saúde da Família (ESF), ofertado no Sistema Universidade Aberta do SUS (UNA-SUS), e que teve sua apresentação durante o Seminário de Avaliação da Formação na Política Nacional de Saúde Integral LGBT e o Controle Social no SUS, em maio de 2015.

Em 2015 foi lançada a campanha "Políticas de Equidade. Para Tratar Bem de Todos: Saúde das mulheres lésbicas e bissexuais". Em 2016 foram lançadas: (i) a campanha "Cuidar bem da saúde de cada um. Faz bem para todos. Faz bem para o Brasil", com foco na saúde integral, no atendimento humanizado e no respeito às travestis, às mulheres transexuais e aos homens trans; e (ii) a campanha "Cuidar bem da saúde de cada um. Faz bem para todos. Faz bem para o Brasil", com foco na saúde integral, no atendimento humanizado e no respeito aos homens *gays* e bissexuais. Buscando registrar e divulgar amplamente as ações da política, foram publicados os seguintes livretos: Política Nacional de Saúde Integral de LGBT; Relatório do I Seminário Nacional de Saúde LGBT; e Transexualidade e Travestilidade na Saúde.

Nos anos de 2012 a 2016, foram implementados Comitês Técnicos Estaduais de Saúde LGBT ou de Equidade em Saúde com participação do movimento social LGBTQIAPN+ em diversos estados no Brasil (GO, PE, PB, PR, MS, RN, SE, PI, ES, SP, RS, MA, BA, RJ, PA e MT).

CONSIDERAÇÕES FINAIS

A Política Nacional de Saúde Integral de LGBT é uma conquista que expressa a luta dos diversos movimentos sociais pela cidadania, pelo respeito à diversidade, pela inclusão social, pelo fim da discriminação por orientação sexual e por identidade de gênero. Mas, antes de tudo, é a afirmação do direito à vida, do direito à dignidade de se ser quem se é e de ser acolhido no SUS com respeito.

A participação social é estratégica e estruturante para a elaboração, a implementação e o monitoramento das políticas públicas. Os diversos espaços em que ocorreu, tanto no processo da Política de Saúde LGBT, quanto do Processo Transexualizador, ela foi decisiva para seus avanços. Um Estado democrático, de direito e laico deve orientar-se e garantir a participação social em todas as suas instâncias, fortalecendo assim a Democracia Participativa.

Essa caminhada com a parceria dos movimentos LGBT estabeleceu espaços e instâncias de gestão participativa que devem ser valorizados e retomados na reconstrução nacional do Brasil democrático, pois as evidências demonstram o quanto o Estado ganha em inclusão social e em políticas públicas que geram cidadania.

Há um consenso sobre a necessidade do enfrentamento à homolesbotransfobia no SUS. Entende-se que esta é uma estratégia fundamental e estruturante para a garantia do acesso aos serviços e da qualidade da atenção. Sendo assim, urge a retomada de estratégicas específicas, entre as quais a educação permanente de profissionais de saúde sobre as especificidades em saúde de travestis e transexuais, para uma efetiva política de enfrentamento das iniquidades desta população, que possui vulnerabilidade e dificuldade de acesso às ações e serviços de saúde. Há esperança de que no novo porvir possam se reconstruir e fortalecer as instâncias de participação social, como o Comitê de Saúde LGBT e o Conselho Nacional de Combate à Discriminação e pela Promoção LGBT (CNDCLGBT),a fim de retomar as políticas públicas LGBT que foram esvaziadas e invisibilizadas nos últimos anos, com protagonismo social e respeito à autonomia dos movimentos sociais LGBT.

REFERÊNCIAS BIBLIOGRÁFICAS

1. Brasil. Ministério da Saúde. Secretaria de Gestão Estratégica e Participativa. Departamento de Apoio à Gestão Participativa. Política Nacional de Saúde Integral LGBT. Brasília, DF: Ministério da Saúde, 2011.
2. ILGA, The International Lesbian, Gay, Bisexual, Trans and Intersex Association. Paletta D, Baker JA. El Informe Anual 2022 de ILGA Mundo ha sido coordinado y editado por Daniele Paletta. ILGA Mundo; 2022.
3. Organização Mundial da Saúde. Classificação Estatística Internacional de Doenças e Problemas Relacionados à Saúde, Décima Primeira Revisão (CID-11). Genebra: OMS; 2018.
4. Transgender Europe. Transgender Europe 2021 Report. 2021. Disponível em: <tgeu.org/publications/>. Acesso em: 10/07/23.
5. Brasil. Programa Nacional de Direitos Humanos (PNDH): Relatório final. Brasília, DF, 1996.
6. Brasil. Constituição da República Federativa do Brasil de 1988. Promulgada em 5 de outubro de 1988. Brasília, DF: Senado Federal, 1988.
7. Brasil. Ministério da Saúde. Portaria MS nº 880, de 13 de maio de 2004. Dispõe sobre o Protocolo Clínico e Diretrizes Terapêuticas para Transexualismo. Diário Oficial da União, Brasília, DF, 14 de maio de 2004. Seção 1, p. 92.
8. Brasil. Ministério da Saúde. Portaria MS nº 2.227, de 14 de outubro de 2004. Diário Oficial da União, Brasília, DF, 15 out. 2004. Seção 1, p. 53. Disponível em: <www.in.gov.br>. Acesso em: 10/07/2023.
9. Presidência da República. Decreto nº 5.841, de 13 de julho de 2006. Diário Oficial da União, Brasília, DF, 14 jul. 2006. Disponível em: <www.in.gov.br>. Acesso em: 10/07/2023.
10. Brasil. Ministério da Saúde. Portaria nº 2.201, de 15 de setembro de 2006. Dispõe sobre o processo transexualizador no âmbito do Sistema Único de Saúde (SUS). Diário Oficial da União, Brasília, DF, 15 set. 2006. Disponível em: <www.in.gov.br>. Acesso em: 10/07/2023".
11. Brasil. Ministério da Saúde. Portaria nº 1.707, de 18 de agosto de 2008. Dispõe sobre a inclusão da cirurgia de transgenitalização e dá outras providências. Diário Oficial da União, Brasília, DF, 19 ago. 2008. Seção 1, p. 63.
12. Brasil. Ministério da Saúde. Portaria nº 457, de 19 de agosto de 2008. Define e estabelece diretrizes para o processo transexualizador no Sistema Único de Saúde (SUS). Diário Oficial da União, Brasília, DF, 20 ago. 2008. Seção 1, p. 63.
13. Brasil. Ministério da Saúde. Secretaria de Atenção à Saúde. Regulamentação do Processo Transexualizador no âmbito do Sistema Único de Saúde – SUS, Portaria SAS nº 457, de 19 de agosto de 2008.
14. Brasil. Ministério da Saúde. Secretaria Executiva. Diretrizes Nacionais para o Processo Transexualizador no Sistema Único de Saúde – SUS, Portaria GM nº 1707, de 18 de agosto de 2008.
15. Brasil. Ministério da Saúde. Conselho Nacional de Saúde. Resolução nº 410, de 12 de fevereiro de 2009. Diário Oficial da União, Brasília, DF, 12 fev. 2009. Disponível em: https://bvsms.saude.gov.br/bvs/saudelegis/cns/2009/ res0410_12_02_2009.html. Acesso em: 10/07/2023.
16. Brasil. Ministério da Saúde. Ministério da Saúde. Gabinete do Ministro. Comissão Intergestores Tripartite. Resolução nº 2, de 6 de dezembro de 2011. Estabelece estratégias e ações que orientam o Plano Operativo da Política Nacional de Saúde Integral de Lésbicas, Gays, Bissexuais, Travestis e Transexuais, no âmbito do Sistema Único de Saúde (SUS). Diário Oficial da União,

Brasília, DF, 06 dez. 2011. Disponível em: https://bvsms.saude.gov.br/bvs/saudelegis/cit/2011/res0002_06_12_2011. Acesso em: 10/07/2023.

17. Brasil. Ministério da Saúde. Gabinete do Ministro. Portaria n° 2.837, de 1° de dezembro de 2011. Redefine o Comitê Técnico de Saúde Integral de Lésbicas, Gays, Bissexuais, Travestis e Transexuais (Comitê Técnico LGBT). Diário Oficial da União, Brasília, DF, 01 dez. 2011. Disponível em: https://bvsms.saude.gov.br/bvs/saudelegis/gm/2011/ prt2837_01_12_2011.html. Acesso em: 10/07/2023.

18. Ministério da Saúde. Resolução n° 2, de 6 de dezembro de 2011. Estabelece estratégias e ações que orientam o Plano Operativo da Política Nacional de Saúde Integral de Lésbicas, Gays, Bissexuais, Travestis e Transexuais, no âmbito do Sistema Único de Saúde (SUS). Brasília, DF: Diário Oficial da União; 6 de dezembro de 2011.

19. Brasil. Ministério da Saúde. Portaria n° 1.820, de 13 de agosto de 2009. Define a organização e o funcionamento das Equipes de Consultório na Rua. Diário Oficial da União, Brasília, DF, 14 ago. 2009. Seção 1, p. 52.

20. Brasil, Ministério da Saúde. Portaria n° 2.803 de 19 de novembro de 2013. Redefine e amplia o Processo Transexualizador no Sistema Único de Saúde (SUS).

BIBLIOGRAFIA

Brasil. Ministério da Saúde. Portaria MS n° 2.227, de 14 de outubro de 2004. Diário Oficial da União, Brasília, DF, 15 out. 2004. Seção 1, p. 53. Disponível em: <www.in.gov.br>. Acesso em: 10/07/2023.

Brasil. Ministério da Saúde. Portaria n° 2.836, de 01 de dezembro de 2011. Define ações de saúde voltadas para a população LGBT (Lésbicas, Gays, Bissexuais, Travestis e Transexuais) no âmbito do Sistema Único de Saúde (SUS). Diário Oficial da União, Brasília, DF, 02 dez. 2011. Seção 1, p. 135.

Conselho Federal de Medicina. Dispõe sobre a cirurgia de transgenitalismo e revoga a Resolução CFM n° 1.482/97, Resolução CFM n° 1.652/2002.

Conselho Federal de Medicina. Dispõe sobre a cirurgia de transgenitalismo e revoga a Resolução CFM n° 1.652/02, Resolução CFM n° 1.955/2010.

Organização Mundial da Saúde. Classificação Estatística Internacional de Doenças e Problemas Relacionados à Saúde, Décima Revisão (CID-10). Genebra: OMS; 1992.

Souto K. Participação Social, Políticas públicas e os caminhos da (para a) democracia participativa: trajetórias das políticas de saúde das mulheres, saúde do homem e saúde LGBT. Brasil. 2003-2019. Tese de Doutorado https://www.arca.fiocruz.br/handle/icict/54844

TRAVESTILIDADE E TRANSEXUALIDADE NO SUS – CONQUISTAS E DESAFIOS

CAPÍTULO 4

Marcia dos Santos Souza ▪ Danilo Guarnieri Fernandes

Highlight

Este capítulo aborda os avanços e desafios das pessoas trans no Sistema Único de Saúde, ressaltando as conquistas resultantes da participação de movimentos organizados LGBT nos espaços de controle social, como as conferências de políticas públicas para LGBT e nos conselhos de saúde. Aqui também são apresentados alguns dados da literatura e legislação em conjunto com o relato de experiência do Danilo, homem trans, profissional de saúde, fonoaudiólogo, no que tange às suas vivências em saúde. O relato estará dividido entre um parágrafo e outro, complementando a literatura abordada.

Descritores: acesso aos serviços de saúde; barreiras de comunicação; comunicação em saúde; direitos humanos; humanização da assistência; transexualidade; sexismo

INTRODUÇÃO

A partir da implementação do Sistema Único de Saúde (SUS) pela Constituição de 1988, a saúde, que antes era entendida como a ausência de doenças, passou a ser compreendida como o pleno bem-estar biopsicossocial.[1] Isso quer dizer que aspectos psicológicos e sociais como o preconceito, a discriminação, a violência, a exclusão social, a ausência ou a dificuldade em acessar direitos básicos como moradia, alimentação, educação, trabalho, transporte, lazer e cultura são considerados na determinação social de sofrimento e de doença.

A adoção de políticas para populações vulneráveis advém do compromisso que o Estado brasileiro assumiu em garantir o respeito dos direitos básicos de seus cidadãos alinhados com a Declaração Universal dos Direitos Humanos. O mais importante exemplo é o art. 3º da Constituição de 1988, que traz como objetivo da República Federativa do Brasil: "promover o bem de todos, sem preconceitos de origem, raça, sexo, cor, idade e quaisquer outras formas de discriminação".[2]

Este compromisso se reflete em diversos artigos da Constituição e leis complementares que tratam da inclusão social, proteção, cidadania, liberdade de expressão, dignidade, dentre outros aspectos. Neste contexto, com o objetivo de assegurar o direito à saúde de modo universal e igualitário, sem privilégios e sem discriminação, foram regulamentados os princípios do SUS por meio da Lei nº 8.080/1990.[3]

Os princípios dos SUS são diretrizes que devem ser seguidas para que a saúde seja garantida universalmente, integralmente e equanimemente. A universalidade é o princípio que garante a todos(as) em território brasileiro o acesso à saúde. A integralidade da

33

34 CAPÍTULO 4 · TRAVESTILIDADE E TRANSEXUALIDADE NO SUS CONQUISTAS E DESAFIOS

assistência é entendida como um conjunto integrado e ininterrupto de intervenções preventivas e curativas, tanto individuais quanto coletivas, adaptadas a cada situação e em todas as diferentes complexidades de atendimento. O conceito de equidade traz que para o SUS ser igual para todos em oferta de serviços e atendimento de demandas é necessário priorizar quem mais precisa, diminuindo as desigualdades de acesso.[3]

Estes princípios reafirmam que o SUS é das pessoas, devendo ser pensado e construído por elas. Assim, são preconizados o direito à informação e o direito à participação social, promovendo a autonomia do usuário e a sua colaboração na manutenção de ações em saúde e na construção de políticas públicas.[3]

Historicamente populações vulneráveis têm seus direitos negados. Isto não é diferente para a população de travestis e transexuais. Mesmo após a promulgação da Constituição de 1988,[2] demorou cerca de 20 anos para que fosse instituída a Política Nacional de Saúde Integral de Lésbicas, *Gays*, Bissexuais e Transexuais (PNSILGBT).[4] Apesar deste avanço, as pessoas trans permanecem enfrentando barreiras de acesso à saúde.[5] Alguns marcos históricos permitem a reflexão sobre os desafios ainda impostos à essa população.

O movimento de travestis há muito tempo luta pelo reconhecimento de suas demandas e pela garantia de seus direitos, incluindo o acesso à saúde. A visibilidade para essas demandas iniciou-se com o movimento de combate ao HIV/AIDS no início da década de 1980. O agravamento da epidemia coincidiu com a estigmatização causada pela categorização da população LGBT em geral como grupo de risco – termo já em desuso atualmente, por conta da maior incidência de casos neste grupo nos anos iniciais do surto de HIV/AIDS.[6] Nos anos seguintes, com o aumento da busca das pessoas trans pelos serviços de saúde, movimentos sociais começaram a organizar-se, pautando o governo para o atendimento de suas demandas específicas, como o acesso a hormonização, a próteses de silicone e outras cirurgias de modificações corporais.[7] Atualmente, o termo grupo de risco deixou de ser utilizado oficialmente, sendo substituído por população-chave, assim como outras categorias de pessoas que trabalham com sexo, fazem uso de drogas injetáveis ou outras atividades que aumentam a exposição ao HIV/AIDS.[8]

Após intensa articulação do movimento trans, foi possível notar avanços no que se refere à participação social e ao reconhecimento das demandas específicas das pessoas trans.[9] Em 2004, o governo federal lançou o Programa Brasil sem Homofobia com o objetivo de formular políticas e programas específicos para melhorar a situação de vida da população LGBT.[10]

Em 2006 o Ministério da Saúde publicou a Carta dos Direitos dos Usuários do SUS, que destaca os direitos e deveres dos usuários do SUS. No Seminário Nacional de Saúde da População LGBT, em 2007, que contou com a participação do governo e de movimentos sociais, foram avaliadas as iniciativas adotadas até o momento, e a inclusão de demandas específicas, como o processo transexualizador entre os processos rotineiros do SUS, a inclusão da identidade de gênero na carta dos Direitos dos Usuários do SUS e o direito ao uso do nome social nos cadastros do SUS.[11]

Neste mesmo ano aconteceu a 13ª Conferência Nacional de Saúde, na qual foram discutidas demandas e propostas, como a inclusão e a articulação das especificidades de orientação sexual e identidade de gênero em uma política nacional voltada para as populações LGBT; a necessidade de implementação de práticas de educação permanente para profissionais de saúde, incluindo a temática LGBT; a definição de normas não discriminatórias sobre a doação de sangue, preservando-se o controle de risco; a divulgação de estudos científicos, inovações tecnológicas e compartilhamento dos avanços terapêuticos relativos ao tema; o respeito à intimidade e a individualidade dos grupos e indivíduos pertencentes às populações LGBT; a necessidade de adotar o protocolo de atenção às pessoas em situação de violência; e mudanças de formulários, prontuários e sistemas de informação do SUS.[7]

O processo transexualizador no SUS foi instituído pelas portarias nº 1.707 e nº 457 de agosto de 2008 e ampliado pela Portaria nº 2.803, de 19 de novembro de 2013, inicialmente pensado para o atendimento das demandas das pessoas trans em oferta de procedimentos de mudança corporal e de sexo em serviços habilitados especializados. Com a nova portaria houve a normatização de um protocolo de atendimento, ampliação da rede de atenção à saúde trans nos diferentes níveis de complexidade (primário, secundário e terciário) para o acolhimento e cuidado integral à essa população. Apesar da reformulação da portaria, o protocolo ainda amparado na lógica heteronormativa e no binarismo de gênero exclui as pessoas trans que não desejam realizar mudanças corporais ou de redesignação sexual.[12,13]

Nos serviços habilitados para a realização do processo transexualizador, os atendimentos são ambulatoriais ou cirúrgicos em que os profissionais que compõem a equipe são em sua maioria médicos. Mesmo sabendo que a voz é um marcador de gênero podendo colocar a pessoa trans em risco de homolesbotransfobia, a portaria do processo transexualizador não contempla o profissional fonoaudiólogo.[14] Segue abaixo relato de Danilo, fonoaudiólogo e homem trans:

> *Quando iniciei a transição de gênero, uma das primeiras buscas foi o acompanhamento fonoaudiológico para saúde vocal. Meu primeiro desejo, antes mesmo de iniciar a terapia hormonal, era adequar minha qualidade vocal à minha nova forma de expressão. E foi muito importante ter feito esse acompanhamento no início da transição (informação verbal)*.*

Em 1º de dezembro de 2011 foi instituída a Política Nacional de Saúde Integral de Lésbicas, *Gays*, Bissexuais, Travestis e Transexuais (LGBT), sendo considerada um marco histórico de reconhecimento das demandas desta população em condição de vulnerabilidade (BRASIL, 2013).[15]

Os avanços obtidos na última década destoam da forma com que o tema é tratado no restante da sociedade brasileira. O Brasil é o país em que mais ocorrem homicídios de pessoas trans no mundo. O Dossiê dos Assassinatos e da Violência contra Travestis e Transexuais Brasileiras de 2020 aponta que mais de 90% as pessoas trans encontram empregabilidade apenas no sexo. Travestis e transexuais possuem indicadores sociais (emprego, renda, expectativa de vida e escolaridade) significativamente menores do que a média nacional, segundo dados da Associação Nacional de Travestis e Transexuais.[16] Neste sentido, uma das principais barreiras é a falta de conhecimento sobre as demandas específicas e abrangentes desta população, que não se relacionam apenas à assistência à saúde, mas também aos aspectos sociais que impactam diretamente sua condição de vida.

Existem programas de governos e outras instituições que fazem parte da rede suplementar de assistência social e desenvolvem um papel importante na inclusão social das pessoas trans. Exemplos como o Programa Transcidadania, os Centros de Referência e Defesa da Diversidade (CRD), no Estado de São Paulo, a Associação Nacional de Travestis e Transexuais,[16] o TransEmpregos, de abrangência nacional, entre outros, que têm papel fundamental na assistência e na luta pela garantia dos direitos inalienáveis.

---

* Depoimento fornecido por Danilo Guarnieri Fernandes, fonoaudiólogo, homem trans, em 2023.

> *A Associação de Transgêneros de Sorocaba (ATS) prestou o primeiro suporte psicológico e social quando comecei a me entender como transgênero. Eu não conhecia nenhuma pessoa trans que pudesse dividir os primeiros sentimentos e descobertas, para trocar experiências e buscar apoio naquele momento. Assim que entrei em contato, fui acolhido, porém como foi durante a pandemia, os encontros estavam suspensos. Assim, minha interação aconteceu de forma online e fui encaminhado para o atendimento psicológico gratuito (informação verbal)*.*

Dentro dos serviços de saúde, a comunicação tem papel fundamental na articulação das interfaces do campo da saúde.[17] Para que o atendimento seja suficientemente acolhedor e resolutivo é essencial que a comunicação em saúde ocorra de maneira eficiente, a partir de uma escuta mais ativa e menos responsiva, informando e educando os usuários e profissionais de saúde,[18] e propiciando práticas mais humanizadas. No caso das pessoas trans, a comunicação em saúde, que deveria exercer o papel de facilitadora no acesso e na permanência do usuário no serviço, ainda ocorre de forma deficitária. Falta informação de qualidade em materiais informativos e formativos, e instrumentos de avaliação da qualidade desta comunicação.[19]

> *Eu estava em acompanhamento psicológico há alguns anos quando me redescobri como transgênero e atuava como fonoaudiólogo no sistema público e privado há 10 anos e, ainda assim, mesmo sendo profissional da saúde, minha maior dificuldade era não ter informação necessária para saber como seguir a partir daquele momento. Era tudo muito confuso para mim, tinha muitas dúvidas e medo de não ser aceito. Procurei serviços de saúde e profissionais para me informar e me guiar nos passos necessários para cuidar da saúde de uma forma integral. Busquei então atendimento em clínicas especializadas, para garantir que seria tratado com respeito e sem qualquer tipo de julgamento ou discriminação (informação verbal)*.*

Apesar de a Portaria n° 1.820, de 13 de agosto de 2009,[20] do Ministério da Saúde, que dispõe sobre os direitos e deveres dos usuários da saúde, ter como prerrogativa o respeito ao nome social do usuário, ainda é comum que a pessoa trans seja dirigida pelo nome ou pronome de registro nos serviços. O desrespeito ao nome social, e a discriminação em geral, por parte de profissionais responsáveis pelo acolhimento de pacientes trans nos serviços de saúde dificulta a busca e a permanência das pessoas trans nestes serviços.[5,21]

> *Houve uma única especialidade que não busquei acompanhamento em clínica especializada para pessoas trans, pois eu já fazia acompanhamento mesmo antes da transição. Foi onde passei por situações desafiadoras no atendimento. A falta de respeito ao nome social, e mesmo a dificuldade em entender o que é o nome social, e perguntas do porquê de usar um nome social, uma vez que ainda não tinha passabilidade para justificar na visão do atendente o uso de um nome masculino. Há um grande processo que acontece internamente antes de ter a coragem de*

---

*   Depoimento fornecido por Danilo Guarnieri Fernandes, fonoaudiólogo, homem trans, em 2023.

PARTE I ▪ CONTEXTO, CENÁRIO SOCIAL E DE POLÍTICAS PÚBLICAS NO BRASIL

> *solicitar o uso do nome social. E o medo da reação do outro, da rejeição, é tão grande que quando percebemos qualquer dificuldade em respeitar o uso do nome ou pronome de preferência, em geral desistimos de seguir o acompanhamento ou iniciar esse atendimento (informação verbal)*.*

O uso do nome social, tanto oralmente, quanto escrito nos prontuários e documentos do SUS, promove o acesso aos serviços de saúde. Essa é uma importante ferramenta de acolhimento e humanização na assistência às pessoas trans.[22]

> *Outra experiência que é muito difícil para homens trans é com as consultas com ginecologista. É uma situação constrangedora o simples fato de aguardar na sala de espera com outras mulheres, que julgam o que um homem está fazendo ali. E o despreparo de alguns atendentes que por estar num serviço ginecológico, não pensam no fato de terem homens que também usam o serviço. E é muito comum o desrespeito ao nome social nesses ambientes (informação verbal).*

O estigma vivido pelas pessoas trans decorre de uma visão da transexualidade como patologia. Até 2018, a Organização Mundial da Saúde (OMS), por meio da Classificação Estatística Internacional de Doenças e Problemas Relacionados à Saúde (CID-10), definia a transexualidade como um tipo de transtorno de identidade de gênero.[23]

> *Procurei acompanhamento com um psiquiatra, pois eu achava que era obrigatório esse atendimento, que eu tinha que andar com algum laudo médico comigo, que eu tinha algum tipo de patologia. E ele, depois de uma longa conversa, me acalmou, explicou, e me mostrou que não havia nada de errado no meu desejo de me expressar como eu realmente era, que eu poderia me expressar fisicamente sem ser no lugar que a sociedade me colocava por conta do meu sexo biológico, e que eu aceitei por muitos anos. E assim, sigo fazendo acompanhamento, mas não com o intuito de tratar uma patologia, e sim garantir que eu siga bem mesmo enfrentando todas as dificuldades de se inserir na sociedade como uma pessoa trans (informação verbal).*

Na 72ª Assembleia Mundial da Saúde, em maio de 2019, a OMS excluiu a transexualidade da categoria de transtornos mentais e passou a considerá-la como incongruência de gênero. Na 11ª edição da Classificação Estatística Internacional de Doenças e Problemas Relacionados à Saúde (CID-11), as categorias relacionadas com a identidade trans passaram a não fazer mais parte da classificação de transtornos mentais. Este entendimento reforça a compreensão da necessidade de acompanhamento médico especializado, mas não necessariamente psiquiátrico, a depender da demanda de cada pessoa. A manutenção dessa barreira ocorre pela falta de conhecimento sobre diversidade sexual e de gênero, e, neste sentido, a educação permanente dos profissionais de saúde no que se refere a *performance* de gênero e sexualidade permitirá a desconstrução do padrão heteronormativo e binário, desfazendo esse olhar patologizante para a transexualidade. Faz-se necessária a conscientização das diferentes modalidades de constituição de redes familiares, distin-

---

*   Depoimento fornecido por Danilo Guarnieri Fernandes, fonoaudiólogo, homem trans, em 2023.

tas do padrão heteronormativo, o que só será possível com o rompimento dos processos discriminatórios institucionais.[24] Um SUS humanizado entende e respeita a diversidade. O entendimento sobre a diversidade de gênero é essencial para que as pessoas trans se sintam assistidas nos diferentes níveis de complexidade do SUS.

A atenção básica em saúde tem papel fundamental na manutenção da saúde, pois é responsável pela coordenação do cuidado e ordenação das ações e serviços disponibilizados na rede de atenção à saúde, além de ser a porta de entrada do usuário ao SUS. Na rede, este serviço é oferecido principalmente nas Unidades Básicas de Saúde (UBS) por meio do conceito de longitudinalidade ou atendimento continuado do cuidado, responsável pelo acompanhamento contínuo do usuário pela equipe de saúde. Por isso, a importância de o usuário vincular-se à unidade de referência do seu território, uma vez que ele nunca tem alta de sua UBS. Para as pessoas trans, a longitudinalidade somente é possível com o reconhecimento pelos profissionais de saúde de sua identidade, realidade e necessidades específicas.

Outra problemática é o tempo de espera nos serviços de saúde. Vivemos constantemente tentativas de desmonte do SUS. A luta pelo direito à saúde é constante. No caso das pessoas trans, existe a insegurança de que sejam revogadas portarias que asseguram o atendimento de suas demandas. Falta investimento nos serviços de atenção básica e especializada. Como o fonoaudiólogo não compõe a equipe do processo transexualizador, as pessoas trans competem vaga com o resto da população que necessita de atendimento fonoaudiológico, mesmo com uma demanda de serviço especializado. O tempo de espera para o atendimento fonoaudiológico interfere no processo de vinculação e permanência do usuário no serviço de saúde.

No caso de populações estigmatizadas e discriminadas, nem sempre o desejo caminha com a concretude. Pode haver o desejo de cuidar da comunicação, da voz, da linguagem e ainda assim não conseguir por ter que lidar com aspectos complexos da existência em uma sociedade conservadora e discriminadora. É dever do SUS promover a participação de pessoas trans na construção de políticas que assegurem o direito ao acesso à saúde, de modo a ofertar serviços que realizem um atendimento humanizado e de qualidade.

A consolidação de normas técnicas permite o enfrentamento das barreiras de acesso à saúde, sejam elas de comunicação em saúde, número de serviços oferecidos, ou seguimento de orientações. Também são necessárias ferramentas específicas para que os serviços de saúde consigam aferir a qualidade da comunicação, a efetividade dos tratamentos e os graus de acolhimento e permanência dos usuários trans nos serviços de saúde.

A qualidade do atendimento deve ser pensada nos diferentes níveis de complexidade do SUS. Os constantes desafios enfrentados, sejam eles epidemiológicos, ideológicos ou financeiros, são as principais ameaças aos espaços e direitos alcançados nos últimos anos. Cabe aos gestores públicos e à sociedade, em conjunto com os movimentos sociais, pensarem e implementarem estratégias que garantam a superação às diversas barreiras de acesso à saúde das pessoas trans e travestis.

REFERÊNCIAS BIBLIOGRÁFICAS

1. Brasil. Ministério da Saúde. Sistema Único de Saúde: princípios e conquistas. Brasília (DF); Ministério da Saúde; 2000.
2. Constituição da República Federativa do Brasil de 1988. https://www.planalto.gov.br/ccivil_03/constituicao/constituicao.htm
3. Brasil. Lei n° 8080, de 19 de setembro de 1990. Dispõe sobre as condições para a promoção, proteção e recuperação da saúde, a organização e o funcionamento dos serviços correspondentes e dá outras providências. Brasília, 1990.
4. Brasil. Ministério da Saúde (MS). Política Nacional de Saúde Integral de Lésbicas, Gays, Bissexuais, Travestis e Transexuais - LGBT. Brasília: MS; 2011.
5. Rocon PC, Rodrigues A, Zamboni J, Pedrini MD. Dificuldades vividas por pessoas trans no acesso ao Sistema Único de Saúde. Ciência & Saúde Coletiva 2016; 21:2517-26.
6. Brasil. Ministério da Saúde, Secretaria de Gestão Estratégica e Participativa, Departamento de Apoio à Gestão Participativa. Transexualidade e Travestilidade na Saúde. Brasília: Ministério da Saúde, 2015. 194p.
7. Brasil. Ministério da Saúde. Portaria n° 1.707, de 12 de agosto de 2008. Dispõe Institui no Sistema Único de Saúde o Processo Transexualizador. Diário Oficial da União, Brasília, DF, 2008.
8. Ministério da Saúde (Brasil). (2023). Agenda Estratégica de População-Chave. Brasília, Brasil: Editora do Ministério da Saúde.
9. Carvalho M, Carrara S. Em direito a um futuro trans: contribuição para a história do movimento de travestis e transexuais no Brasil. Sex Salud Soc (Rio J.) 2013; 8:319-351.
10. Brasil. Ministério da Saúde. Brasil sem Homofobia: Programa de Combate à Violência e à Discriminação contra GLTB e de Promoção da Cidadania Homossexual. Brasília (DF); Ministério da Saúde; 2004.
11. Ministério da Saúde (Brasil). Carta dos Direitos dos Usuários da Saúde. Brasília, Brasil: Editora do Ministério da Saúde; 2007.
12. Popaudik GS, Oliveira DC, Signorelli MC. A Política Nacional de Saúde Integral de Lésbicas, Gays, Bissexuais e Transgêneros (LGBT) e o acesso ao Processo Transexualizador no Sistema Único de Saúde (SUS): avanços e desafios. Rio de Janeiro: Ciência & Saúde Coletiva, 22(5):1509-1520, 2017.
13. Brasil. Ministério da Saúde. Portaria N° 2.803, de 19 de novembro de 2013. Redefine e amplia o Processo Transexualizador no Sistema Único de Saúde (SUS). Brasília: Ministério da Saúde. 2013.
14. Barros A. A relação entre a voz e a expressão de gênero: a percepção de pessoas transexuais. Dissertação de mestrado apresentada ao programa de pós-graduação em Saúde Coletiva da UnB. Brasília; 2017.
15. Ministério da Saúde. https://bvsms.saude.gov.br/bvs/publicacoes/politica_nacional_saude_lesbicas_gays.pdf
16. Benevides BG, Nogueira SNB. (orgs). Dossiê dos assassinatos e da violência contra travestis e transexuais brasileiras em 2020. São Paulo: Expressão Popular, ANTRA, IBTE, 2021.
17. Araújo IS, Cardoso JM. Comunicação e Saúde. Rio de Janeiro: Editora Fiocruz; 2007. 152 p.
18. Teixeira JAC. Comunicação em Saúde: Relação Técnicos de Saúde – Utentes. Lisboa: Análise Psicológica. 2004;22(3):615-620.
19. Souza MS, Navas AL, Saggese GSR. Qualidade da comunicação da equipe de saúde no atendimento à população de Travestis e Transexuais. Dissertação de mestrado apresentada ao programa de pós-graduação em Saúde da Comunicação Humana da FCMSCSP. São Paulo; 2019.
20. Ministério da Saúde. PORTARIA N° 1.820, DE 13 DE AGOSTO DE 2009. https://bvsms.saude.gov.br/bvs/saudelegis/gm/2009/prt1820_13_08_2009.html
21. Freire EC, Araújo FCA, Souza AC, Marques D. A clínica em movimento na saúde de TTTs: caminho para materialização do SUS entre travestis, transsexuais e transgêneros. Rio de Janeiro: Saúde em Debate. 2013 jul-set; v. 37, n. 98, p. 477.

22. Silva LKM, Silva ALMA, Coelho AA, Martiniano CS. Uso do nome social no Sistema Único de Saúde: elementos para o debate sobre a assistência prestada a travestis e transexuais. Rio de Janeiro: Physis Revista de Saúde Coletiva. 2017; [3]:835-846.
23. Wells RHC, Bay-Nielsen H, Braun R, Israel RA, Laurenti R, Maguin P, et al. (2011). CID-10: Classificação estatística internacional de doenças e problemas relacionados à saude. São Paulo: EDUSP.
24. Lionço T. Que direito à saúde para a população GLBT? Considerando direitos humanos, sexuais, reprodutivos em busca da integralidade e da equidade. Saúde Soc., 2008;17(2):11-21.

CAPÍTULO 5

ACESSO E ACOLHIMENTO DAS PESSOAS TRANS NOS SERVIÇOS PÚBLICOS DE SAÚDE

Divina Menezes da Silva ▪ Raphaela Barroso Guedes-Granzotti
Daniel Lima Menezes ▪ Kelly da Silva

Highlight

Pessoas trans apresentam dificuldades no acesso aos serviços públicos de saúde com três principais eixos de marginalização: a invisibilidade social; a falta de acolhimento do serviço; e as dificuldades no acesso à hormonização. Esse capítulo discute estes três eixos que são entraves para que as políticas públicas de saúde brasileiras sejam colocadas em prática de forma integral e humanizada.

Descritores: acesso aos serviços de saúde; pessoas transgênero; política de saúde; serviços de saúde para pessoas transgênero; Sistema Único de Saúde

INTRODUÇÃO

Dentro do contexto de saúde e doença, vem crescendo nos últimos anos a luta pela despatologização das identidades trans. Recentemente, a Organização Mundial da Saúde (OMS) retirou a transexualidade da lista de transtornos mentais. Na nova Classificação Estatística Internacional de Doenças e Problemas Relacionados à Saúde (CID-11), a transexualidade foi realocada para a categoria de "Incongruência de gênero", no capítulo que envolve as condições relativas à saúde sexual.[1] Objetivou-se com a mudança afastar a transexualidade da ideia de doença e que, portanto, precisa de tratamento.

Embora não haja consenso na utilização do termo transgênero, entendem-se dois aspectos referentes à vivência de gênero: como uma questão identitária ou pela funcionalidade. Enquadram-se na questão de identidade as pessoas transexuais e travestis, e na funcionalidade as pessoas *crossdressers, drag queens* e transformistas.[2]

Diante da necessidade de ações de prevenção de doenças e promoção à saúde integral, diminuição da discriminação, do preconceito institucional e das desigualdades da comunidade de Lésbicas, *Gays*, Bissexuais, Transexuais e Travestis (LGBT), em 2011 foi instituída a Política Nacional de Saúde Integral de pessoas LGBT através da Portaria nº 2.836, de 1º de dezembro de 2011.[3] Nesse contexto está inserido o processo transexualizador, instituído por meio da Portaria nº 1.707/GM/MS, de 18 de agosto de 2008,[4] e redefinido e ampliado pela Portaria nº 2.803, de 19 novembro de 2013.[5] Essas portarias são pautadas na habilitação de serviços em hospitais universitários e na realização de procedimentos hospitalares, voltadas para uma linha de cuidado que vai da atenção básica à especializada, esta última não tendo como enfoque apenas os procedimentos cirúrgicos e hospitalares, mas também a ampliação dos serviços ambulatoriais. Atualmente no Brasil existe um número reduzido de serviços que oferecem assistência hospitalar e ambulatorial especializada no atendimento de pessoas trans.

Além das necessidades específicas envolvidas no processo transexualizador, as pessoas trans necessitam de acompanhamento de saúde básica. Porém, fatores como a discriminação, as dificuldades na comunicação entre profissionais e usuários e o desrespeito ao nome social apresentam-se como alguns dos obstáculos ao acesso de pessoas trans aos serviços de saúde, contribuindo fortemente para o adoecimento dessa população na medida em que os cuidados e a proteção da saúde lhe são indiretamente negados.[6] Neste contexto, conhecer o acesso à saúde das pessoas trans, em suas potencialidades e fragilidades, bem como as principais demandas de saúde apontadas por esta população, pode facilitar a orientação, a comunicação e os cuidados em saúde específicos, possibilitando a criação de linhas de cuidado que condizem com a realidade da população.

Para ampliar essa discussão, o capítulo foi dividido em três categorias temáticas que giram em torno de eixos importantes que envolvem a vivência trans: a invisibilidade social, o serviço que não acolhe, e as dificuldades no acesso à hormonização.

A INVISIBILIDADE SOCIAL

Noventa por cento da população de travestis e transexuais utiliza a prostituição como fonte de renda e possibilidade de subsistência.[7] Isso se justifica pelas dificuldades de inserção no mercado formal de trabalho pela deficiência na qualificação profissional causada pela exclusão social, familiar e escolar. Estes resultados refletem sobre a homolesbotransfobia institucionalizada em diversos setores, inclusive na educação, gerando invisibilidade das demandas de pessoas trans nos serviços de saúde.

Há um número reduzido de pessoas trans nas escolas, principalmente de mulheres, por reflexo de um sistema com dificuldades em acolher seus estudantes em suas particularidades. No ambiente escolar, pessoas trans e travestis continuam sendo afetadas por violências, levando-as a não terem experiências positivas em suas vivências dentro desse contexto social.[8]

Isso se confirma no depoimento de Fernando:

> *Sofri e sofro transfobia na sala de aula por não respeitarem meu nome (retificado durante o período escolar) e meu gênero. Levei o caso para a diretoria e lá sofri muito mais, pois fui questionado pela diretora, dizendo que não sou homem biológico, que não posso reproduzir, que só sou homem socialmente e que não poderiam fazer nada a respeito. Deixei de ir para a escola. Depois de alguma ajuda, retornei só para terminar o ano em que eu estava e não voltei mais (informação verbal)**.

Na tentativa de mudança nesse aspecto, o Ministério da Educação publicou em 2018 uma resolução que garante o direito às pessoas trans de usarem o nome social nos registros escolares. A Resolução/CNE n° 1 de 2018 tem como objetivo combater quaisquer formas de discriminação em função de orientação sexual e identidade de gênero de estudantes, professores, gestores, funcionários e respectivos familiares.[9] Porém, o desrespeito aos pronomes, aos nomes sociais e às identidades de gênero das pessoas trans continuam

---

* Depoimento fornecido por Fernando, homem trans, 23 anos, em 2023.

naturalizados e com constantes denúncias devido à ausência de campanhas de conscientização sobre os direitos destas pessoas.[10]

Essas formas de invisibilidade propiciam a marginalização, influenciando na vulnerabilidade social e física de pessoas LGBTQIAPN+, em especial de pessoas trans. Em 2019, 329 LGBTQIAPN+ morreram no Brasil vítimas da homolesbotransfobia: 297 homicídios (90,3%) e 32 suicídios (9,7%) (GGB, 2009). Apesar da redução de 22% em relação a 2018, quando se registraram 420 mortes, os dados são alarmantes. Em termos relativos, as pessoas trans representam a categoria sexológica mais vulnerável e com mais mortes violentas.[11]

FALTA DE ACOLHIMENTO DO SERVIÇO

Diversas barreiras na chegada e permanência desses usuários nos serviços de saúde são elencadas pelas pessoas trans. Embora a Portaria nº 2,803/13 do Ministério da Saúde,[5] que institui o processo transexualizador no SUS, e que se constitui a partir da Política Nacional de Saúde Integral LGBT,[12] faça menção à Atenção Primária à Saúde no cuidado das pessoas trans, não se trata de uma política efetivada na prática das equipes de saúde nas Unidades Básicas de Saúde (UBS). O adiamento e a ausência dos atendimentos regulares com equipes da Estratégia de Saúde da Família podem ser compreendidos pelo despreparo dos profissionais para assistir as pessoas trans, o que colabora para experiências de diversos tipos de violência institucional, visto que estes serviços deveriam ser a porta de entrada para o SUS.

A portaria nº 1.820/09 dispõe sobre os direitos e deveres dos usuários da saúde, incluindo o uso do nome social de pessoas trans e travestis.[13] Em relação a esse direito, em geral não há críticas, sendo atualmente realizado de forma simples e funcional. Se por um lado este direito parece ser respeitado, o acesso não é assegurado de modo simples e acolhedor, consequência do preconceito estrutural à transexualidade e demais identidades de gênero.

Embora os serviços sejam estruturados sob a ótica da inclusão e humanização, a equipe de saúde atua, muitas vezes, a partir da perspectiva de que ela pune e violenta a vida de quem sai da normalidade de pessoa cisgênero e heterossexual.[14] A seguir são descritos alguns relatos reais desta vivência e de sugestões de solução por parte da pessoa violentada.

Segue abaixo o depoimento de Suelen, travesti:

> *Recentemente, não tenho passado por transfobia, porque eu estou retificada, o que aconteceu foi no passado antes da minha retificação, várias vezes, em várias situações, principalmente, era das pessoas da recepção se recusar a usar meu nome social, mesmo explicando que tinha uma portaria do SUS, mesmo a minha carteirinha do SUS conter o nome social, tive negativa de respeito ao uso do nome social. A maioria das vezes nas recepções mesmo, as pessoas querem chamar apenas pelo nome que está no RG, no documento. Desde quando retifiquei os documentos não passei por nenhuma situação do tipo. Não estou fazendo nenhum acompanhamento médico, utilizo assim quando é urgência, quando estou passando mal e nas UBS por conta da vacinação, mas fora isso não estou fazendo nenhum acompanhamento, nem no ambulatório (informação verbal)*.*

---

*   Depoimento fornecido por Suelen, travesti, 27 anos, em 2023.

Já Gustavo, homem trans, relata que:

> *Ir ao médico ou fazer um exame simples de rotina é desgastante, e muitas vezes, frustrante. O desrespeito começa logo por sua presença ao apresentar o nome quando não é retificado. E mesmo que esteja incluso o nome social, não deixa de ser constrangedor, pois a forma que lhe tratam é referente ao seu corpo, é totalmente desrespeitoso, invalidando a sua existência (informação verbal)*.*

Dentro da comunidade LGBTQIAPN+, as pessoas trans são as que mais enfrentam barreiras para conseguir atendimento nos serviços de saúde, inclusive quando buscam por atendimento especializado.[15] A homolesbotransfobia institucional se soma ainda a outros determinantes sociais, que por si só são fortes o suficiente para gerar exclusão, como o estigma de classe social, questões referentes à cor, a aparência física e a falta de profissionais especializados. Paulo, homem trans, relata que ao procurar serviço de saúde devido à dificuldade na fala e queixa respiratória, deparou-se com o desalento:

> *Realizei o exame de ultrassom da garganta, porém não acusou nenhuma infecção, nada que justificasse a sensação de bolo na garganta. A médica disse na época que era normal, certamente as minhas cordas vocais estavam sofrendo uma atrofia, por conta do uso do hormônio, que esse era o efeito esperado. Porém, na minha época não se falava muito, não existia quase nada sobre nós [homens trans], não aqui no estado (informação verbal)**.*

Em 2020 a pandemia da COVID-19 repercutiu no mundo de forma assustadora, mostrando que as pessoas mais vulneráveis socialmente (seja pela ausência de emprego, más condições de moradia ou dificuldade de acesso à saúde) foram as mais atingidas, como a comunidade trans.[16] Dados alarmantes e que se agravaram durante a crise sanitária foram os altos índices de prostituição entre a população de mulheres trans e travestis. Em sua maioria negras, com baixa escolaridade e baixa expectativa de vida. A realidade alarmante é que 90% desta população trabalhavam na prostituição e permaneceram trabalhando, o que as colocaram em situação de risco ainda maior durante o período pandêmico.[17]

Houve um agravamento da saúde mental da população, em que 43% das pessoas LGBTQIAPN+ tiveram prejuízos durante a pandemia e 42% das pessoas transexuais temiam sofrer algum problema de saúde mental durante a pandemia.[18,19] Estes resultados indicam que, em situação de crises sanitárias, esta população apresenta-se vulnerável e com necessidades de cuidados sociais específicos.

Independentemente das crises sanitárias, são poucos os serviços de saúde que as pessoas trans utilizam, principalmente na Atenção Primária de Saúde.[20] Tal situação está relacionada com o atendimento despreparado dos profissionais de saúde, com atos discriminatórios e dificuldades na utilização e respeito ao nome social nestes ambientes.[21] Os serviços públicos deveriam ter a garantia do Estado, mas não possuem, corroborando assim o sentimento de desproteção e exílio das pessoas LGBTQIAPN+ a estes serviços.[18]

---

*   Depoimento fornecido por Gustavo, homem trans, 22 anos, em 2023.
**   Depoimento fornecido por Paulo, homem trans, 43 anos, em 2023.

DIFICULDADES AO ACESSO DA HORMONIZAÇÃO: MEU CORPO, MINHA IMAGEM

O tratamento das pessoas trans deve ser de acordo com sua identidade de gênero e com seu desejo. Mulheres e homens trans adquirem aparência, escolhem seu nome e se comportam de acordo com o gênero que se identificam.[2]

No aspecto da aparência e modelagem dos corpos trans, é frequente a utilização de hormônios com a finalidade de obter caracteres secundários de acordo com o gênero de sua identidade.[22] A aquisição de formas e aparências pode variar de acordo com a individualidade de cada pessoa.

Alguns sintomas são frequentemente relatados após o uso dos hormônios por mulheres e homens. Os mais frequentes são alteração da temperatura corporal, aumento do estresse e ansiedade, irritabilidade, alteração do sono e diminuição da libido.[23] Esses sintomas poderiam ser controlados a partir da hormonização assistida por profissionais especializados.

Há uma polêmica na utilização dos hormônios no processo transexualizador, devido à ausência de regulamentação na distribuição deles. Alguns medicamentos são controlados, como é o caso da testosterona. Em decorrência disso, há uma frequente automedicação por parte dos homens trans.[24]

No processo de adequação ao gênero com a qual a pessoa trans se identifica, algumas intervenções hormonais e cirúrgicas podem ser realizadas. Porém, nem todas as pessoas trans buscam essas medidas e elas nunca devem ser consideradas como pré-requisito para o reconhecimento de identidade de gênero da pessoa.[23] Não existe uma norma ou padrão imposto de mulher e homem cisgênero. A individualidade que cada pessoa trans vive com sua identidade de gênero, suas vivências, realidade social e financeira.

Para Daniel, homem trans, a hormonização possibilitou segurança e confiança em si mesmo:

> *Desde que iniciei a hormonização em 2015, não parei mais. Naquela época não se falava muito sobre como seria a nossa vida na dependência desse hormônio, só se queria ter mudanças físicas que nos adequassem melhor ao nosso gênero para sofrer menos transfobia. Eu tinha medo de ir ao banheiro masculino por não ter características físicas que me identificasse como tal. Então com o advento do hormônio, minha voz começou a ficar mais grave, comecei a criar mais barba, o que facilitou essa leitura social. Hoje, me pergunto até quando eu ficarei refém do hormônio, pois não é fácil ter acompanhamento médico constante e muito menos ter sempre o medicamento (informação verbal)*.*

Há dois grandes desafios encontrados por pessoas trans no que se refere ao acesso à hormonização. Primeiramente, o número reduzido de serviços especializados no Brasil que garantem a prescrição e o acompanhamento, de forma a reduzir a automedicação. O segundo entrave é que destes poucos serviços prescritores, nenhum distribui o hormônio, gerando acesso somente à receita. Esta situação expõe pessoas trans à automedicação e ao mercado paralelo de acesso a venda ilegal de hormônios, contribuindo ainda mais para o adoecimento destas pessoas.[25]

---

*   Depoimento fornecido por Daniel, homem trans, 33 anos, em 2023.

CONSIDERAÇÕES FINAIS

Este capítulo descreve fatores associados à falta de acesso e acolhimento das pessoas trans e travestis nos serviços públicos de saúde sob três eixos que precisam ser pensados: a invisibilidade social das pessoas trans; a falta de acolhimento adequado dos serviços de saúde e as dificuldades no acesso à hormonização. São entraves reais, de grande impacto negativo e que contribuem para o sofrimento dessa população. Além disso, uma consequência deletéria direta é que, com isso, contribui-se para que as políticas públicas de saúde não sejam cumpridas de forma satisfatória, evidenciando que o acolhimento e acesso das pessoas é um desafio que vai além de normas e políticas de acesso e cruza com a homolesbotransfobia institucional.

REFERÊNCIAS BIBLIOGRÁFICAS

1. OPAS. Organização Pan-Americana de Saúde. OMS divulga nova Classificação Internacional de Doenças (CID 11). World Health Organization, 2018. Disponível em: https://www.paho.org/pt/noticias/18-6-2018-oms-divulga-nova-classificacao-internacional-doencas-cid-11. Acesso em: 20 out. 2022.
2. Jesus, Jaqueline Gomes de. Orientações sobre a população transgênero: conceitos e termos. Brasília: Autor, 2012.
3. Brasil. Ministério da Saúde. Portaria n° 2.836, de 1° de dezembro de 2011. Institui, no âmbito do Sistema Único de Saúde (SUS), a Política Nacional de Saúde Integral de Lésbicas, Gays, Bissexuais, Travestis e Transexuais (Política Nacional de Saúde Integral LGBT). Diário Oficial da União, Brasília, DF, 01 de dezembro de 2011.
4. Brasil. Ministério da Saúde. Portaria n° 1.707, de 12 de agosto de 2008. Dispõe Institui no Sistema Único de Saúde o Processo Transexualizador. Diário Oficial da União, Brasília, DF, 2008.
5. Brasil. Ministério da Saúde. Portaria n° 2.803, de 19 de novembro de 2013. Redefine e amplia o Processo Transexualizador no Sistema Único de Saúde (SUS). Diário Oficial da União, Brasília, DF, 20 de novembro de 2013b.
6. Rocon, P. et al. O que esperam pessoas trans no Sistema Único de Saúde? Interface (Botucatu). 2018; 22 (64):43-53.
7. Benevides B, Simpson K. Mapa dos assassinatos de Travestis e Transexuais no Brasil em 2017. Associação Nacional de Travestis e Transexuais (ANTRA). Brasília, DF, 2018. Disponível em: https://antrabrasil.org/mapadosassassinatos/. Acessado em: 28 de fev. 2019.
8. Silva, RG et al. Os impactos das identidades transgênero na sociabilidade de travestis e mulheres transexuais. Rev Ter Ocup Univ São Paulo. 2015 set.-dez.;26(3):364-72.
9. Brasil. Ministério da educação. Resolução n° 1, de 19 de janeiro de 2018. Define o uso do nome social de travestis e transexuais nos registros escolares. Resolução CNE/CP 1/2018. Diário Oficial da União, Brasília, 22 de janeiro de 2018a, Seção 1, p. 17.
10. Benevides B. Dossiê assassinatos e violências contra travestis e transexuais brasileiras em 2021. Associação Nacional de Travestis e Transexuais (ANTRA). Brasília, DF, 2022. Disponível em: dossieantra2022-web.pdf (wordpress.com). Acessado em: 26 de out. 2022.
11. Oliveira JMD. Mortes violentas de LGBT+ no Brasil – 2019: Relatório do Grupo Gay da Bahia/José Marcelo Domingos de Oliveira; Luiz Mott. – 1.ed. – Salvador: Editora Grupo Gay da Bahia, 2020. Disponível em: Relatorio-2019.pdf (observatoriomorteseviolenciaslgbtibrasil.org). Acesso em: 14 nov. 2022.
12. BRASIL. Ministério da Saúde. Secretaria de Gestão Estratégica e Participativa. Departamento de Apoio à Gestão Participativa. Política Nacional de Saúde Integral de Lésbicas, Gays, Bissexuais, Travestis e Transexuais/Ministério da Saúde, Secretaria de Gestão Estratégica e Participativa, Departamento de Apoio à Gestão Participativa. Brasília: 1.ed. Ministério da Saúde, 2013a.
13. BRASIL. Ministério da Saúde. Portaria n° 1.820, de 13 de agosto de 2009. Dispõe sobre os direitos e deveres dos usuários da saúde. Diário Oficial da União, Brasília, DF, 14 de agosto de 2009.

PARTE I • CONTEXTO, CENÁRIO SOCIAL E DE POLÍTICAS PÚBLICAS NO BRASIL

14. Sousa D, Iriart J. "Viver dignamente": necessidades e demandas de saúde de homens trans em Salvador, Bahia, Brasil. Cad. Saúde Pública, 2018; 34(10): e00036318.

15. Mello L, Perilo M, Braz CA, Pedrosa C. Políticas de saúde para lésbicas, gays, bissexuais, travestis e transexuais no Brasil: em busca de universalidade, integralidade e equidade. Sexualidad, Salud y Sociedad - Revista Latinoamericana. 2011;9:7-28.

16. Estrela FM, Soares CFS, da Cruz MA, da Silva AF, Santos JRL, Moreira TMO, et al. Pandemia da Covid 19: refletindo as vulnerabilidades à luz do gênero, raça e classe. Ciência & Saúde Coletiva, v. 25, p. 3431-36, 2020. Disponível em: https://doi.org/10.1590/1413- 81232020259.14052020. Acesso em: 16 de Nov. 2021.

17. Ferreira L, Silva VR. O ano da pandemia e seu impacto nas mulheres, pessoas negras e LGBT+. Disponível em: https://www.generonumero.media/retrospectiva-2020/. Acesso em: 10 set. 2021.

18. Amaral AC, Belo LP, Andrade VNG. A pandemia por COVID-19 e a população trans: outra vulnerabilidade? Psicologias em Movimento - v.2, n.1, 2022. Disponível em: https://revistas. unifan.edu.br/index.php/RevistaISEPsicologias/article/view/849. Acesso em: 18 de nov. 2022

19. Dourado ADC, Gomes AC, Souza DA. Pandemia da Covid-19: a vulnerabilidade social das pessoas trans e travestis à luz da Teoria Queer. In: Seminário nacional de sociologia da UFS, 3., 2020, São Cristóvão, SE. Anais [...]. São Cristóvão, SE: PPGS/UFS, 2020.

20. Pereira LBC, Chazan ACS. O Acesso das Pessoas Transexuais e Travestis à Atenção Primária à Saúde: uma revisão integrativa. Revista Brasileira de Medicina de Família e Comunidade, v. 14, n. 41, 2019. Disponível em: http://docs.bvsalud.org/biblioref/2019/06/996051/1795-10932-1-pb.pdf. Acesso em: 18 nov. 2022.

21. Cruz LC, Abreu DD, Virgens GS, Vale JS. Vulnerabilidade da População Trans no Acesso à Atenção à Saúde: Contexto Pandêmico. In: TORRES, C. A.; GADOTTI, M. (Org.). Diálogos Contemporâneos: Gênero e Sexualidade na Pandemia. São Luíz: Editora Expressão Feminista, 2021.

22. Serrano JL, Caminha IO, Gomes IS. Homens trans e atividade física: a construção do corpo masculino. Movimento, v. 25, 2022.

23. Trindade CA, Fontes CAPF, Costa EMF, Seidel KFM, Batista MC, Chiamolera MI, et al. Posicionamento Conjunto Medicina Diagnóstica inclusiva: cuidando de pacientes transgênero. Sociedade Brasileira de Patologia Clínica/Sociedade Brasileira de Endocrinologia e Metabologia/ Colégio Brasileiro de Radiologia e Diagnóstico por Imagem, 2019. 35p.

24. Lima F, Cruz KT. Os processos de hormonização e a produção do cuidado em saúde na transexualidade masculina. Sexualidad, Salud y Sociedad. 2016;(23):162-86.

25. Vieira C, Porto RM. "Making the Masculine Emerge": Notions of "Therapy" and Pathology in the Hormonization of Trans Men. Cadernos Pagu [online]. n. 55, 2019. Disponível em: https://www. scielo.br/j/cpa/a/F8PLQzpRWnMy7DHdMz53JbB/abstract/?lang=en#. Acesso em: 20 nov. 2022.

Parte II

Estratégias Utilizadas para a Avaliação e Otimização Vocal

PESQUISA E PRÁTICA FONOAUDIOLÓGICAS COM PESSOAS TRANS E TRAVESTIS

CAPÍTULO 6

Ana Paula Dassie-Leite ▪ Helena Batista Félix Vicente
Congeta Bruniera Xavier ▪ Alline Rodrigues Brasil ▪ Yago Bonfim Viana

Highlights

Este capítulo traz um panorama sobre as pesquisas científicas relacionadas com a prática fonoaudiológica para redesignação vocal junto a pessoas trans e travestis. Ao final do texto, os leitores terão conhecimento sobre os aspectos apontados na literatura como relevantes para a identificação de gênero por meio da voz e que, portanto, são passíveis de modificações durante o trabalho de redesignação vocal. Para além disso, terão subsídios sobre novas perspectivas científicas, clínicas e éticas da Fonoaudiologia com as pessoas trans e travestis a partir de reflexões acerca da relação entre gênero e voz, valorizando conceitos como pluralidade, autenticidade e singularidade.

Descritores: pessoas transgênero; transexualidade; travestilidade; treinamento da voz; qualidade da voz; serviços de saúde para pessoas transgênero; voz

INTRODUÇÃO

A comunidade trans, de maneira geral, tem convocado vários campos dos saberes a reverem a sua *praxis*; novas posturas éticas são esperadas diante de teorizações que pactuam com a cisnormatividade e atualizam o cissexismo contra essas pessoas. A Fonoaudiologia, com o seu potencial clínico, tem no vínculo inerente ao encontro de seus profissionais com as pessoas trans um convite ao reposicionamento de seus saberes e suas verdades sobre a identidade vocal. Na mesma medida, os fonoaudiólogos possuem o potencial de criarem estratégias e intervenções que pactuem com formas mais dignas de inserção das pessoas trans na sociedade, em uma aliança contra a homolesbotransfobia e o cissexismo, bem como com a promoção de saúde e autonomia das pessoas trans.

A fonoaudiologia nacional e internacional têm dado passos importantes no que se refere à pesquisa e à prática com pessoas trans e travestis.[1,2] Enfoques científicos e clínicos relacionados com esta temática têm evoluído paralela e salutarmente a discussões fundamentais acerca de pautas como identidade de gênero, saúde sexual, diversidade, direitos humanos e justiça social. Neste capítulo, pretende-se trazer um panorama sobre esta temática, fazendo alguns resgates temporais, referindo estudos que apontam para a possibilidade de modificações vocais e trazendo reflexões sobre a construção de identidades vocais de pessoas trans e o papel da fonoaudiologia nesse processo.

51

PESQUISA E PRÁTICA FONOAUDIOLÓGICA RELACIONADAS COM A IDENTIFICAÇÃO DE GÊNERO PELA VOZ E POSSIBILIDADES DE MODIFICAÇÕES VOCAIS

Nas primeiras pesquisas acerca da voz e da comunicação de pessoas trans, os temas abordados tiveram como principal enfoque a identificação da origem das diferenças de gênero na voz. Os estudos, em sua maioria, foram limitados aos falantes considerados como normativos, ou seja, homens e mulheres cisgêneros. Tais estudos, de perspectiva determinista, colocam as diferenças de gênero na voz enraizadas nas diferenças biológicas e fisiológicas.[3] Tem-se, portanto, pesquisadores cis, categorizando a identidade de gênero de pessoas trans a partir de suas próprias percepções e suposições sobre corpos e identidades. Porém, essas percepções muitas vezes eram pautadas em uma lógica binária e de homogeneidade entre o que é feminino e masculino.[3]

Alguns dados vocais objetivos são historicamente e frequentemente abordados em pesquisas relacionadas com à identificação de gênero e, por este motivo, servem de base para estudos específicos com pessoas trans. São eles:

- *Frequência de oscilação (Fo):* medida acústica básica, que reflete o comprimento, a massa e a tensão envolvidas na vibração das pregas vocais (PPVV).[4] Por muito tempo, foi considerada como o parâmetro vocal mais relevante na identificação do gênero, chamado por muitos anos de frequência fundamental.[5] Tal fator impulsionou a realização de pesquisas e a atuação clínica fonoaudiológica com pessoas trans voltadas para modificações deste parâmetro.[5-7] Deve-se considerar que a Fo foi historicamente normatizada pensando-se quase exclusivamente nas variáveis sexo, tamanho da laringe e das PPVV.
- *Frequência de formante da voz:* parâmetro associado ao conceito de ressonância vocal, que reflete a dimensão do trato vocal do falante.[8] Tratos vocais maiores resultam em valores mais baixos de frequências de formantes e vice-e-versa.[9] Apesar das frequências de formantes estarem fortemente associadas às características anatômicas, tais valores podem ser modificados por meio de ajustes do trato vocal, como a postura dos lábios e o posicionamento da língua. O segundo formante (F2) tem sido apontado como mais relacionado com a percepção de gênero na voz, e, em função disso, estudos têm explorado a associação entre valores mais altos de Fo e F2 para se buscar traços de feminilidade na voz.[10]
- *Outras variáveis acústicas como índices de perturbação da Fo e medidas de ruído:* esses parâmetros não são considerados preditivos de traços de gênero na qualidade vocal[1]. Porém, as variáveis *shimmer*, relação ruído-harmônico (NHR) e índice de fonação suave (SPI) parecem ser relevantes, ao considerar características de soprosidade presente nas vozes femininas e de rugosidade nas vozes masculinas.[11-14]
- *Prosódia:* são considerados elementos de estilo sociolinguístico, porém, mulheres podem fazer uso de uma gama de tons mais ampla[1,15,16] e, nesse sentido, a maior variabilidade da entonação, em direção aos tons agudos, pode favorecer a identificação do feminino na voz de mulheres trans.[15,16] No entanto, a entonação também é influenciada pelas interações sociais.[1]
- *Articulação:* um fonema estudado em vários idiomas para diferenciar os gêneros é o fricativo desvozeado/s/.[17-19] As produções femininas podem apresentar maior energia acústica nas altas frequências, quando comparadas a produções de homens cis.
- *Qualidade vocal:* mulheres cis fazem mais uso de qualidade vocal soprosa quando comparadas com a qualidade vocal masculina.[11-13] Isso se daria em função da diferença do

PARTE II • ESTRATÉGIAS UTILIZADAS PARA A AVALIAÇÃO E OTIMIZAÇÃO VOCAL

fluxo de ar necessário no processo fonatório e/ou à espessura das pregas vocais.[20] Já as vozes masculinas teriam características mais rugosas,[14] e a explicação poderia estar relacionada com o acesso a uma faixa de tons mais graves, o que poderia gerar uma qualidade vocal crepitante.[1] Entretanto, vale ressaltar que a qualidade vocal crepitante, independente do gênero, pode ser encontrada em diversos grupos culturais.[3]

Os aspectos descritos acima permitem inferir que a voz é passível de modificações quando se pensa na identificação do gênero. O trabalho fonoaudiológico com as pessoas trans e travestis foi ganhando espaço sobretudo nos últimos anos. Estudos visando à feminização vocal, por exemplo, têm sido desenvolvidos utilizando-se de métodos e técnicas consagradas para modificação da Fo, da entonação e da ressonância,[7,21,22] tais como o método de Lessac-Madsen,[23,24] a técnica de fonação fluida e os exercícios de função vocal.[21,24-26] No entanto, pesquisas que investigam os efeitos de intervenção na transição vocal ainda são limitados, e a comparação entre os estudos existentes é difícil, dada a inconsistência das abordagens de intervenção e a grande variabilidade na mensuração dos resultados.[27]

O trabalho fonoaudiológico com pessoas trans e travestis visando à modificação dos parâmetros vocais pode ter diferentes formatos. Um deles, que se mostra promissor, é a intervenção intensiva chamada também de Terapia Breve e Intensiva (TBI) – (duas sessões de 60 min, diariamente, por 2 semanas) baseada na modificação de Fo e no estabelecimento da ressonância oral.[24] Já em relação aos dispositivos, a utilização de *biofeedback*, tanto para o trabalho com Fo,[28] quanto para o trabalho com a frequência de formantes,[10] tem tido resultados importantes na generalização dos ajustes e comportamentos vocais trabalhados nas intervenções. No trabalho de *biofeedback* supracitado, as participantes podem acompanhar e visualizar a modificação das frequências instantaneamente por meio de *softwares*, como resultado da manipulação e ajustes do trato vocal.

No Brasil, foi elaborado um trabalho pioneiro de redesignação vocal denominado Programa de Redesignação Vocal Trans (PRV-Trans).[29] O PRV-Trans é sistematizado em etapas padronizadas, abordando os seguintes aspectos vocais e comunicativos: *pitch, loudness*, ressonância, projeção vocal, articulação, velocidade de fala, prosódia, psicodinâmica vocal, resistência vocal, e expressividade vocal e corporal. A duração é de 12 meses, com um encontro individual ao mês, trabalhando-se um parâmetro vocal por sessão. Os autores utilizam os protocolos de autoavaliação vocal, como o *Trans Woman Voice Questionnaire* (TWVQ),[30] para analisar se os objetivos do programa foram alcançados, com possibilidade de continuidade do atendimento por mais tempo, caso necessário.[29]

A variabilidade de resultados de pesquisas também reflete na grande variabilidade de procedimentos adotados pelos fonoaudiólogos na intervenção voltada às pessoas trans e travestis. A literatura mostra que fonoaudiólogos brasileiros que atuam com pessoas trans e travestis utilizam técnicas variadas nos diferentes níveis de produção vocal.[31] Em nível respiratório, é mais utilizado o treinamento da respiração costodiafragmática; em nível glótico, são utilizados os Exercícios de Trato Vocal Semiocluído (ETVSO); em nível ressonantal são os sons nasais; e, em nível articulatório, todas as técnicas do método de fala são utilizadas. Para o trabalho de prosódia, há preferência pela técnica de modulação de frequência; para o controle de velocidade de fala, a utilização da técnica de sobrearticulação; e, para terapia indireta, o acolhimento e a conscientização.[31] Esses dados da prática fonoaudiológica de redesignação vocal indicam que os procedimentos utilizados estão em consonância com as evidências científicas. Porém, ainda há necessidade de uma sistematização da prática, sobretudo considerando-se que as técnicas mais utilizadas na clínica de voz foram desenvolvidas para outros tipos de trabalhos e perfil de usuários. Um exemplo a ser citado é o treino de respiração costodiafragmática, referido pelos profissionais,[31] e cuja relevância/importância não é exclusiva para redesignação vocal.

NOVAS PERSPECTIVAS CIENTÍFICAS, CLÍNICAS E ÉTICAS DA FONOAUDIOLOGIA COM AS PESSOAS TRANS E TRAVESTIS A PARTIR DE REFLEXÕES ACERCA DA IDENTIDADE DE GÊNERO

Para além das modificações vocais possíveis na atuação fonoaudiológica com pessoas trans mencionadas até este ponto do capítulo, faz-se importante destacar que mudanças de perspectivas sobre gênero e voz passaram a trazer à tona posicionamentos sobre a importância de se considerar a voz e a comunicação como resultados da construção social. Os mesmos falantes cisgêneros passam por transformações vocais e comunicativas ao longo da vida, pelo fato de se engajarem em diferentes práticas sociais, assume-se que a voz e a comunicação são socialmente construídas, fluidas e passíveis de apropriações.[3]

Uma das principais mudanças de perspectiva da atuação fonoaudiológica com pessoas trans refere-se ao desenvolvimento de uma maior sensibilidade a singularidade e autenticidade de cada pessoa, considerando suas preocupações, demandas e desejos.[30,32,33] Nesse sentido, estudos têm buscado entender o impacto das modificações vocais na construção da identidade na qualidade de vida dessa população e têm considerado a perspectiva da própria pessoa tanto em procedimentos de avaliação, quanto de intervenção.[34,35]

Esse caminhar na busca por vozes autênticas tem ocorrido paralelamente ao desenvolvimento de reflexões sobre a pluralidade e a flexibilidade do gênero na voz. Ao se comunicar, utiliza-se uma série de variáveis estilísticas, de forma combinada, que refletem as identidades complexas e interseccionais – idade, classe social, raça, etnia, entre outros.[3,36] Assim, pessoas que se identificam em uma mesma categoria de gênero podem exprimi-lo de forma diferente, sejam elas trans ou cis, e este entendimento tem rompido paradigmas históricos de uma dicotomia utópica sobre o que é se ter uma voz feminina ou uma voz masculina.

O conceito de gênero corresponde a um complexo edifício teórico que não pode ser definido de modo singular, uma vez que ele atravessa diversos campos de saberes. Gênero é uma categoria útil para análise histórica, podendo ser uma ferramenta que permite questionar os paradigmas históricos existentes e, dessa forma, apontar para a possibilidade de sua transformação.[37] Na antropologia, o gênero é pensado em sua relação com o conjunto de regras e normas que agem sobre o sujeito sexuado, que é dependente de fatores socioculturais que são variáveis no tempo, no espaço e na história. Apesar de não ignorar os processos internos de um indivíduo, tais questões não se colocam como pontos centrais da discussão, sendo realçada a proposta de pensar, por exemplo, as categorias sociais que se impõem a um corpo sexuado.

A chamada univocidade do sexo, isto é, a continuidade entre homens e corpos masculinos ou entre mulheres e corpos femininos, também pode ser questionada pela literatura.[38] Nessa perspectiva, gênero é performativo, no sentido de que ele não comparece como um dado prévio, mas sim performatizado, visto que as normas de gênero são esvaziadas de um fundamento natural. A tese de desfazer o gênero é pautada no sustento de que ele não é uma identidade, mas sim uma repetição. Isso significa que as normas de gênero por não terem um fundamento em si, são sempre repetidas, e somente sendo repetidas adquirem materialidade. Ao contrário disso, não se trata de cada indivíduo escolher seu gênero arbitrariamente, podendo desfazê-lo diariamente, porquanto o gênero não se constitui em um papel que pode ser escolhido, de modo que não há um indivíduo

PARTE II ▪ ESTRATÉGIAS UTILIZADAS PARA A AVALIAÇÃO E OTIMIZAÇÃO VOCAL

que precede o gênero. Este não é uma construção cultural, dado que os mecanismos que o constroem não são precisos, definidos.[39]

Uma identidade de gênero, então, é pensada aqui como a profunda e sentida "experiência interna e individual do gênero de cada pessoa, que pode ou não corresponder ao sexo atribuído no nascimento, incluindo o senso pessoal do corpo [...] e outras expressões de gênero, inclusive vestimenta, modo de falar e maneirismos".[39] As identidades inconformes passaram a ser assumidas, desse modo, como antônimos dos "homens/mulheres de verdade", "homens/mulheres biológicos", das "mulheres uterinas", sendo essas categorias assumidas como aquelas que aportavam a verdade ontológica dos corpos humanos sexuados. A nomeação da cisgeneridade, ou seja, a identidade de gênero daquelas pessoas cuja experiência interna e individual do gênero corresponda ao sexo atribuído no nascimento a elas, produziu uma nova forma de se relacionar com as transidentidades, no sentido de que estas deixam se ser meras imitações, espelhamentos, versões falsas ou cópias da cisgeneridade.

Como pensar, então, em negociações e rompimentos da postura da Fonoaudiologia como saber e prática diante das demandas transidentitárias? Trata-se de tensionar os atravessamentos da cisnormatividade na práxis fonoaudiológica. Pensar como a cisnorma atravessa as propostas intervencionistas e as técnicas fonoaudiológicas, e entender como as categorias analíticas da cisgeneridade se fazem presente em seu horizonte.[40]

A pré-discursividade é o primeiro traço trazido para conceitualizar a cisnorma. Refere-se ao entendimento sociocultural, historicamente normativo, produzido por projetos coloniais, que julga possível definir sexos-gêneros de seres a partir de critérios objetivos e de certas características corporais, independentemente de como sejam suas autopercepções ou das posições e contextos interseccionais e socioculturais em que elas estejam localizadas.[40]

Neste contexto, um fonoaudiólogo, ao receber uma pessoa trans em seu consultório, precisaria abandonar o elemento pré-discursivo que orienta a cisnorma; isso porque o que caracteriza uma voz masculina ou feminina pode ser colocado em questão diante da realidade e singularidade de cada usuário. Assumir uma postura de rigidez de comportamentos vocais que dizem de uma consonância com a construção pré-discursiva de traços que constituem determinados gêneros como naturais, normais, verdadeiros e ideais pode significar atualizar a violência contra essas pessoas que são tomadas como inconformes, incongruentes.

Em segundo lugar, a binariedade diz da ideia de normalidade que atravessa a noção dos corpos normais, isto é, aqueles que possuem o gênero definido "a partir de duas, e somente duas, alternativas: macho/homem e fêmea/mulher".[40] Nessa interpretação as diversidades corporais se alinham a uma percepção supostamente científica do dimorfismo sexual, no qual as "formas euroamericanas de compreender como o mundo funciona dependem significativamente do uso de dualismos – pares opostos de conceitos, objetos e sistemas de crença".[41] Dessa maneira, há de se assumir uma postura crítica diante das demandas fonoaudiológicas de pessoas trans, englobar as infinitas possibilidades de construir arranjos masculinos ou femininos que ultrapassem leituras binárias; uma voz grave pode ser concebível como feminina dentro de estratégias e técnicas que visem outras formas de construções identitárias não cisnormativas. Trata-se de um trabalho desafiador que precisa adentrar nos campos de discussões fonoaudiológicas.

A permanência, por fim, trata-se de uma certa coerência fisiológica e psicológica em termos de seus pertencimentos a uma ou outra categoria de sexo biológico, e que tal coerência se manifeste nas expressões e identificações vistas como adequadas para cada corpo de maneira consistente através da vida de uma pessoa.[40] Trata-se de um essencialismo que traz contornos à imutabilidade das formas diversas de se produzir identidades de gênero, ou seja, a impossibilidade de conceber a mudança, o desvio, a transformação, a transição como dados indispensáveis às formas plásticas do ser humano se relacionar consigo e com o mundo. Não encarar as demandas fonoaudiológicas desse lugar de permanência, portanto, é abandonar as categorias de transição de gênero como imutáveis, assumindo que se espera transitar para determinado lugar específico. A transformação é contínua, assim como determinadas categorias de gênero, e voltar-se a um lugar estanque é aproximar o usuário das violências da cisnorma.

CONCLUSÃO

Neste capítulo, apontou-se para as inúmeras possibilidades descritas na literatura de modificações vocais a serem empregadas na atuação fonoaudiológica com pessoas trans e travestis, reiterando que sua utilização deve ser orientada pelos desejos e pelas demandas individuais e singulares das pessoas que procuram por este trabalho. O ponto central aqui discutido refere-se à importância de se defender uma prática que, para além da técnica, ressignifique conceitos acerca da relação entre gênero e voz, afastando-nos de padrões cisnormativos e binários e valorizando as inúmeras diversidades vocais que podem ser construídas ao longo do processo de redesignação da voz.

REFERÊNCIAS BIBLIOGRÁFICAS

1. Hardy TL, Rieger JM, Wells K, Boliek CA. Acoustic predictors of gender attribution, masculinity–femininity, and vocal naturalness ratings amongst transgender and cisgender speakers. J Voice. 2020;34(2):300-e11.
2. Nolan IT, Morrison SD, Arowojolu O, Crowe CS, Massie JP, Adler RK, et al. The role of voice therapy and phonosurgery in transgender vocal feminization. J Craniofac Surg. 2019;30(5):1368-1375.
3. Zimman L. Transgender voices: Insights on identity, embodiment, and the gender of the voice. Lang Linguist Compass. 2018;12(8): e12284.
4. Behlau M. Voz - O Livro Do Especialista.v.2 Rio de Janeiro: Revinter, 2004.
5. Dacakis G. Long-term maintenance of fundamental frequency increases in male-to-female transsexuals. J Voice. 2000;14(4):549-556.
6. Mészáros K, Vitéz LC, Szabolcs I, Góth M, Kovács L, Görömbei Z, et al. Efficacy of conservative voice treatment in male-to-female transsexuals. Folia Phoniatr Logop. 2005;57(2):111-118.
7. Gelfer MP, Tice RM. Perceptual and acoustic outcomes of voice therapy for male-to-female transgender individuals immediately after therapy and 15 months later. J Voice. 2013;27(3):335-347.
8. França FP, Evangelista DS, Lopes LW. Revisão sistemática sobre os formantes e a produção da voz e fala. Rev Prolíngua. 2017;12(1): 2-16.
9. Hillenbrand JM, Clark MJ. The role of f 0 and formant frequencies in distinguishing the voices of men and women. Atten Percept Psychophys. 2009;71(5):1150-1166.
10. Kawitzky D, McAllister T. The effect of formant biofeedback on the feminization of voice in transgender women. J Voice. 2020;34(1): 53-67.
11. King RS, Brown GR, McCrea CR. Voice parameters that result in identification or misidentification of biological gender in male-to-female transgender veterans. International Journal of Transgenderism. 2012; 13(3):117-130.
12. Van Borsel J, Janssens J, De Bodt M. Breathiness as a feminine voice characteristic: A perceptual approach. J Voice. 2009;23(3):291-294.

PARTE II • ESTRATÉGIAS UTILIZADAS PARA A AVALIAÇÃO E OTIMIZAÇÃO VOCAL

13. Södersten M, Hertegård S, Hammarberg B. Glottal closure, transglottal airflow, and voice quality in healthy middle-aged women. J Voice. 1995;9(2):182-197.
14. Holmberg EB, Oates J, Dacakis G, Grant C. Phonetograms, aerodynamic measurements, self-evaluations, and auditory perceptual ratings of male-to-female transsexual voice. J Voice. 2010;24(5):511-522.
15. Van Borsel J, De Cuypere G, Van den Berghe H. Physical appearance and voice in male-to-female transsexuals. J Voice. 2001; 15(4):570-575.
16. Hancock A, Colton L, Douglas F. Intonation and gender perception: Applications for transgender speakers. J Voice. 2014;28(2):203-209.
17. Stuart-Smith J. Empirical evidence for gendered speech production:/s/in Glaswegian. 2007.
18. Fuchs S, Toda M. Do differences in male versus female/s/reflect biological or sociophonetic factors. Turbulent sounds: An interdisciplinary guide, 2010;21:281-302.
19. Zimman L. Variability in/s/among transgender speakers: Evidence for a socially grounded account of gender and sibilants. Linguistics. 2017; 55(5):993-1019.
20. Klatt DH. Linguistic uses of segmental duration in English: Acoustic and perceptual evidence. J Acoust Soc Am. 1976;59(5):1208-1221.
21. Gelfer MP, Van Dong BR. A preliminary study on the use of vocal function exercises to improve voice in male-to-female transgender clients. J Voice. 2013;27(3):321-334.
22. Mészáros K, Vitéz LC, Szabolcs I, Góth M, Kovács L, Görömbei Z, et al. Efficacy of conservative voice treatment in male-to-female transsexuals. Folia Phoniatr Logop. 2005;57(2):111-118.
23. Hirsch S, Gelfer MP. Resonance. In R. K. Adler, H. Sandy, & M. Mordaunt (Eds.). Voice and communication therapy for the transgender/transsexual client: A comprehensive clinical guide. 2. ed. San Diego: Plural Publishing; 2012. pp. 225-247.
24. Quinn S, Swain N. Efficacy of intensive voice feminisation therapy in a transgender young offender. J Commun Disord. 2018;72:1-15.
25. Hancock AB, Garabedian LM. Transgender voice and communication treatment: a retrospective chart review of 25 cases. Int J Lang Commun Disord. 2013;48(1):54-65.
26. Gelfer MP, Mordaunt M. Pitch and intonation. In R. K. Adler, H. Sandy, & M. Mordaunt (Eds.). Voice and communication therapy for the transgender/transsexual client: A comprehensive clinical guide. 2. ed. San Diego: Plural Publishing; 2012. p. 187-223.
27. Oates J, Dacakis G. Transgender voice and communication: Research evidence underpinning voice intervention for male-to-female transsexual women. Perspectives on Voice and Voice Disorders, 2015 25(2), 48-58.
28. Morsomme D, Remacle A. Can ambulatory biofeedback help a transgender woman speak at a higher pitch?. Logoped Phoniatr Vocol. 2022;47(2):125-132.
29. Dornelas R, Da Silva K, Pellicani AD. Atendimento vocal à pessoa trans: uma apresentação do Protocolo de Atendimento Vocal do Ambulatório Trans e do Programa de Redesignação Vocal Trans (PRV-Trans). CoDAS [online]. 2021;33.
30. Santos HHDNMD, Aguiar AGDO, Baeck HE, Van Borsel J. Translation and preliminary evaluation of the Brazilian Portuguese version of the Transgender Voice Questionnaire for male-to-female transsexuals. In CoDAS 2015;27:89-96.
31. Brasil AR, Viana YB, Dornelas R, Ribeiro VV. Mapeamento dos procedimentos utilizados por fonoaudiólogos brasileiros na avaliação e intervenção vocal de mulheres trans e travestis [trabalho de conclusão de curso]. Brasília: Faculdade de Ceilândia, Universidade de Brasília; 2023.
32. Coleman E, Bockting W, Botzer M, Cohen-Kettenis PT, De Cuypere G, Feldman JL, et al. Standards of Care for the Health of Transsexual, Transgender, and Gender Non conforming People. WPATH. 2012.
33. Davies S, Papp VG, Antoni C. Mudança de voz e comunicação para individuos não conformes de voz à pessoa interior. Jornal internacional de Transgenerismo. 2015;16:117-159.
34. Dacakis G, Oates J, Douglas J. Beyond voice: perceptions of gender in male-to-female transsexuals. Curr Opin Otolaryngol Head Neck Surg. 2012; 20(3):165-70.

35. Dornelas R, Guedes -Granzotti RB, Souza AS, Jesus AKB, da Silva K. Qualidade de vida e voz: a autopercepção vocal de pessoas transgênero. Audiology - Communication Research [online]. 2020;25.
36. Ziman l. Contexto estilístico e percepções da voz de gênero: falantes transgêneros envolvidos em bricolagem fonética. 111th Annual Meeting of the American Antropological Association. São Francisco, Califórnia, 2012.
37. Scott J. Gender: a useful category of historical analyses. Gender and the politics of history. New York, Columbia University Press. 1989.
38. Butler J. Problemas de Gênero: Feminismo e subversão da identidade. 3. ed. Rio de Janeiro: Civilização Brasileira; 2016.
39. Butler J. (1993). Bodies that matter. On the Discursive Limits of "Sex". New York: Routledge (ICJ), I. C. of J. Yogyakarta Principles - Principles on the application of international human rights law in relation to sexual orientation and gender identity. [S.l.], 2007.
40. Vergueiro V. Por inflexões decoloniais de corpos e identidades de gênero inconformes: uma análise autoetnográfica da cisgeneridade como normatividade [dissertação de mestrado]. Salvador: Programa Multidisciplinar de Pós-Graduação em Cultura e Sociedade, Universidade Federal da Bahia; 2016. 243 p.
41. Fausto-Sterling A. Sexing the body: Gender politics and the construction of sexuality. Basic books; 2020.

AVALIAÇÃO DINÂMICA E MULTIDIMENSIONAL DA VOZ E DA COMUNICAÇÃO DE PESSOAS TRANS E TRAVESTIS

CAPÍTULO 7

Ana Carolina Constantini ▪ Diego Henrique da Cruz Martinho
Bernardo Augusto Carvalho Silva ▪ Leonardo Wanderley Lopes

Highlight

Neste capítulo serão abordados aspectos importantes a serem contemplados na avaliação vocal de pessoas trans, a partir de uma perspectiva de avaliação dinâmica e multidimensional da voz e da comunicação. O objetivo da avaliação é compreender os desafios vivenciados na transgeneridade, e determinar os alvos e ingredientes da intervenção em voz e comunicação. Ao final da avaliação, o fonoaudiólogo deve ter um conhecimento abrangente da voz e da comunicação da pessoa trans, incluindo suas expectativas e a relação com outros determinantes biológicos e psicossociais. O enfoque será em queixas comuns, condução da avaliação acústica, julgamento perceptivo-auditivo e autoavaliação vocal.

Descritores: comunicação; disfonia; identidade de gênero; qualidade da voz; voz

ANAMNESE

Marcadores sociais como o gênero, etnia e sexualidade delimitam, classificam, padronizam e hierarquizam as diferenças. Isso se expressa em preconceito, discriminação e desigualdade, presente em todos os âmbitos da vida social, inclusive no acesso e na utilização dos serviços de saúde.[1] Deste modo, a *anamnese* deve promover um olhar integral e não patologizante da pessoa trans na área da saúde e na clínica vocal.

É importante despir-se de preceitos, e entender que a identidade de gênero não necessariamente caminhará paralelamente à expressão. É mandatório que o fonoaudiólogo desenvolva competência cultural e tenha uma visão ampliada para compreender os fatores clínicos e psicossociais associados à transição do indivíduo que decide viver com o seu gênero autoidentificado.

Sugere-se que a avaliação seja direcionada a esta população e sejam feitas modificações desde a ficha de avaliação ou *anamnese* para que estes instrumentos contemplem, além dos itens tradicionais como dados pessoais e sociodemográficos, saúde geral e hábitos e uso vocal e o gênero de identificação da pessoa.

HISTÓRICO

Inicialmente, o fonoaudiólogo precisa compreender qual o momento que a pessoa que o procura vive em relação ao processo de transição de gênero. A pessoa trans pode ter sido encaminhada para o fonoaudiólogo por diferentes especialistas envolvidos em uma equipe multidisciplinar atuante com as pessoas trans ou pode ter procurado o fonoaudiólogo por iniciativa própria. A identificação da procedência do encaminhamento pode ser um indicador importante para inferir a motivação do cliente e sua autopercepção em relação à voz e comunicação.

É importante entender se a pessoa trans já se apresenta em tempo integral (na vida social e no trabalho) no gênero desejado, se ainda está em fase de transição com relação à sua apresentação ou se opta por se apresentar em apenas alguns ambientes com o gênero de identificação. Nos casos de transição de um gênero binário para outro, é muito útil identificar a duração em que o cliente vive cada gênero em sua rotina diária, assim como entender quais são as motivações e circunstâncias determinantes da apresentação de gênero em cada situação. Essa informação será importante para determinar as oportunidades de orientação, intervenção e suporte específicos para tais situações que parecem ser mais desafiadoras para o cliente.

Embora a consulta com o fonoaudiólogo possa acontecer em qualquer momento do processo de transição de gênero, o mais comum é a busca por esse atendimento após as mudanças vocais induzidas pela hormonização. Neste caso, as expectativas da intervenção fonoaudiológica podem ser diferentes, quando comparadas com as pessoas trans que buscam atendimento fonoaudiológico no momento inicial da transição, anterior à hormonização.

Na compreensão do histórico, o fonoaudiólogo deve buscar informações acerca do impacto emocional, social e até mesmo de posicionamento no mercado de trabalho, o que pode acarretar prejuízos financeiros, advindos do processo de transição de gênero. Tais fatores podem afetar a autopercepção das limitações comunicativas experienciadas pela pessoa trans, assim como a sua motivação e adesão à intervenção que será realizada.

DADOS PESSOAIS

O ponto de partida para a coleta dos dados pessoais é estabelecer o nome e pronome(s) pelos quais a pessoa deseja ser chamada. O uso do nome social ou civil retificado deve ser aquele utilizado no atendimento fonoaudiológico e deve ser compartilhado com toda a equipe de profissionais envolvidos com o cuidado da pessoa trans e também utilizado em todos os momentos da relação profissional e cliente, bem como na elaboração de relatórios, encaminhamentos ou de outros documentos necessários.[2]

Não há necessidade de se mencionar o nome civil não retificado, conhecido popularmente como nome morto. O Decreto Presidencial nº 8.727/2016 dispõe sobre a garantia de uso do nome social no âmbito da administração pública federal e reafirma a determinação constitucional que proíbe qualquer forma de discriminação, violência, ofensa e uso de expressões pejorativas ou constrangedoras.[3]

DADOS SOCIODEMOGRÁFICOS E SAÚDE GERAL, VOCAL E MENTAL

Considerando as características que envolvem a transgeneridade, como a reduzida expectativa de vida de 35 anos,[4] aspectos sociodemográficos são de crucial importância para a avaliação da pessoa trans. Pode-se considerar a tríade gênero, raça e condição socioeconômica como fatores relevantes para as condições de saúde dessas pessoas, inclusive de saúde vocal, e por isso estes aspectos devem ser abordados durante a *anamnese*.

A discriminação e o preconceito podem prevalecer, inclusive, nos ambientes dos serviços de saúde, e o caminho até a intervenção adequada é dificultado pela necessidade de avaliações psicológicas e longas filas de espera para que se inicie o processo transexualizador, fazendo com que essas pessoas recorram à automedicação. Portanto, é necessário compreender o itinerário da pessoa trans até aquele ambiente e quais tipos de intervenção ela realiza ou realizou.

O fonoaudiólogo deve coletar as informações clínicas gerais, para identificar a presença de condições que podem influenciar no alcance das metas da pessoa trans quanto a voz e comunicação. Não se pode perder de vista que quem procura o fonoaudiólogo, traz uma demanda específica relacionada com a voz e a comunicação. Nesse sentido, as mesmas questões clínicas que podem afetar a produção vocal de uma pessoa cis, devem ser consideradas na *anamnese*.

Além disso, deve-se identificar se a pessoa é tabagista ou etilista. Além dos já conhecidos efeitos do tabagismo e etilismo, em pessoas trans o etilismo também pode reduzir a capacidade de automonitoramento e de manutenção dos ajustes articulatórios e de frequência relacionados com a expressão de gênero e o tabaco, além de ressecar as vias aéreas superiores, pode promover edema na camada superficial das pregas vocais e ter como consequência o agravamento da voz.[5]

Informações sobre ingestão hídrica, prática de exercícios físicos e uso de roupas apertadas na região do pescoço e cintura devem ser incluídas nesta etapa. Este último item inclui a boa adaptação do *binder*, faixa ou colete compressor usado por homens transgênero para comprimir os seios.[6]

Em geral, as pessoas trans experienciam dificuldades em relação ao suporte social e podem se sentir sozinhos ou isolados no processo de transição de gênero. Sendo assim, o fonoaudiólogo deve abordar as estratégias de enfrentamento utilizadas durante o processo de transição de gênero, os sentimentos associados a esse processo e as situações desafiadoras vivenciadas pela pessoa trans. Além disso, devem ser incluídas questões sobre a sua vida social e o tempo empregado nessas atividades, assim como o suporte social do cliente para a implementação dos aspectos trabalhados durante a intervenção.

Essas informações podem dar uma pista importante acerca do perfil da pessoa trans e das oportunidades de praticar as novas habilidades e comportamentos de voz e comunicação, desenvolvidas na intervenção fonoaudiológica.

QUEIXA VOCAL

O entendimento da queixa pelo profissional guia e fundamenta a decisão clínica acerca dos aspectos a serem trabalhados na intervenção. É imprescindível definir se existia um problema de voz prévio, não relacionado com a identidade de gênero, mas que pode influenciar nos resultados a serem obtidos na intervenção vocal. Além disso, fazer um levantamento dos sintomas vocais da pessoa trans pode contribuir para compreender potenciais dificuldades nas modificações requeridas para as questões relacionadas com o gênero.

Algumas possíveis queixas estão destacadas no Quadro 7-1. Nota-se que mulheres trans e travestis têm mais queixas relacionadas com a expressão do gênero na voz, e homens trans e pessoas transmasculinas mais queixas relacionadas com a funcionalidade, como quebras na voz e cansaço ao falar.

Quadro 7-1. Queixas Comuns de Pessoas Transgênero na Clínica Vocal

Mulheres trans e travestis	Homens trans e pessoas transmasculinas
▪ Minha voz é muito grave ▪ Minha voz não combina comigo ▪ Não gosto de ouvir o som da minha voz ▪ Quando fico emocionada ou brava minha voz fica masculina ▪ Minha voz não me deixa passar despercebida ▪ Minha voz feminina é muito nasal ▪ Minha voz feminina parece artificial ou infantil ▪ Minha voz feminina é pouco expressiva ▪ Falar com voz feminina me cansa facilmente ▪ Minha voz feminina é muito baixa/fraca ▪ Minha voz feminina soa esganiçada ▪ Preciso fazer força pra voz sair como eu quero ▪ Sinto dor e desconforto após usar voz mais feminina ▪ Minha dicção é ruim ▪ Falar sorrindo deixa minha dicção ruim	▪ Minha voz é muito aguda ▪ Apesar de grave, minha voz não é aveludada como a de um homem cis ▪ Minha voz parece artificial ▪ Voz desafina com frequência quando estou animado ou eufórico ▪ Me canso para falar ▪ A voz quebra com frequência ▪ Não consigo falar por longos períodos ▪ Perdi extensão vocal após o tratamento hormonal ▪ Voz oscila muito quando está próximo a reaplicação hormonal ▪ Minha voz faz com que eu pareça mais jovem do que sou

Fonte: Ambulatório de Voz da Clínica Escola de Fonoaudiologia da Universidade Estadual de Campinas, 2022.

AUTOAVALIAÇÃO

A autoavaliação é um dos pilares da avaliação multidimensional da voz e é de particular importância, pois coloca a perspectiva do usuário como peça central da avaliação. A área das Ciências Vocais tem avançado muito no que se refere ao desenvolvimento e à validação de diversos instrumentos que mensuram a percepção do sujeito sobre o impacto de seu problema de voz em sua qualidade de vida ou profissão, quantificam os sintomas e desconfortos apresentados, e a desvantagem gerada pela queixa.

Investigar detalhadamente a autopercepção vocal de pessoas trans, e trabalhá-la durante o processo de intervenção é importante, visto que, especificamente mulheres transgênero, com as mais variadas vozes, buscam por atendimento fonoaudiológico com o objetivo de obter uma voz mais aguda para feminizar a emissão. Entretanto, a relação de satisfação das pessoas trans com suas vozes não está direta e somente relacionada com as medidas acústicas, mas sim a aceitação social de suas vozes e personalidades.[7,8]

Devido à insatisfação com a voz, algumas pessoas trans podem sentir-se desconfortáveis ao se ouvirem e, deste modo, podem não querer registrar a própria voz ou enviar mensagens de áudio em aplicativos de mensagem instantânea. Apesar de compreender tal desconforto, é necessário abordar a autoescuta como parte do processo da busca pela identidade vocal.

A autoavaliação vocal pode contribuir para a compreensão do sujeito sobre si e sobre o que sua voz expressa. Esta etapa pode ser realizada a partir do oferecimento de uma lista de termos, ou pode-se solicitar que o sujeito selecione aspectos positivos e negativos da sua voz e/ou comunicação e, posteriormente, discutir quais daquelas características o representam ou estão totalmente incompatíveis com a sua identidade.

Diversos protocolos de autoavaliação são validados para o português brasileiro para uso na população em geral e vem sendo aplicados nesta população. Vale ressaltar que a maioria desses instrumentos, exceto o Trans Woman Voice Questionnaire (TWVQ) que foi

PARTE II • ESTRATÉGIAS UTILIZADAS PARA A AVALIAÇÃO E OTIMIZAÇÃO VOCAL

validado para mulheres trans, foi validado pela Teoria Clássicas dos Testes, sendo amostra-dependentes, e que o conteúdo, os itens e a chave de resposta da versão validada com a população em geral, não necessariamente são adequados e contemplas as demandas das pessoas trans. A depender do tipo de queixa, sintomas apresentados e profissão do cliente, o fonoaudiólogo escolhe o construto a ser mensurado, e seleciona os instrumentos de autoavaliação que serão usados.

Para as mulheres trans existe o TWVQ que foi traduzido para o português brasileiro e é específico para pessoas trans.[9,10] O questionário contém 30 itens, com chave de resposta variando de um (nunca/raramente) a quatro (usualmente/sempre), e ao final, apresenta dois itens relacionados com a satisfação das pessoas trans com suas vozes. Esse questionário é disponível apenas com linguagem voltada para o gênero feminino, e apesar de serem encontradas versões adaptadas para homens trans, elas não foram validadas. Os autores do TWVQ não têm interesse em reconhecer essa versão para homens trans, por entenderem que uma tradução literal de um instrumento cujo conteúdo foi construído para mulheres trans, não é suficiente para analisar a autoavaliação vocal de homens trans, cujas queixas e características vocais são diferentes. Pesquisa recente evidencia que quanto menor a satisfação com o gênero na voz, pior a qualidade de vida em voz de pessoas transgênero.[11] Os participantes obtiveram escore médio de 70,6 pontos no TWVQ.

Outros instrumentos validados para a população em geral que vêm sendo utilizados com pessoas trans são: Escala de Sintomas Vocais (ESV),[12] Índice de Desvantagem Vocal (IDV),[13] Qualidade de Vida em Voz (QVV),[14] Índice de Desvantagem Vocal para o Canto Moderno (IDCM) em caso de cantores e cantoras,[15] dentre outros.

COLETA DE AMOSTRAS DE VOZ

A gravação das amostras de voz de pessoas transgênero é um procedimento essencial na avaliação da qualidade vocal. As amostras coletadas permitem compreender a linha de base atual da voz da pessoa trans, e monitorá-lo ao longo da intervenção. As amostras são utilizadas para o julgamento perceptivo-auditivo da voz e para a análise acústica da produção da voz e da fala.

O registro da voz deve ser realizado em um ambiente com ruído inferior a 50 dB, utilizando um microfone condensador (preferencialmente *headset*) acoplado a um pré-amplificador ou placa de som externa, capturando o áudio diretamente no *laptop* ou *desktop*. No Quadro 7-2 propõe-se um roteiro com tarefas e seus respectivos objetivos durante a avaliação fonoaudiológica de pessoas trans.[16]

JULGAMENTO PERCEPTIVO-AUDITIVO

A voz é primariamente um fenômeno auditivo. O julgamento perceptivo-auditivo (JPA), anteriormente nomeado de análise perceptivo-auditiva (APA), constitui-se no principal instrumento da avaliação vocal e é considerado padrão-ouro neste processo. O JPA permite descrever características vocais, avaliar funcionalidade, analisar desvios vocais e comparar resultados pré e pós-intervenção.[17]

Pode-se dividir a realização do JPA de pessoas trans em duas atividades diferentes: a avaliação da qualidade vocal e a avaliação da expressão de gênero na voz. Para avaliação da qualidade vocal, existem disponíveis protocolos validados, padronizados e altamente utilizados na prática clínica e pesquisa, como a escala japonesa GRBAS e o Protocolo CAPE-V.[18,19] A GRBAS usa uma escala numérica com quatro graus e o protocolo CAPE-V uma escala analógico-visual de 100 mm, o que oferece à segunda uma maior precisão na análise.

Quadro 7-2. Tarefas para Gravação da Voz

Tarefa	Objetivo
Vogal sustentada	Extração da frequência de oscilação média e avaliação de aspectos de qualidade vocal
Emissão da vogal sustentada [a] ou [é] pelo tempo mínimo de 5 s	
Campo dinâmico	Análise da funcionalidade das forças mioelásticas e aerodinâmicas da produção da voz e extração das medidas da extensão vocal
Vogal [a] ou [é] sustentada por 5 s na intensidade fraca (< 70 dB)	
Vogal [a] ou [é] sustentada por 5 s na intensidade forte (> 80 dB)	
Vogal [a] ou [é] em glissando ascendente, mantendo a emissão em 3 s no tom mais agudo	
Vogal [a] ou [é] em glissando descendente, mantendo a emissão em 3 s no tom mais grave	
Fala automática	Análise da coordenação pneumofonoarticulatória e da modulação da voz
Contagem de 1 a 10	
Leitura de um texto curto	Análise da expressividade vocal
Frases do Protocolo *Voice Profile Analysis*[16]	
Frases balanceadas foneticamente (frases do CAPE-V)	Análise da influência de diferentes segmentos na dinâmica de produção vocal, e avaliação da precisão articulatória
Frases-veículo: "digo papa baixinho, digo pupa baixinho e digo pipa baixinho"	Análise das medidas formânticas do triângulo vocálico
Fala espontânea	Registro da queixa e da fala inicial, e análise de parâmetros melódicos em fala espontânea
Fale sobre a sua voz/queixa	

Para o JPA da expressão de gênero sugere-se o uso de escalas móveis, contínuas e não categóricas como escalas analógico-visuais, pois permitem ressignificar e considerar a expressão de gênero para além do binário (feminino *versus* masculino). Sugerem-se escalas que incluam a expressão do gênero percebida, representatividade da voz: para o falante e a satisfação com o gênero expresso, como exemplificado na Figura 7-1.

O gênero é socialmente construído e percepções de gênero podem ser diferentes de acordo com quem fala e quem ouve, deste modo, é imprescindível que o JPA da expressão do gênero seja realizado pelo próprio sujeito.[20] Além disso, a satisfação e a representatividade da voz na expressão do gênero podem ir além das expectativas sociais, ou seja, uma voz trans não precisa obrigatoriamente se assemelhar ou se igualar a uma voz cis, para que a pessoa esteja satisfeita ou sentindo que sua voz a representa.

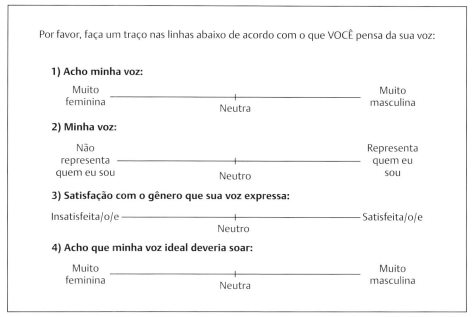

Fig. 7-1. Escala para julgamento perceptivo-auditivo da expressão e satisfação com o gênero na voz. (Fonte: Martinho DHC. A PERCEPÇÃO DO GÊNERO NA VOZ DE PESSOAS CIS E TRANSGÊNEROS: análise perceptiva, acústica e da comunicação: Universidade Estadual de Campinas; 2023.)

ANÁLISE ACÚSTICA

No atendimento à pessoa transgênero com demanda específica de voz e comunicação, a análise acústica fornece informações acerca do grau em que as características vocais do cliente podem diferir das expectativas para manifestação do gênero pretendido. No entanto, esses dados não revelam o impacto vivenciado pelo cliente e nem devem ser utilizados como metas a serem atingidas, dada a variabilidade intersujeitos na manifestação de gênero.[8]

A taxa de vibração das pregas vocais (PPVV), dada em ciclos por segundo ou Hertz (Hz), é a característica acústica que fornece a frequência de oscilação (Fo) e tem como correlato auditivo o *pitch*, que é a representação da frequência do som percebida pelo ouvido humano.[21] O *pitch* e a Fo são frequentemente associados à percepção do gênero na voz, entretanto, é evidente que a expressão do gênero na voz vai além desses fatores,[8] pois independente de Fo, mulheres e homens trans ainda podem ter dificuldades em considerar que suas vozes estão, de fato, representando seu gênero.[7,8] Isto se deve ao gênero não ser binário e simples (feminino *versus* masculino), mas sim complexo, multidimensional e socialmente construído, o que implica em uma ampla gama de possibilidades vocais.[8,22]

Com base nisso, o Quadro 7-3 apresenta sugestões de medidas possíveis de serem analisadas em pessoas trans.[23-30] Vale destacar que cada sujeito é único e, para além do gênero, sua voz deve expressar sua personalidade. Os valores normativos encontrados estão relacionados com os aspectos de qualidade vocal de pessoas cisgênero e, portanto, o intuito não é normatizar medidas para cada gênero, mas sim nortear a análise acústica da voz dessa população.

66 CAPÍTULO 7 ▪ AVALIAÇÃO DINÂMICA E MULTIDIMENSIONAL DA VOZ E DA COMUNICAÇÃO...

Quadro 7-3. Medidas a Serem Observadas na Análise Acústica

Medida	Descrição	Valores encontrados
Fo média	Média da frequência de oscilação	Mulher cis: 150-250 Hz Homem cis: 80-150 Hz[23]
Fo min	Marca o valor mínimo da Fo no trecho, referência de 1 Hz	
Fo máx	Marca o valor máximo da Fo no trecho, referência de 1 Hz	
Fo sd	Desvio-padrão de Fo, mede a variabilidade da frequência de oscilação no trecho e está relacionado com a vivacidade da fala Valores maiores indicam maior número de acentos e ênfases[24]	
Fo peak width	Largura de banda média dos picos de Fo, uma medida da forma de realização dos picos, tem impacto sobre a percepção do carisma ou da persuasão[25]	
HNR (dB)	Proporção harmônico-ruído que separa o áudio em duas partes Valores baixos indicam mais soprosidade[26]	> 23,34
Sr	Taxa de elocução, medida pelas unidades vogal-vogal (VV) por segundo, incluindo as pausas	
Ar	Taxa de articulação, medida pelas unidades vogal-vogal (VV) por segundo, exceto as pausas	
CPPS (dB)	Proeminência de pico cepstral suavizada Representa a separação dos processos vocais e os julgamentos de soprosidade e tensão, sendo que vozes predominantemente tensas possuem maiores valores de CPPS[27]	> 14,47
Jitter (%)	Variações na periodicidade da onda, ciclo a ciclo, revelando possíveis irregularidades na vibração das pregas vocais É possível que exista uma relação entre *jitter* e ativação emocional[24]	< 0,50
H1-H2 (dB)	Mede indiretamente a duração relativa da fase aberta das pregas vocais Em vozes soprosas a amplitude do primeiro harmônico é relativamente alta em comparação com os seguintes[28]	
AVQI	Índice de qualidade vocal Combina seis medidas acústicas para fornecer um único escore de 0 a 10 pontos[29]	< 1,33
ABI	Índice de soprosidade Combina nove medidas acústicas para fornecer um único escore de 0 a 10 pontos[30]	< 2,94

COMUNICAÇÃO E PSICODINÂMICA DA VOZ

Além da caracterização dos aspectos mais relacionados com a qualidade vocal e o *pitch*, o processo de avaliação vocal da pessoa transgênero deve envolver a caracterização da extensão vocal, da ressonância, da articulação e do comportamento não verbal.

Embora a caracterização de todos esses aspectos citados seja primordial, é imprescindível compreender o impacto comunicativo de tais aspectos na manifestação de gênero desejada pelo cliente. Mais que isso, devem-se considerar o engajamento e a compreensão da pessoa trans quanto a esse impacto, uma vez que cabe a ele a decisão final sobre o que deve ser trabalhado ou modificado durante a intervenção vocal.

AVALIAÇÃO OTORRINOLARINGOLÓGICA

O fonoaudiólogo é o profissional responsável pela saúde relacionada com a comunicação do seu cliente. No contexto das pessoas que têm, entre suas demandas, as modificações na voz que reduzam limitações e incongruências relacionadas com o gênero, é imprescindível acessar os resultados da avaliação médica otorrinolaringológica, incluindo o resultado do exame visual laríngeo antes de iniciar a intervenção vocal propriamente dita.

O exame endoscópico ou videoestroboscópico da laringe possibilita compreender o funcionamento laríngeo, assim como descartar a presença de alterações estruturais ou funcionais na laringe. Além disso, é importante avaliar as condições das vias aéreas superiores que podem limitar funcionalmente as mudanças vocais esperadas pela pessoa trans. Um aspecto importante do exame visual laríngeo é avaliar diferentes tarefas, principalmente com mudanças em relação ao *pitch*, observando os ajustes realizados e o comportamento supraglótico das pessoas trans. Pessoas trans podem aumentar a tensão na musculatura laríngea, ocasionando constrição supraglótica, aumento do esforço fonatório e redução da projeção vocal.

O médico otorrinolaringologista faz parte da equipe interdisciplinar na abordagem a essa população, e não somente quanto ao diagnóstico laríngeo e das vias aéreas superiores, mas também quanto ao processo de tomada de decisão da necessidade de abordagem cirúrgica no esqueleto laríngeo.

ENCAMINHAMENTOS

Tendo em vista a necessidade de considerar a saúde global das pessoas trans como um fator relacionado com a saúde vocal, é importante que sejam feitos encaminhamentos para outros profissionais da saúde, de acordo com a queixa apresentada e caso o cliente ainda não esteja sendo acompanhado por algum deles. Dentre os profissionais, destaca-se o endocrinologista, que irá ter relevante atuação na administração adequada de hormônios conforme necessidade do cliente; o otorrinolaringologista, pelas necessidades já explicitadas em tópico anterior; equipe de saúde mental, como psicólogos e psiquiatras, visto que a saúde mental pode ser extremamente afetada nesta população devido todas as circunstâncias que envolvem a transição de gênero, além do preconceito e da vulnerabilidade desta população e da violência a que podem ser submetidas ao longo da vida.

Cabe destacar que, muitas vezes, o acesso das pessoas trans aos fonoaudiólogos é difícil, especialmente em serviços públicos e porque ele ainda não é de reconhecimento na Política Nacional de Saúde Integral LGBT.[31] Apesar disso, o acesso mais comum e mais viável para essa população, em relação aos serviços de saúde, é o serviço público. É importante que a assistência social seja acionada sempre que necessário para viabilizar e garantir o acesso à saúde de qualidade para as pessoas trans.

68 CAPÍTULO 7 ▪ AVALIAÇÃO DINÂMICA E MULTIDIMENSIONAL DA VOZ E DA COMUNICAÇÃO...

A intervenção vocal com a pessoa transgênero deve ser focada em sua identidade e não em estereótipos sociais, considerando a pessoa trans como protagonista do seu processo de intervenção. A avaliação dinâmica e multidimensional da voz e da comunicação destas pessoas é ponto de partida para a tomada de decisões e de um planejamento terapêutico adequado. A satisfação vocal e da comunicação desta população é fundamental para homens e mulheres transgênero e o fonoaudiólogo tem, cada vez mais, destacada atuação junto a estas pessoas.

VIVÊNCIAS COMPARTILHADAS POR UMA PESSOA TRANS

Segue abaixo o depoimento de Bernardo, homem trans, sobre a importância de profissionais da área da saúde compreenderem e apoiarem as pessoas trans:

> Sou a prova viva da importância de profissionais da área da saúde compreenderem os pacientes para conseguirem reduzir a ansiedade em um momento tão delicado. No final de 2018, após alguns anos em terapia, finalmente consegui me entender como uma pessoa trans, consegui ter força para enfrentar tudo que viria. E foi um alívio! Tirei algo que estava entalado na garganta há tanto tempo e me senti livre.

> Desde os 15 anos uso roupas ditas como masculinas, tenho o cabelo curto e muitas pessoas sempre ficavam confusas se eu era "menino ou menina", mas quando eu começava a falar as dúvidas eram sanadas e já começava a ser tratado no feminino. De início isso não era um problema, até porque eu mesmo ainda não havia me entendido, porém ao assumir para mim mesmo a minha identidade masculina, ser chamado no feminino passou a ter um peso muito maior.

> No início, busquei a UBS mais próxima para ter informações. Passei a colocar o nome social na carteirinha do SUS e apesar de ter demorado um pouco para conseguir os atendimentos no ambulatório trans, fui abraçado e acolhido por todos. Vi de perto a movimentação e a correria para conseguirem que eu tivesse o atendimento necessário.

> Já em maio de 2019, consegui o mais esperado, iniciar a hormonização e, ansiosamente, queria ver as mudanças o mais rápido possível. Desde a barba até a voz mais "masculina". Com isso, passei a forçar a voz para ficar mais "grave" e, ao final do dia, sentia muito desconforto.

> O mais interessante é que eu, estudante de fonoaudiologia na época, estava no período de aulas sobre voz. Passei até a fazer alguns exercícios aprendidos em sala de aula, mas minha ansiedade era maior do que a velocidade da testosterona no meu corpo e os exercícios vocais. Conversei com uma professora, que mais uma vez foi alguém que me abraçou e me tranquilizou, e disse que o "grave e agudo" não são as únicas coisas que mostrariam ao mundo o "feminino ou masculino", e que há outras características na própria fala que podem fazer isso.

> Lembro dela me dizendo para observar mais as vozes de homens e mulheres cis e perceber a diferença e particularidade em cada uma delas e como outras características podem ter uma grande influência. Com isso passei a observar melhor as vozes e parece que foi tirado um peso

de mim, porque estava tão preocupado em me encaixar em um padrão, que não necessariamente todas as pessoas estariam.

Passei a amar a minha voz e admirar as mudanças que estavam ocorrendo, cada oscilação era motivo de alegria e risadas entre amigos, todos estávamos observando o que aprendemos na teoria, sobre muda vocal masculina. Ali, ao vivo e em cores!

As mudanças na voz após o início da harmonização, até que foram rápidas e em poucos meses já podia notar uma grande diferença. Não forcei mais e passei a admirar todos os processos da minha voz. E com isso, o cansaço foi diminuindo junto com a ansiedade.

Durante o processo de transição temos dias bons e dias ruins. Algumas questões físicas ainda tenho dificuldade em aceitar e muitas vezes tento esconder, mas vivo uma mudança de cada vez e estou feliz em poder alcançar tudo isso com tantas pessoas e profissionais que sabem o que estão fazendo e se importam.

É por isso que eu digo que sou a prova viva da importância de profissionais da área da saúde compreenderem os pacientes: foram eles que me deram forças nas horas difíceis e me ajudaram a erguer a cabeça e confiar nas mudanças individuais. Foram e são eles que mostram como nossa vida e nossos corpos são lindos da forma que são e que a comparação não deve ser feita. Afinal, somos seres humanos com capacidades e características diferentes!

Muitas vezes digo que sou sortudo, e isso não necessariamente seja algo bom, não deveria ser sorte, deveria ser algo normal, o respeito e o atendimento adequado deveriam ser para todas as pessoas.

Agradeço a cada um, desde os profissionais que já me atenderam e ainda atendem com tanta dedicação e respeito, até as pessoas que estão tão empenhadas em estudos, trabalhos e conversas sobre esses assuntos, pois é assim que vamos chegar no objetivo final, que é esse atendimento humanizado e baseado em respeito (informação verbal).

---

* Depoimento fornecido por Bernardo Augusto Carvalho Silva, homem trans, fonoaudiólogo, em 2023.

REFERÊNCIAS BILBIOGRÁFICAS

1. Mello L, Gonçalves E. Differences and intersectionalities: notes for thinking about health practices. Cronos. 2010;11(2):163-73.
2. Conselho Regional de Fonoaudiologia. Parecer do Conselho Regional de Fonoaudiologia 2ª Região Nº 03/2022. 2022.
3. Brasil. Decreto Nº 8.727, DE 28 DE ABRIL DE 2016. 2016.
4. Associação Nacional de Travestis e Transexuais do Brasil (ANTRA). Dossiê Assassinatos e violências contra travestis e transexuais brasileiras em 2021.2022.
5. de Bruin MD, Coerts MJ, Greven AJ. Speech therapy in the management of male-to-female transsexuals. Folia Phoniatr Logop. 2000;52(5):220-7.
6. Rede Nacional de Pessoas Trans do Brasil. Saúde do Homem Trans e Pessoas Transmasculinas: Núcleo de Homens Trans da Rede Trans Brasil; 2018.
7. Santana EdJ, Barbosa LdJ, Irineu RdA, Ribeiro VV. Autopercepção vocal de mulheres e homens trans. Research, Society and Development. 2022;11(7).
8. Zimman L. Transgender voices: Insights on identity, embodiment, and the gender of the voice. Language and Linguistics Compass. 2018;12(8).
9. Dacakis G, Davies S, Oates JM, Douglas JM, Johnston JR. Development and preliminary evaluation of the transsexual voice questionnaire for male-to-female transsexuals. J Voice. 2013;27(3):312-20.
10. Santos HH, Aguiar AG, Baeck HE, Van Borsel J. Translation and preliminary evaluation of the Brazilian Portuguese version of the Transgender Voice Questionnaire for male-to-female transsexuals. CoDAS. 2015;27(1):89-96.
11. Dornelas R, Guedes-Granzotti RB, Souza AS, Jesus AKBd, Silva Kd. Qualidade de vida e voz: a autopercepção vocal de pessoas transgênero. Audiology - Communication Research. 2020;25.
12. Moreti F, Zambon F, Oliveira G, Behlau M. Cross-cultural adaptation, validation, and cutoff values of the Brazilian version of the Voice Symptom Scale-VoiSS. J Voice. 2014;28(4):458-68.
13. Costa T, Oliveira G, Behlau M. Validation of the Voice Handicap Index: 10 (VHI-10) to the Brazilian Portuguese. Codas. 2013;25(5):482-5.
14. Gasparini G, Behlau M. Quality of life: validation of the Brazilian version of the voice-related quality of life (V-RQOL) measure. J Voice. 2009;23(1):76-81.
15. Moreti F, Rocha C, Borrego MCdM, Behlau M. Desvantagem vocal no canto: análise do protocolo Índice de Desvantagem para o Canto Moderno - IDCM. Revista da Sociedade Brasileira de Fonoaudiologia. 2011;16(2):146-51.
16. Camargo Z, Madureira S. Voice quality analysis from a phonetic perspective: Voice Profile Analysis Scheme (VPAS) profile for Brazilian Portuguese. Proceedings of the 4th International Conference on Speech Prosody; São Paulo: Speech Prosody; 2008. p. 6-9.
17. Behlau M, Almeida AA, Amorim G, Balata P, Bastos S, Cassol M, et al. Reducing the GAP between science and clinic: lessons from academia and professional practice - part A: perceptual-auditory judgment of vocal quality, acoustic vocal signal analysis and voice self-assessment. Codas. 2022;34(5):e20210240.
18. Hirano M. Clinical examination of voice. New York: Springer-Verlag1981.
19. Kempster GB, Gerratt BR, Verdolini Abbott K, Barkmeier-Kraemer J, Hillman RE. Consensus auditory-perceptual evaluation of voice: development of a standardized clinical protocol. Am J Speech Lang Pathol. 2009;18(2):124-32.
20. Butler J. Introdução. Corpos que importam: sobre os limites discursivos do sexo; 2020. p. 19-59.
21. Sundberg J. Sistema Fonador. Ciência da Voz: Fatos sobre a Voz na Fala e no Canto. São Paulo: Editora da Universidade de São Paulo; 2015. p. 25-44.
22. De Tilio R. Despatologização Da Transexualidade. Revista Brasileira de Sexualidade Humana. 2018;29(1):39-48.
23. Behlau M. Avaliação de voz. In: Behlau M, editor. Voz: o livro do especialista. Rio de Janeiro Revinter; 2001. p. 85-180.
24. Barbosa PA. Getting started with prosody crucial theoretical and methodological aspects of the sound component that shapes our utterances. Revista de Estudos da Linguagem. 2012;20(1).

25. Niebuhr O, Voße J, Brem A. What makes a charismatic speaker? A computer-based acoustic-prosodic analysis of Steve Jobs tone of voice. Computers in Human Behavior. 2016;64:366-82.
26. Camargo Z, Madureira S, Dajer ME. Análise acústica da Voz e da Fala – Fundamentos e aplicações na Fonoaudiologia. In: MARCHESAN IQ, SILVA HJD, TOMÉ MC, editors. Tratado das Especialidades em Fonoaudiologia. São Paulo: Guanabara Koogan; 2014. p. 105-12.
27. Lopes LW, Sousa E, Silva A, Silva IMD, Paiva MAA, Vieira VJD, et al. Cepstral measures in the assessment of severity of voice disorders. Codas. 2019;31(4):e20180175.
28. Latoszek BBV, Maryn Y, Gerrits E, De Bodt M. A Meta-Analysis: Acoustic Measurement of Roughness and Breathiness. J Speech Lang Hear Res. 2018;61(2):298-323.
29. Englert M, Barsties VLB, Maryn Y, Behlau M. Validation of the Acoustic Voice Quality Index, Version 03.01, to the Brazilian Portuguese Language. J Voice. 2021;35(1):160 e15-e21.
30. Englert M, Lima L, Behlau M. Acoustic Voice Quality Index and Acoustic Breathiness Index: Analysis With Different Speech Material in the Brazilian Portuguese. J Voice. 2020;34(5):810 e11- e17.
31. Brasil. Política Nacional de Saúde Integral de Lésbicas, Gays, Bissexuais, Travestis e Transexuais: Ministério da Saúde; 2013.

TERMINOLOGIA: O QUE É PRECISO COMPREENDER NA CLÍNICA FONOAUDIOLÓGICA SOBRE TRANSEXUALIDADE E TRAVESTILIDADE

CAPÍTULO 8

Julie Vigano ▪ Juliana Portas ▪ Rodrigo Dornelas

Highlight

Este capítulo irá apresentar as principais terminologias referentes às diversas identidades de gênero, voz e atendimento fonoaudiológico para as pessoas transgênero, travestis e não binárias. Por meio de relatos sobre a vivência das pessoas trans e travestis, experiência clínica e evidências científicas, o capítulo traz como a abordagem fonoaudiológica deveria ser realizada, prezando pelo conforto e respeito a essa população. Algumas nomenclaturas podem não contemplar toda a população, pois utilizam palavras que podem deslegitimar as pessoas atendidas.

Descritores: binarismo de gênero; construção social de gênero; diversidade de gênero; expressão de gênero; fonoterapia; performatividade de gênero; pessoas transgênero; travestilidade; voz

INTRODUÇÃO

A não identificação com a própria voz é um sentimento muito comum na vivência de pessoas trans, travestis e não binárias. Isso acontece, principalmente, por causa da homolesbotransfobia exercida por pessoas cis-heteronormativas, que não aceitam ou não entendem as características vocais dessa população. As mulheres trans e travestis vivenciam a violência de forma recorrente, por suas vozes desafiarem as normas binárias de gênero e em alguns momentos podem sentir que sua expressão não reflete seu senso único de gênero. Existem situações em que são tratadas pelos pronomes que reivindicam antes de utilizarem a voz, porém, após falarem, são chamadas por pronomes masculinos por associarem as suas vozes ao sexo masculino.

> Em minha vivência como travesti não é diferente. Mesmo adaptando minha voz, utilizando características confortáveis e úteis para reivindicação da minha identidade de gênero, vivencio momentos desconfortáveis, onde minha identidade de gênero não é respeitada, por causa de minhas características vocais (informação verbal)*.

---

* Depoimento fornecido por Julie Vigano, travesti, fonoaudióloga, em 2023.

Algumas pessoas trans mudam suas características vocais para obter conforto em determinados ambientes e espaços sociais, para amenizar algum tipo de constrangimento ou violência, ou simplesmente se silenciam. Há também pessoas trans, travestis e não binárias que utilizam uma voz em seus lares, pelo fato de seus familiares não aceitarem suas identidades de gênero e usam uma outra voz fora de casa, a que representa sua identidade.

A luta pela afirmação da identidade de gênero é um dos enfrentamentos que pessoas trans, travestis e não binárias vivenciam. Faz parte de um processo de empoderamento complexo e intenso na formação de suas identidades e transições corporais. O sofrimento com a discriminação e a violência pode fazer com que pessoas trans se mudem para outros espaços, cidades ou até outros países, na busca por respeito e melhor qualidade de vida.

A não identificação com o gênero imposto ao nascimento começa a ser observada durante a infância e a adolescência de pessoas trans, travestis e não binárias. A infância e a adolescência de pessoas trans ainda são tratadas com interdições e fazem com que busquem meios de existência, reinventando suas formas de ressignificação em um processo histórico.[1]

Este capítulo foi produzido a partir de vivências pessoais, de experiência clínica e de evidências científicas sobre a temática. Acredita-se que o primeiro passo para o fonoaudiólogo que tem interesse em atuar com a população de pessoas trans, travestis e não binárias é conhecer as necessidades dessa população, considerar as especificidades de cada um, sua singularidade e principalmente o seu desejo e autonomia em suas escolhas.

É importante considerar que as definições e conceitos que serão apresentados a seguir paradoxalmente não têm por objetivo finalizar as discussões acerca da temática. Assim, reforça-se que é preciso dar nomes, definir, porém, há que se compreender que os conceitos não finalizam em si, há diferentes visões e movimento e, acima de tudo, há múltiplos saberes. Ao falar sobre identidade, fala-se da multiplicidade do ser humano. Porém, há riscos em se usar de um consenso a qualquer preço.[2] Dialogar é preciso, e as divergências existem.

Há neste livro o saber de pessoas transfemininas, transmasculinas, não binárias que constroem a ciência juntamente com pessoas cisgênero. É importante salientar que os conceitos, nomes e termos podem variar e extrapolar as páginas do capítulo, encontrando outras vivências e outros nomes. A linguagem é viva, reflete a história e a sociedade atual.

A raiz de toda a violência está no julgamento que atribui a causa do conflito ao outro.[3] Há menos violências entre culturas que cuidam das necessidades humanas, do que naquelas que se rotulam de boas ou más. Assim, entende-se que a linguagem associada ao engessamento dos rótulos é desumanizante, e provoca violências estruturais, subliminares e até físicas.

Os profissionais em saúde são convocados a garantir a segurança em saúde e social das pessoas trans em diversas esferas, porém essa segurança não deve ultrapassar os aspectos da liberdade da pessoa que procura o profissional. É importante que ela tenha o poder de tomar decisões relacionadas com o seu tratamento e que se consiga garantir essa liberdade de escolha por meio de informações precisas e transparentes, contribuindo na beneficência e na preservação dos interesses e do bem-estar da pessoa trans, travesti e não binária.[4]

Além disso, para que a autonomia dessa população seja respeitada, buscou-se conhecer como a Fonoaudiologia lida com as pessoas trans e travestis em seus ambientes de atuação. Nessa perspectiva, foi realizada uma busca em materiais divulgados em redes sociais e artigos publicados sobre fonoaudiologia e transexualidade, para que se possa, associada à literatura vigente e as demandas sociais dos movimentos representativos, refletir sobre a postura do fonoaudiólogo diante deste tema. Como recorte, serão trazidos

PARTE II • ESTRATÉGIAS UTILIZADAS PARA A AVALIAÇÃO E OTIMIZAÇÃO VOCAL   **75**

os termos recorrentes e alguns conceitos utilizados, seja na divulgação de atendimentos, *cases* de sucesso e estudos publicados por brasileiros. São eles: relacionados com a pessoa – transgeneridade, mulher transgênero, homem transgênero, travestilidade, não binaridade, homolesbotransfobia, passabilidade, paciente ou usuária, pronomes; relacionados com a voz – disfonia, confirmação vocal, redesignação ou readequação vocal, modificação vocal, adequação vocal, disforia vocal e generificação vocal.

Seguem aqui termos comumente usados na Fonoaudiologia em relação à pessoa trans.

- *Transgeneridade:* todos os seres humanos podem se enquadrar como transgênero ou cisgênero, mesmo existindo limitações comuns a qualquer classificação. Pessoas cisgênero ou cis, são pessoas que se identificam com o gênero atribuído ao nascer. Pessoas consideradas não cisgênero, são as que não se identificam com o gênero atribuído ao nascer, denominadas como pessoas transgênero ou trans. A marginalização, estigmatização e perseguição são processos vividos historicamente pelas pessoas trans ou travestis. Existe uma variedade de experiências humanas em relação à identidade de gênero, principalmente em relação às pessoas trans, expondo que identificar-se com seu gênero a partir de seu corpo pode ser uma ideia errada. Pessoas trans podem ter qualquer orientação sexual, podendo ser bissexuais, heterossexuais, homossexuais, pansexuais e outras diversas orientações sexuais. Gênero é diferente de orientação sexual, eles comunicam-se, mas não necessariamente dependem ou sucedem um ao outro.[5]
- *Mulher transgênero:* pessoa que reivindica o reconhecimento social e legal como mulher. Muitas mulheres trans comportam-se de acordo com seu gênero de identificação, adotando nome, aparência e comportamentos femininos, e devem ser tratadas como mulheres. Geralmente sentem que seu corpo não representa o que pensam e sentem, modificando características corporais para que externalizem sua identidade de gênero. As modificações ocorrem de diversas formas, podendo envolver o uso de roupas, tratamentos hormonais e procedimentos cirúrgicos. A cirurgia de transgenitalização é muito comum na vivência da mulher trans, porém, nem todas desejam fazer a cirurgia e isso não faz com que sua identidade de gênero seja invalidada. O procedimento cirúrgico não determina a forma de identificação de uma mulher trans.[5]
- *Homem transgênero:* pessoa que reivindica o reconhecimento social e legal como homem. Muitos homens trans comportam-se de acordo com seu gênero de identificação, adotando nome, aparência e comportamentos masculinos, e devem ser tratados como homens. Geralmente sentem que seu corpo não representa o que pensam e sentem, modificando características corporais para que externalizem sua identidade de gênero. As modificações ocorrem de diversas formas, podendo envolver o uso de roupas, tratamentos hormonais e procedimentos cirúrgicos. Nem todos os homens trans desejam fazer a cirurgia de transgenitalização e isso não faz com que sua identidade de gênero seja invalidada. O procedimento cirúrgico não determina a forma de identificação de nenhuma pessoa cis ou trans.
- *Travestilidade:* a travestilidade é a categoria que representa as travestis.[5] Travesti é um termo antigo, muito comum no Brasil, que antecede o conceito de transexual, muito utilizado entre as pessoas que se identificam com o termo, quase sempre referido em sentido pejorativo por pessoas leigas, associando a fingimento, imitação e enganação. As travestis são estigmatizadas pela sociedade, pois mesmo tendo qualificação profissional, a maioria é excluída de escolas e mercado de trabalho formal, sobrevivendo à margem da sociedade e tendo a prostituição como forma de trabalho. Porém, nem toda travesti é profissional do sexo. Devem ser tratadas por pronomes femininos, embora

identifiquem-se e vivenciem papéis de gênero feminino, não se reconhecem nem como homens, nem como mulheres, mas como pertencentes a um terceiro gênero ou um não gênero.[5]

- *Não binaridade:* a não binaridade rompe os atributos considerados esperados para o masculino e feminino, distanciando do binarismo pré-estabelecido. Pessoas não binárias ou fluídas caracterizam-se como homens, mulheres, ambos, entre ou nenhum. São pessoas que estão em trânsito, colocando-se na perspectiva de mudança constante.[6]

- *Homolesbotransfobia:* a homolesbotransfobia é um ato de violência, muito comum na vivência de pessoas da comunidade LGBTQIAPN+, podendo ser também conhecida como transfobia, ao tratar apenas de pessoas trans e travestis. A agressividade dirigida a essas pessoas é entendida como uma recusa histórica, social e cultural, referente às suas identidades de gênero e sexualidade. Os atos transfóbicos podem acontecer por diversas formas, como opiniões negativas; exclusão social e institucional; agressões físicas, verbais ou psicológicas. Isso reforça, mesmo que indiretamente, um discurso binário e naturalizante ao gênero relacionado com a genitália. A homolesbotransfobia é vivenciada no ambiente familiar, social, religioso, educacional ou de saúde, trazendo consequências negativas para o bem-estar físico e psicológico das pessoas trans e travestis, incluindo risco de homicídio e suicídio. Os crimes resultantes da violência letal relacionada com a homolesbotransfobia não são crimes comuns, mas crimes de ódio, com requintes de crueldade. O medo, o desconforto, a intolerância, a rejeição, a aversão, o ódio, a discriminação ou a estigmatização são sentimentos recorrentes na vivência de pessoas trans e travestis, devido à existência da homolesbotransfobia.[7]

- *Passabilidade:* relaciona-se com diversos sentidos, associando a leitura social do gênero de identificação, ao conforto e segurança sociais a pessoa não cisgênero devido a expressão de gênero.[8] Vale ressaltar que o termo existe, é usado, porém, ele tende a entrar em desuso, pois pode ser lido como transfóbico, já que nele se traduz a ideia de que pessoas trans devam se parecer com pessoa cisgênero. Ou seja, a passabilidade está relacionada com a performatividade de gênero, envolvendo uma série de comportamentos padronizados e repetitivos que reforçam uma imagem de gênero alinhada com a heterossexualidade e cisgeneridade, o que torna as mulheres trans, em particular, mais vulneráveis a situações de risco. Quem define a passabilidade é o próprio indivíduo, assim como se ele aceita usar esse termo ou não.

- *Paciente ou usuária:* o primeiro passo é entender a pessoa trans ou travesti como usuária ou usuário de um serviço de saúde. Há diversos aspectos no termo "paciente", mas o mais importante é que se a transexualidade não é tida como uma doença, logo a pessoa trans não deve ser tratada como paciente. O termo usuária não denota um cuidado passivo, ou que demonstra submissão comumente associada ao termo paciente. O termo paciente pode dar uma conotação de submissão, perda de autonomia e não corresponde a alguns preceitos estabelecidos em nosso Sistema Único de Saúde com uma ideia reducionista do processo saúde-doença.[9] Assim, sugere-se substituir o termo paciente por usuária, ao dirigir-se a pessoa trans ou travesti.

- *Pronomes:* "Respeitar a autodesignação é fundamental para contribuir com a cidadania e segurança das pessoas. Caso haja dúvida, a saída é simples, respeitosamente se deve perguntar como a pessoa quer ser tratada. Pare de, sem perceber, misturar pronomes e usar termos preconceituosos e ajude milhares de pessoas a viver em uma vida sem violência!".[5]

PARTE II • ESTRATÉGIAS UTILIZADAS PARA A AVALIAÇÃO E OTIMIZAÇÃO VOCAL

Seguem aqui termos comumente usados em relação à voz.

- *Disfonia:* o termo disfonia só deve ser utilizado após a avaliação fonoaudiológica e otorrinolaringológica.[10] Caso contrário, pode-se utilizar o termo voz alterada, por exemplo. Disfonia é definida como qualquer dificuldade na emissão que impeça a produção natural da voz. É considerada como um sintoma, ora primário, ora secundário.[10] Em muitos casos, a voz produzida impede a expressão da identidade de gênero desejada. Deste modo, mesmo considerada como um sintoma na perspectiva biomédica, percebe-se que é a terminologia utilizada com pessoas trans e travestis que buscam pelo atendimento fonoaudiológico no processo de transição de gênero.
- *Confirmação vocal:* é assim denominado o atendimento focado em comunicação e ajuste vocal da pessoa transgênero que está em processo de adequação e transição de gênero. A voz necessita ser adequada à identidade de gênero de uma determinada pessoa e o termo utilizado considera que as pessoas trans e travestis estão confirmando o seu timbre vocal de acordo com sua identidade.
- *Redesignação ou readequação vocal:* acredita-se que o termo redesignação ou readequação vocal, origina-se do termo redesignação sexual, utilizado na portaria do Ministério da Saúde sobre o processo transexualizador para descrever os procedimentos cirúrgicos contemplados por esse documento.
- *Modificação vocal:* o verbo modificar é transitivo direto e pronominal. Ele se refere a "operar ou sofrer mudanças ou alterações na maneira de ser (de)". A etimologia da palavra "modificar" relaciona-se a uma intervenção comportamental positivista, o que pode limitar a autonomia do sujeito.
- *Adequação vocal:* para adequar algo, parte-se do pressuposto de que está inadequado. Acredita-se que as vozes de pessoas trans e travestis não estejam inadequadas, considerando a multipluralidade existente na produção vocal. A voz é uma produção singular, influenciada por aspectos anatômicos, fisiológicos e subjetivos.
- *Disforia vocal:* disforia é um estado caracterizado por ansiedade, depressão e inquietude. Algumas pessoas trans e travestis podem sentir repulsa em relação à sua produção vocal, porém, os aspectos psíquicos que definem a palavra disforia podem não se associar a produção vocal.
- *Generificação vocal:* refletir na voz o gênero vivido pela pessoa. Aqui, pode-se questionar o binarismo e os estereótipos de gênero que ainda se encontram na sociedade, sem mencionar as pessoas não binárias que não necessariamente querem refletir um gênero ou outro, mas ainda assim estão insatisfeitas com sua própria voz.
- *Cirurgia de confirmação vocal:* está relacionada ao termo confirmação de gênero, definido como procedimentos cirúrgicos para adequação de características sexuais. Confirmar, segundo o dicionário, é afirmar a verdade ou a exatidão, ratificar. O termo pode ser rígido quando se pensa em uma clínica fonoaudiológica ampliada em que as pessoas trans e travesti têm autonomia para a tomada de decisões sobre os procedimentos que desejam se submeter. O profissional de saúde precisa ter uma escuta qualificada para que consiga contribuir no processo de construção vocal.
- *Afirmação vocal:* refere-se a um conjunto de técnicas e práticas destinadas a ajudar as pessoas trans a desenvolver uma expressão vocal que corresponda à sua identidade de gênero. Essa abordagem reconhece a voz como uma parte fundamental da identidade e busca contribuir para que as pessoas trans se expressem de maneira autêntica. Ao utilizar o termo "afirmação vocal", está se enfatizando o empoderamento das pessoas trans em moldar sua própria voz de acordo com sua identidade, sem considerar a identidade

de gênero como uma patologia. Essa abordagem foca na validação e no apoio, promovendo uma experiência positiva de autoexpressão.

- *Ajuste:* o ato de ajustar está associado a adaptação, acomodação e harmonização de algo. Na Fonoaudiologia existem diversos ajustes, como os supraglóticos, laríngeos, de qualidade vocal, fonológicos, de volume, entre outros. As pessoas transgênero, travestis e não binárias, podem fazer ajustes que contribuem com o conforto vocal em relação a sua identidade de gênero, visto que, em sua maioria, sofrem disforia e transfobia. Certos ajustes são aplicados de forma incorreta, por desconhecimento e falta de acesso às vantagens do atendimento fonoaudiológico.
- *Otimização:* a otimização na Fonoaudiologia acontece quando as técnicas aplicadas no atendimento, são as melhores alternativas para atingir um ótimo prognóstico. Nas demandas de voz destinadas ao atendimento de pessoas trans, travestis e não binárias, são destacados objetivos de mudanças na voz, estabelecidos pelas pessoas atendidas. O fonoaudiólogo necessita perceber a necessidade de voz dessas pessoas e organizar um atendimento, com técnicas específicas, a fim de obter uma evolução nas características vocais da pessoa atendida, otimizando questões que necessitam ser melhoradas.
- *Treinamento vocal:* o termo em si não patologiza, desde que seja usado com respeito à identidade de gênero das pessoas trans. O treinamento vocal, quando oferecido como parte de serviços de apoio às pessoas trans, pode ser uma ferramenta valiosa para auxiliá-las a ajustar sua expressão vocal de acordo com sua identidade de gênero. No entanto, é importante abordar o treinamento vocal de maneira afirmativa, não considerando a identidade de gênero das pessoas trans como uma patologia. O foco deve estar na autonomia das pessoas em moldar sua voz de acordo com sua identidade, e não em "corrigir" algo que seja percebido como um problema.
- *Aprimoramento vocal:* aprimorar é o processo de tornar algo melhor, mais eficaz, mais refinado ou mais avançado por meio de mudanças positivas ou desenvolvimento progressivo. É o ato de melhorar ou elevar o padrão de alguma coisa, a fim de alcançar um nível superior de qualidade, eficiência ou funcionalidade. O aprimoramento envolve geralmente a aquisição de novas habilidades, conhecimentos ou técnicas para melhorar uma determinada área ou aspecto.

CONCLUSÃO

O intuito deste capítulo foi de ir além de dar nomes, e sim dar espaço, direito à palavra, olhar para o lugar marginal em que a sociedade historicamente coloca algumas existências. As ações linguísticas nos contextos sociais fornecem acesso aos significados e sentidos atribuídos ao mundo, fazendo com que práticas discursivas, o mundo social e as questões identitárias encontrem-se entrelaçados.[11]

É necessário compreender a relação entre sujeito, linguagem e poder, para que seja possível confrontar a hegemonia proposta e mantida por essa linguagem que pode ser opressiva.[12] É exatamente esse poder que se quer dividir. Ele deve ser dito, ouvido, nomeado e validado, principalmente em se tratando de pessoas que são ainda invisibilizadas e têm suas identidades negadas, apenas por serem quem são. A expressão de pessoas não cisgênero é importante, ela "permite uma autoidentificação potente e rompe com o nosso silenciamento, perpassando por um reconhecimento coletivo de nossas experiências".[13]

PARTE II • ESTRATÉGIAS UTILIZADAS PARA A AVALIAÇÃO E OTIMIZAÇÃO VOCAL

Vale ressaltar que a reflexão proposta partiu da despatologização das identidades trans, seja pela reivindicação histórica dos movimentos sociais ou pela modificação da categoria de transexualidade pela Organização Mundial de Saúde que a considera atualmente como condição relativa à saúde sexual.

REFERÊNCIAS BIBLIOGRÁFICAS

1. Molina LP. "Yo solo soy": Os processos de transições corporais de estudantes trans no Bachillerato Popular Trans Mocha Celis. Sexualidad, Salud y Sociedad (Rio de Janeiro) [online]. 2020;34:108-125. Disponível em: <https://doi.org/10.1590/1984-6487.sess.2020.34.07.a>. Epub 18 Maio 2020. ISSN 1984-6487.
2. Butler J. Problemas de gênero: feminismo e subversão da identidade. Tradução de Renato Aguiar. 13. ed. Rio de Janeiro: Civilização Brasileira; 2017.
3. Rosenberg MB. Comunicação não violenta: técnicas para aprimorar relacionamentos pessoais e profissionais. Editora Agora; 2006.
4. Ugarte ON, Acioly MA. The principle of autonomy in Brazil: one needs to discuss it... Revista do Colégio Brasileiro de Cirurgiões [online]. 2014;41(5):374-377. Disponível em: <https://doi.org/10.1590/0100-69912014005013>. ISSN 1809-4546.
5. Jesus JG. Orientações sobre Identidade de Gênero: Conceitos e Termos. 2. ed. Brasília; 2012.
6. Padilha VB, Yáskara AP. Vivências não binárias na contemporaneidade: um rompimento com o binarismo de gênero. In: Fazendo Gênero 11, 2017, Florianópolis. Anais do XI Seminário Internacional Fazendo Gênero. Florianópolis: UFSC, 2017.
7. Zerbinati JP, Bruns MA de T. Transfobia: contextos de negatividade, violência e resistência. PERI. 2019;2(11):195-216.
8. Barros AD. A relação entre a voz e expressão de gênero: a percepção de pessoas transexuais. 2017. 84 f., il. Dissertação (Mestrado em Saúde Coletiva) — Universidade de Brasília, Brasília, 2017.
9. Saito DT et al. User, client or patient?: which term is more frequently used by nursing students?. Texto & Contexto - Enfermagem [online]. 2013;22(1):175-183. Disponível em: <https://doi.org/10.1590/S0104-07072013000100021>. Epub 02 Abr 2013. ISSN 1980-2651.
10. Behlau MS, Pontes P. Avaliação e tratamento das disfonias. São Paulo: Lovise; 1995.
11. Cunha N, York SW. Um vácuo "cis" na história e a emergência do corpo trans. Fundação Rosa Luxemburgo. 2020;21:1-201
12. Fumagalli DR, Petermann J. Gênero, linguagem e relações de poder: uma perspectiva de mudança social pelo processo de subjetivação Seminário Internacional Fazendo Gênero 11 & 13th Women's Worlds Congress (Anais Eletrônicos). Florianópolis, 2017, ISSN 2179-510X
13. Nascimento L. Transfeminismos. São Paulo: Jandaíra; 2021.

RELATO DE EXPERIÊNCIA: ATENDIMENTO FONOAUDIOLÓGICO COM MULHERES TRANS EM UM AMBULATÓRIO UNIVERSITÁRIO

CAPÍTULO 9

Aline Epiphanio Wolf ▪ Anabella Pavão da Silva

Highlight

Neste capítulo será discutida a importância do fazer fonoaudiológico com mulheres trans considerando os pontos importantes para a produção de comunicação competente e aspectos de recomendações de cuidados internacionais com pessoas de gênero diverso. Ao final, você entenderá melhor o papel do fonoaudiólogo nesta área específica, terá acesso à experiência de um *Laboratório de Voz e Comunicação* (LabComT) para pessoas trans, a possibilidade de criação de espaços que promovem a comunicação para além da clínica e a experiência de uma pessoa que vivenciou o atendimento fonoaudiológico e suas reflexões acerca do cuidado.

Descritores: comunicação; fonoterapia; expressão de gênero; pessoas transgênero; qualidade da voz; treinamento da voz; voz

INTRODUÇÃO

As pessoas em variabilidade de gênero apresentam condição de comunicação que podem colocá-las em desvantagem ou em iniquidade, violando assim a condição humana. Por tratar-se de grupo social de minoria e que sofre estresse discriminatório, elas reivindicam e têm pleno direito à comunicação que julgarem mais confortável.

O estresse de minoria é entendido como decorrente da condição de minoria social de alguns grupos. Ele é experienciado por indivíduos que não respondem à cis-heteronormatividade.[1,2]

As mulheres trans, que não realizaram bloqueio hormonal para impedir o desenvolvimento de caracteres sexuais secundários na puberdade, são frequentemente impelidas a conviver com um padrão de comunicação tido como masculinizado. Assim, são colocadas em profunda iniquidade de direitos, marginalizadas, estereotipadas e fetichizadas.

A voz e a comunicação são motivos de queixas de mulheres trans. Em função do tamanho da laringe e tensão e comprimento das pregas vocais, a produção da voz se dá em frequências mais graves, sendo social e culturalmente associadas à voz masculina.

Dados alarmantes sobre a violência contra pessoas trans têm sido vistos no Brasil,[3] sendo superior, quando comparado com a população em geral. A homolesbotransfobia, hoje configurada no Brasil como crime de racismo, tem se mostrado preocupante e deve ser coibida em todas as instâncias sociais. As mulheres trans sofrem homolesbotransfobia por não serem reconhecidas socialmente como mulheres, e tal violência pode-se originar na percepção da voz e da fala, tidas como masculinas e provocativas, confrontando com a expressão de gênero feminina (forma de vestir, cabelo, adereços, maquiagem).

O termo "passabilidade" é utilizado por mulheres trans para traduzir o quanto ela "passa" socialmente como mulher cisgênero. Quanto mais "passável" socialmente, menos risco de sofrer violência. A "passabilidade" implicada em performatividade de gênero, inclui um conjunto de atos regulados e repetidos que asseguram uma imagem de gênero de matriz heterossexual e cisgênera, expondo assim a pessoa trans, particularmente a mulher trans, a vulnerabilidades.[4] Devido a isso, o termo vem caindo em desuso.

A competência na comunicação respeita características individuais e de personificação fazendo com que o padrão de fala e voz corresponda à intenção do discurso do falante, para além de configurar aspectos físicos, biológicos e emocionais. A procura de atendimento fonoaudiológico por pessoas trans visando a ajustes na comunicação verbal e não verbal e melhor representatividade vocal vem crescendo com o desenvolvimento das políticas afirmativas de cuidados à saúde e acesso aos serviços profissionais.

O objetivo geral da oitava edição dos Padrões de Cuidados da *World Professional Association for Transgender Health* (SOC-8) é fornecer orientação clínica aos profissionais de saúde para auxiliar pessoas trans e com gênero diverso no acesso a caminhos seguros e eficazes para o desenvolvimento de conforto pessoal com suas identidades.[5] Tem como foco otimizar sua saúde física, bem-estar psicológico e autorrealização. Essa assistência pode incluir, entre outros, tratamentos hormonais, cirúrgicos, intervenção fonoaudiológica para voz e comunicação, cuidados primários, saúde reprodutiva e sexual e cuidados de saúde mental. Os propósitos gerais do suporte de voz e comunicação para pessoas trans e de gênero diverso são:[5]

- Educar sobre fatores das práticas de voz e comunicação e da identidade do falante.
- Habilitar para a comunicação do senso de pertencimento sociocultural em encontros cotidianos e manutenção de qualidades vocais e práticas de comunicação que apoiem seus objetivos.
- Fornecer treinamento em produção funcional de voz aos que apresentem restrições na função vocal.
- Apoiar no desenvolvimento da capacidade de negociar assertivamente as formas desejadas de tratamento e responder a atribuições errôneas de maneira adequada para aumentar e manter o bem-estar.
- Apoiar o desenvolvimento de habilidades necessárias na resolução de problemas para gerenciar ansiedade e estresse, enfrentando as barreiras para praticar ou usar, na vida real, a voz e a comunicação preferida.
- Fornecer ou orientar sobre recursos de apoio que facilitem o desenvolvimento de habilidades de voz e comunicação, consciência vocal e bem-estar.
- Encaminhar ou colaborar com outros especialistas, como psiquiatras, psicólogos, otorrinolaringologistas e endocrinologistas, especialmente nos casos de desafios devido a barreiras à saúde e bem-estar ou em caso de cirurgia ou hormonização.

LABORATÓRIO DE VOZ E COMUNICAÇÃO (LabComT)

O atendimento fonoaudiológico do LabComT para pessoas trans foi instituído em 2017 junto ao Ambulatório de Sexualidade Humana (AESH), desenvolvido pelo Departamento de Ginecologia e Obstetrícia do Hospital das Clínicas, associado à Faculdade de Medicina de Ribeirão Preto, da Universidade de São Paulo – HCFMRP-USP. Atualmente ele está em

PARTE II • ESTRATÉGIAS UTILIZADAS PARA A AVALIAÇÃO E OTIMIZAÇÃO VOCAL **83**

funcionamento no Centro Especializado de Otorrinolaringologia e Fonoaudiologia (CEOF) e ligado ao Departamento de Ciências da Saúde da mesma instituição.

Os atendimentos são realizados por estagiários do curso de graduação em Fonoaudiologia e por fonoaudiólogos voluntários. São atendidos casos de disfunções sexuais e pessoas em variabilidade de gênero.

Ao longo dos últimos 5 anos foram atendidas centenas de pessoas trans, com idades entre 15 e 62 anos. As pessoas atendidas predominantemente mostravam impacto negativo da comunicação na qualidade de vida, em decorrência da insatisfação com os aspectos vocais e de fala; alta probabilidade para desenvolvimento de transtornos de ansiedade e de depressão, reforçando a necessidade do olhar atento em relação à saúde mental e à relevância da equipe multidisciplinar para coletar, avaliar e cuidar dessas demandas.

O fonoaudiólogo tem responsabilidade como agente de saúde, e deve dar o suporte adequado ao bem-estar de pessoas de gênero diverso. Para isso, é necessária a proatividade ao assumir a responsabilidade do cuidado baseado no conhecimento, nas habilidades e na capacidade de cada clínico. Assim, recomenda-se no ambulatório uma abordagem transdisciplinar, centrada na pessoa e culturalmente responsiva à prática fonoaudiológica que atende ao estresse minoritário, às microagressões, às habilidades de enfrentamento e aos fatores de resiliência.[6]

A maioria das pessoas atendidas estão em fase de hormonização. Os menores de 18 anos aguardam na fila, por não terem a idade mínima determinada pelo Conselho Federal de Medicina para início da hormonização. No último ano houve um aumento da procura por atendimento fonoaudiológico pelos adolescentes e familiares, como suporte para espera da hormonização.

A avaliação realizada no ambulatório inclui gravações de voz e filmagem para registro da comunicação verbal e não verbal. As vozes gravadas são posteriormente analisadas por meio de julgamento perceptivo-auditivo e análise acústica. O comportamento comunicativo é avaliado presencialmente e também se utilizando os vídeos. A autoavaliação é realizada com o preenchimento dos protocolos Qualidade de Vida em Voz (QVV),[7] Escala Hospitalar de Ansiedade e Depressão (HAD),[8] *Transgender Woman Voice-Questionaire* (TWVQ) e Escala de Autorregulação para usuárias que fazem o programa de intervenção.[9,10] A avaliação laringológica é realizada por médicos do CEOF.

As sessões para as mulheres trans consistem, resumidamente, em:

- Orientar sobre o processo de bem-estar vocal e fisiologia fonatória, e discutir os limites terapêuticos.
- Trabalhar a psicodinâmica vocal, caracterizando vozes consideradas masculinas, femininas, neutras e competentes, e identificando padrões.
- Favorecer a emissão de frequências e entonação desejadas, com qualidade e conforto fonatório, utilizando exercícios de vibração em tons agudos.
- Equilibrar a ressonância do som e identificar nasalização estereotipada, utilizando técnica de contraposição de produções nasais e orais.
- Melhorar a precisão articulatória utilizando exercícios de sobrearticulação, leitura somente de vogais, voz salmodiada e treino articulatório utilizando *biofeeback* visual com espectrografia.
- Ajustar a velocidade de fala e as marcações com ataque vocal aspirado, utilizando técnicas de contraposição de emissão brusca e aspirada para suavização vocal sem, no entanto, retirar a representatividade.

- Trabalhar a elevação de laringe no pescoço com exercícios de protrusão de língua, rotação de língua no vestíbulo e manipulação digital da laringe.
- Utilizar técnicas para prolongar levemente as vogais e unir as palavras das frases adaptadas da terapia para gagueira como prática negativa, suavização dos movimentos iniciais visando a promoção da fluência.
- Discutir aspectos sintáticos e semânticos, pragmáticos e discursivos da linguagem, considerando contato pessoal entre fonoaudiólogo e usuário.
- Trabalhar a comunicação não verbal, gestos, expressões faciais, movimentação corporal.
- Orientar sobre o aquecimento e desaquecimento vocal para uso da voz profissional.

Foram desenvolvidas duas tentativas de intervenção em pequenos grupos reunidos por afinidades pessoais e identidade de propósitos, porém, na maioria das vezes as sessões são de intervenção individual e customizada. Os atendimentos são prioritariamente presenciais, porém, durante a pandemia de COVID-19 foram realizados teleatendimentos, que se mostraram como uma boa estratégia de intervenção, com aumento de adesão ao tratamento.[11,12]

PROGRAMA DE EXTENSÃO UNIVERSITÁRIA *"VOZ QUE TRANSFORMA"*

O LabComT criou um programa de extensão universitária dirigido por e para pessoas trans, com a finalidade de exercitar aspectos relacionais e de comunicação. As atividades são desenvolvidas no Centro Cultural de Extensão Universitária (ECEU) da FMRP-USP, fora do ambiente hospitalar. Participam cinco bolsistas do *Programa Unificado de Bolsas da USP*, alunos voluntários dos cursos de Psicologia e Fonoaudiologia da FMRP-USP, professores de canto e profissionais de teatro voluntários. Os encontros têm frequência mensal e envolvem discussões e rodas de conversa sobre interesses comuns.

A extensão foi aprovada com o nome "Desenvolvimento de habilidades comunicativas e de expressão para pessoas trans, travestis e não binárias", mas por decisão do grupo, a fim de facilitar a divulgação nas mídias sociais, foi apelidado de Voz que Transforma. Aprovado em duas edições, tem se mostrado altamente promissor e um excelente espaço para trocas e desenvolvimento pragmático de habilidades de comunicação.

Profissionais da Fonoaudiologia, da Terapia Ocupacional e da Psicologia atuam com as pessoas trans, travestis e não binárias. A ação dos bolsistas se dá junto às oficinas de capacitação que proporcionam espaço de criação e significação do fazer comunicativo. No ambulatório, acredita-se que a arte e a cultura podem contribuir para a saúde dessa população. Entre os principais objetivos do programa estão:

- Fortalecer as ações do SUS na atenção ao processo transexualizador, por meio da presença de alunos bolsistas no ambulatório de voz e comunicação com pessoas trans, travestis e não binárias.
- Promover o desenvolvimento comunicativo das pessoas trans, travestis e não binárias por meio de recursos próprios à Fonoaudiologia, à Terapia Ocupacional, à Psicologia e no campo da expressão artística.
- Desenvolver ações de promoção de saúde e cidadania.
- Estimular o desenvolvimento de habilidades sociais, para conviver, cooperar e comunicar-se.
- Favorecer o reconhecimento, a atribuição de sentido e a elaboração do cotidiano adverso vivenciado pelas pessoas trans, travestis e não binárias.

VOZES TRANS E SOCIABILIDADES – BREVE RELATO DE EXPERIÊNCIA

Iniciei o processo de transição de uma identidade masculina cisgênero para o transfeminino a partir de 2016. Mudanças estéticas, de vestimentas e expressão corporal foram determinantes para a posterior retificação de nome e busca pelo acompanhamento de saúde no que diz respeito à hormonização, psicologia e fonoaudiologia. Até iniciar o atendimento no Ambulatório de Sexualidade Humana, não havia o conhecimento de minha parte acerca da possibilidade de um atendimento fonoaudiológico que pudesse fortalecer a minha identidade e expressão feminina. Digo fortalecer, pois, particularmente, vivo um paradoxo com a minha voz há anos. Desde criança, a voz ecoada por mim não era condizente com o que se esperava de um menino, segundo o modelo cis e heteronormativo. Ao mesmo tempo, conforme fui crescendo, a minha voz não era feminina o suficiente, tampouco masculina. Este meio termo, dizendo no senso comum, colocava-me no patamar de um gay afeminado, e esta feminilidade era mascarada por tentativas de uma adequação aos padrões masculinos de ser e existir – roupas, corte de cabelo, barba e ainda, engrossar a voz para parecer mais homem. Porém, tudo isso era insuficiente para um reconhecimento de uma identidade e expressão de gênero que me contemplassem. Já na transição, percebi que a tonalidade da voz não era feminina o suficiente. A base para esta afirmação é a de ter ouvido outras mulheres trans e travestis falarem e perceber que suas vozes eram bastante femininas, isto é, vozes passáveis. A passabilidade, ao mesmo tempo que reforça um padrão hegemônico de existência, pode contribuir para a autoestima daquelas/es que a alcança ou pode tornar mais evidente a nossa disforia, criando um clima de autoconflito, dores, sentimento de tristeza e rejeição de si mesmo. O acompanhamento realizado no LabComT permitiu compreender que a nossa voz é proporcional às nossas características físicas – estatura e dimensão da nossa laringe. Ao mesmo tempo, é um desafio aceitar algo que é inerente ao nosso corpo orgânico e que pode comprometer a busca por uma feminilidade ou masculinidade (em caso de homens trans) mais expressiva. Estas inquietações permitem afirmar e reiterar a importância da interdisciplinaridade no processo transexualizador, pois cada área do conhecimento, cuidará de uma demanda específica que emerge na transformação do corpo cis para o corpo trans – a aparência, a voz, a mente e demais necessidades das nossas identidades. Voltando às vivências no LabComT, o diálogo com profissionais especializados no processo transexualizador faz uma grande diferença no nosso acesso a atendimentos que compreendem a nossa existência tanto nos aspectos científicos, como na acolhida e conhecimento daquilo que externalizamos para as/os profissionais que nos acompanham. O atendimento fonoaudiológico conduziu-me ao conhecimento maior acerca do meu corpo e da voz que sempre será proporcional a ele. Ao mesmo tempo, esta proporcionalidade está distante de uma posição profissional fatalista sobre uma permanente disforia entre a voz e o corpo trans – a comunicação e a identidade transfeminina. Os exercícios indicados e as orientações profissionais inferiram para o reconhecimento de uma feminilidade possível de ser potencializada também pela voz – a potência do corpo, suas características e a força da voz na expressão das identidades de gênero. Recordo-me do acompanhamento e a provocação da terapeuta acerca da minha estatura, dimensão da laringe e da voz que eu ecoo a partir das minhas características biológicas e como ela pode ser direcionada para o corpo trans que emerge gradativamente a partir dos procedimentos estéticos e clínicos atualmente em curso. Todo este movimento técnico-científico e acolhedor foi fundamental para uma revisão e um novo reconhecimento da voz que faz parte do meu corpo, da minha identidade e da minha existência, permitindo que o ato de falar e de comunicar pudesse ser incorporado nas expressões da feminilidade que venho construindo ao longo destes anos desde o início da transição, 2016. Ainda que pese a importância do atendimento fonoaudiológico, a nossa existência é permeada de altos e baixos. Assim, além deste acompanhamento, ressalto a necessidade permanente de nós, travestis e transexuais, estarmos sempre respaldadas por um atendimento psicológico que entenda os nossos corpos, nossas identidades e como manifestamos nosso ser no cotidiano, pois, a disforia sempre bate à nossa porta, trazendo incômodos e sofrimentos que muitas vezes, vedam os nossos olhos para a compreensão de que os nossos corpos, vozes e mente sempre serão trans. Por fim, destaca-se a importância dos cursos de graduação e pós-graduação nas áreas que atendem diretamente a população, qualifiquem-se no sentido de inserir em seus currículos, linhas de pesquisa e produção teórica, a sexualidade, o gênero e tudo que implica na nossa vida em sociedade, no acesso aos direitos e sobre as demandas enquanto transexuais e travestis (informação verbal).

REFERÊNCIAS BIBLIOGRÁFICAS

1. Meyer IH. Resiliência no estudo do estresse minoritário e saúde de minorias sexuais e de gênero. PSOGD. 2015; 2(3):209-13.
2. Helminen EC, Ducar DM, Scheer JR, Parke KL, Morton ML, Felver JC. Autocompaixão, estresse de minoria e saúde mental em populações de minorias sexuais e de gênero: uma meta-análise e revisão sistemática. Psicologia Clínica: Ciência e Prática. 2022.
3. Benevides BG (org.). Dossiê assassinatos e violências contra travestis e transexuais brasileiras em 2021. Brasília: Distrito Federal; 2022.
4. Maia HT, dos Santos MA, Assumpção P. Dossiê cidades dissidentes. Periódicus. 2017;1(8):1-428.
5. Coleman E, Radix AE, Bouman WP, Brown GR, de Vries ALC, Deutsch MB, et al. Standards of Care for the Health of Transgender and Gender Diverse People, Version 8. IJTH. 2022; 23(supl.1):S1-S259.
6. Azul D, Hancock AB, Lundberg T, Nygren U, Dhejne C. Supporting Well-Being in Gender-Diverse People: A Tutorial for Implementing Conceptual and Practical Shifts Toward Culturally Responsive, Person-Centered Care in Speech-Language Pathology. AJSLP. 2022;31(4):1574-87.
7. Gasparini G, Behlau M. Quality of life: validation of the Brazilian version of the voice-related quality of life (V-RQOL) measure. J Voice. 2009;23(1):76-81.

---

* Depoimento fornecido por uma mulher trans, em 2023.

8. Santos HHANM, Aguiar AGO, Baeck HE, Borsel JV. Tradução e avaliação preliminar da versão em Português do Questionário de Autoavaliação Vocal para Transexuais de Homem para Mulher. CoDAS. 2015;27(1):89-96.
9. Botega NJ, Bio MR, ZomignaniMA, Garcia Jr C, Pereira WAB. Transtornos do humor em enfermaria de clínica médica e validação de escala de medida (HAD) de ansiedade e depressão. Rev. Saúde Pública. 1995;29(5):359-63.
10. Almeida AA, Behlau M. Adaptação cultural do Questionário Reduzido de Autorregulação: sugestões de aplicação para área de voz. CoDAS. 2017; 29(5):1-5.
11. Merrick G, Figol A, Anderson J, Lin RJ. Outcomes of Gender Affirming Voice Training: A Comparison of Hybrid and Individual Training Modules. JSLHR. 2022; 65(2):501-507.
12. Roblee CV, Mendes C, Horen SR, Jahromi AH, et al. Remote Voice Treatment with Transgender Individuals: A Health Care Equity Opportunity. J Voice. 2022; 36(4):443-4.

VOZ E COMUNICAÇÃO NA EXPRESSÃO SOCIAL DE GÊNERO DE HOMENS TRANS E PESSOAS TRANSMASCULINAS

CAPÍTULO 10

Arthur Santos Dantas • Alana Dantas Barros

Highlight

Este capítulo aborda a diversidade na expressão vocal e de comunicação de homens trans e pessoas transmasculinas a partir de um diálogo entre experiência clínica, acadêmica, vivência profissional e pessoal. Este diálogo permitirá aos leitores conhecer as demandas dos homens trans e pessoas transmasculinas quanto à expressão da voz e da comunicação, conhecer as possibilidades de intervenção, e refletir sobre os padrões sociais de comunicação impostos a estas pessoas.

Descritores: comunicação; diversidade de gênero; expressão de gênero; fonoterapia; identidade de gênero; pessoas transgênero; qualidade da voz; voz

CONSIDERAÇÕES SOBRE A NOMENCLATURA UTILIZADA NESTE CAPÍTULO

É importante considerar a complexidade e a subjetividade inerentes à identidade de gênero, reconhecendo-a como uma experiência profundamente pessoal e individual. Diante desse contexto, optamos por adotar a terminologia específica para abordar a identidade de gênero masculina em sua amplitude, reconhecendo que esta pode ser vivenciada de diversas maneiras.

Portanto, ao longo deste capítulo, empregaremos os termos "homem trans" e "pessoas transmasculinas" como descritores para indivíduos cuja identidade de gênero é predominantemente masculina. O termo "homem trans" refere-se àqueles que se identificam explicitamente como homens, enquanto "pessoas transmasculinas" engloba um espectro mais amplo, incluindo pessoas que podem identificar-se com elementos da masculinidade, mas não necessariamente adotam a designação de "homem". Reconhecemos, assim, a diversidade de experiências e identidades dentro deste grupo, respeitando a individualidade e a subjetividade da vivência de gênero de cada pessoa.

EXPRESSÃO SOCIAL DE GÊNERO – COMO A VOZ E A COMUNICAÇÃO CONTRIBUEM?

A comunicação verbal e não verbal compreende um aspecto importante do comportamento humano e da expressão de gênero. A voz como um componente marcante, pode gerar sentimentos de inadequação caso não esteja em conformidade com a expressão de gênero da pessoa,[1] uma vez que a forma como é lida socialmente influencia em seu bem-estar, segurança e conforto social.[2,3] O gênero não existe isoladamente, há uma interseccionalidade com outros aspectos da diversidade humana, como raça, cor e classe social. A expressão social do gênero por meio da voz e da comunicação é influenciada por essa interrelação.[1]

Esta conformidade entre o que se expressa e o que é lido socialmente tem especial importância no sentido de não constranger, expor ou colocar em situação de vulnerabilidade as pessoas trans nas mais diversas situações de interação social.[2] Logo, além do conforto com o próprio gênero, o sentimento de segurança social é influenciado pela expressão de gênero, uma vez que a homolesbotransfobia ainda é muito presente na sociedade.

MUDANÇAS VOCAIS E DE COMUNICAÇÃO

As mudanças vocais relacionadas com a transição de gênero de homens trans e pessoas transmasculinas, inicialmente tinham foco na redução da frequência da voz, e emissão de uma voz mais grave, que pudesse ser lida socialmente como uma voz masculina.[3] Essa modificação geralmente é atribuída ao uso do hormônio testosterona, que por muito tempo se acreditou ser suficiente para a realização das modificações vocais e consequentemente de uma possível satisfação vocal. Contudo, a expressão vocal de gênero envolve outros componentes além da frequência de oscilação, como a ressonância do trato vocal, a articulação, a respiração e a entonação da fala, que contribuem para a percepção do gênero. Ainda não há consenso sobre quais os elementos, além da frequência da voz, que influenciam e que devem ser foco no processo de masculinização da voz e da comunicação, para que elas estejam mais integradas e sejam satisfatórias para os homens trans.[1]

Os estudos que tratam dos aspectos de masculinização vocal ainda são escassos, quando se comparam com os estudos que abordam a feminização vocal. Esta escassez pode estar ligada à uma antiga crença de que os homens trans e as pessoas transmasculinas não teriam problemas vocais ou necessidade de buscar intervenção fonoaudiológica vocal pelo fato de que a hormonização com testosterona levaria a uma transformação satisfatória de suas estruturas de produção vocal e consequentemente da voz.[4] Contudo, muitas pessoas se sentem pouco satisfeitas com suas mudanças na voz após o tratamento com testosterona, além de apresentarem sintomas vocais não relacionados com as questões de gênero, decorrentes da adaptação da função as mudanças estruturais decorrentes da hormonização.[1,5]

CONFORTO OU NÃO COM A PRÓPRIA VOZ

Sobre a influência da voz e da comunicação em relação à expressão de gênero,[2] homens trans brasileiros relatam modificações vocais após a hormonização, e consideram importante o conforto e a segurança que a voz pode trazer quanto à expressão de gênero, e a importância de se identificar com a voz para se expressar de forma mais autêntica e livre.

A literatura e a experiência clínica trazem várias perspectivas relacionadas com as questões vocais em homens trans.[1,2] Há relatos de satisfação e de insatisfação com as mudanças vocais decorrentes da hormonização com testosterona, e há pessoas que desejam modificar suas vozes sem passar por hormonização.

É importante diferenciar as questões vocais relacionadas com o gênero das questões não relacionadas, uma vez que não necessariamente um homem trans ou pessoa

PARTE II • ESTRATÉGIAS UTILIZADAS PARA A AVALIAÇÃO E OTIMIZAÇÃO VOCAL

transmasculina que procure por suporte profissional deseja trabalhar questões de gênero na comunicação. Na clínica percebe-se pessoas que desejam aprimorar a comunicação ou realizar treinamento para melhorar o condicionamento vocal. Quanto às questões vocais relacionadas com o gênero, há pessoas em que inicialmente a voz pode não gerar nenhum tipo de expectativa ou desconforto em relação à expressão de gênero, principalmente em pessoas que apesar de se identificar como transmasculinas não buscam uma expressão de gênero de acordo com os estereótipos binários de gênero; outras pessoas, para as quais a voz e a comunicação aparecem como um fator marcante da identidade de gênero, afetando as diferentes dimensões da vida social, com grande influência nos relacionamentos interpessoais.

VOZ E TRATAMENTO HORMONAL COM TESTOSTERONA

A hormonização com testosterona realizada por alguns homens trans e pessoas transmasculinas, pode promover diversos efeitos na anatomia da laringe e na função vocal, que variam de acordo com as individualidades corporais e especificidades do tratamento, como tipo de testosterona, método de uso, dosagem e tempo de hormonização.[5]

As variabilidades individuais e de tratamento influenciam nas modificações vocais decorrentes da ação da testosterona.[6-8] Há autores que afirmam que as maiores mudanças acontecem nos três primeiros meses,[9] e outros relatam que a aproximação vocal de um padrão cisgênero ocorre apenas após 1 ano.[6] Por outro lado, há consenso acerca da importância do aconselhamento profissional realista referente a essas variações individuais quanto à resposta, sendo recomendadas avaliações vocais sistemáticas durante a hormonização.[6,7]

As mudanças vocais percebidas nos três primeiros meses são muito variáveis entre as pessoas, sendo que na mesma amostra há casos que perceberam e que não perceberam a frequência vocal mais grave.[10] Das pessoas que percebem mudanças, algumas se sentem satisfeitas e outras se sentem insatisfeitas com o *pitch* e com as características masculinas da voz, além de não se identificarem com a sua voz mesmo após mais de *um* ano de hormonização.

As mudanças vocais percebidas após a hormonização com testosterona podem ser divididas em mudanças desejadas e mudanças não desejadas na voz.[1] As principais mudanças são descritas no Quadro 10-1.

Quadro 10-1. Mudanças Vocais Desejas e não Desejadas na Voz após Hormonização com Testosterona

Mudanças vocais desejadas	Mudanças vocais não desejadas
▪ Voz mais grave ▪ Aumento das atribuições masculinas à voz ▪ Aumento da satisfação com a voz	▪ Manutenção de voz aguda ou voz não suficientemente grave ▪ Disfonia ▪ Voz fraca ▪ Restrição na faixa de extensão de frequência ▪ Durante o canto ▪ Voz instável ▪ Dificuldade de projeção vocal ▪ Cansaço vocal

INTERVENÇÃO COMPORTAMENTAL EM VOZ E COMUNICAÇÃO

Como não há interferência direta da hormonização em outros aspectos da comunicação verbal e não verbal, o treinamento específico destes elementos e das modificações não desejadas na voz deve ser associado a um trabalho de expressividade relacionada com o gênero.[1,5] O aprimoramento destas características é realizado buscando uma produção vocal confortável e uma sincronia entre esses elementos, aproximando-se de uma expressividade mais autêntica e singular.

Há diferentes abordagens sobre a intervenção vocal e de comunicação com homens trans e pessoas transmasculinas, desde a terapia customizada para disfonias por tensão muscular, a intervenção vocal com exercícios de função vocal adaptados para masculinização vocal,[11] a prevenção da disfonia e da fadiga vocal, a promoção vocal por meio de orientações sobre higiene vocal.[5,7] Também podem ser realizados treinamentos de práticas de diálogo sobre como se apresentar às outras pessoas, dizer seu nome, como responder e reagir de forma resiliente e assertiva a uma atribuição inadequada de gênero, e práticas de voz e comunicação com diferentes pessoas e em diferentes situações da vida diária.[12]

A característica de uma voz masculina deve ser considerada sob uma perspectiva da própria pessoa e de acordo com o seu conforto com sua expressão social de gênero, e não restrita a uma perspectiva técnica de uma avaliação apenas com parâmetro profissional de desvio da normalidade esperada para pessoas cisgênero. Sabe-se que há classificações vocais nas faixas de frequência de oscilação que são consideradas masculinas e femininas, contudo, nesse tipo de avaliação não apenas a faixa da frequência de oscilação deve ser levada em consideração, mas também os demais parâmetros vocais e de comunicação que compõem uma expressão masculina de gênero, e sobretudo os parâmetros com os quais a pessoa se sente confortável e se identifica.

A atenção à autopercepção vocal nesse momento é fundamental, pois a voz pode já estar com a frequência de oscilação em uma faixa classificada como masculina, o ouvinte pode estar julgando essa voz como masculina, porém, a própria pessoa pode ainda não se identificar com a voz e se sentir desconfortável. O fonoaudiólogo precisa estar atento no processo de identificação vocal, pois pode haver um momento que a voz chegue em um padrão esperado, mas que este não seja satisfatório para a pessoa, uma vez que o que deve ser buscada é uma voz autêntica e singular, e não padronizada. Também é relevante trabalhar os outros elementos corporais e comunicacionais para a composição da voz, contribuindo assim para uma expressão de comunicação mais masculina, confortável e segura socialmente.

Percebe-se na prática clínica que quando os homens são orientados sobre as possíveis mudanças desejadas e não desejadas com a intervenção, e sobre outros fatores que afetam a produção vocal e que colaboram para a masculinização da comunicação, há uma melhor percepção do processo, redução das tensões corporais associadas, maior consciência dos ajustes vocais realizados e maior clareza no manejo das expectativas.

INTERVENÇÃO CIRÚRGICA

No caso de homens trans e pessoas transmasculinas que não estão satisfeitos com sua voz mesmo após a realização da hormonização com testosterona ou intervenção fonoaudiológica, há possibilidade de intervenções cirúrgicas que a partir da modificação da estrutura laríngea, buscam deixar o *pitch* mais grave. As cirurgias com esse objetivo são mais limitadas, sendo mais descrita na literatura a tireoplastia tipo III, que é considerada

PARTE II ▪ ESTRATÉGIAS UTILIZADAS PARA A AVALIAÇÃO E OTIMIZAÇÃO VOCAL

uma técnica efetiva para o tratamento de puberfonias, e vem sendo descrita como opção de intervenção cirúrgica para masculinização vocal.[13]

RELATO DE VIVÊNCIA DE UM HOMEM TRANS

Diante da discussão e reflexão do presente capítulo, a seguir é descrito o relato de um homem trans sobre sua percepção quanto à relação entre voz e comunicação no processo de transição de gênero.

> *Assim como muitas pessoas trans a minha voz por muito tempo não me representou. Desde antes do início da minha transição eu já entendia o quanto não ter uma voz "adequada" me atingiria. Cresci vendo a minha tia que também é trans muitas vezes ser julgada por essa questão, mesmo tendo uma transição física muito nítida, sua voz sempre foi motivo de transfobia. E ao iniciar a minha transição eu vivenciei isso de perto, com o passar do tempo e o desenvolver das características masculinas o fato de ainda ter uma voz feminina e infantil por diversas vezes fez com que eu tivesse até vergonha de falar em certos locais pois já imaginava a confusão no tratamento. Com a hormonoterapia esse desconforto com a voz aos poucos foi reduzindo, mas ainda presente por não ter atingido meu timbre desejado. Minha voz sempre foi algo incômodo devido a comparação com a da minha mãe, precisei lidar muito com isso quando comecei a trabalhar pois meu primeiro emprego foi com telemarketing e algo que me tranquilizava era o fato de os clientes apenas ouvirem a minha voz. Mas era motivo de desconforto com meus gestores, visto que eu não conseguia ouvir minhas ligações em feedbacks por achar ridículo o meu tom de voz, então esses momentos eram muito desconfortáveis e me deixavam com receio de ser mal interpretado por não querer ouvir o meu atendimento. Outra situação que eu avistava era o envio de áudios em redes sociais, era muito raro. A minha relação com a voz passou a mudar com os efeitos da testosterona, que mesmo não me dando um timbre encorpado me tirou o aspecto infantil e mais afeminado da minha voz. E foi interessante perceber essa mudança no trabalho, pois quando comecei a me hormonizar eu ainda não tinha feito retificação de nome e gênero nos documentos, e mesmo usando nome social dentro da empresa, durante as ligações como envolviam segurança de dados era exigido o uso do nome de registro. E foi muito animador ver que apenas ouvindo a minha voz os clientes me chamavam no masculino, o que me fez começar a usar meu sobrenome nas ligações como forma de me identificar e de evitar problemas com a monitoria. Com isso o desconforto de ouvir a minha voz gravada também passou a ser menor, mesmo ainda não sendo o tom desejado eu já conseguia enviar áudios com mais frequência. Outro momento interessante é que antes eu acabava ficando encarregado de substituir a minha mãe nas ligações e com a mudança na minha voz isso passou a acontecer com o meu pai o que tem muita importância pra mim pois minha família não reconhece minha transição e em muitos momentos é um lugar de violência e transfobia e mesmo eles sem perceberem provavelmente é uma forma de reconhecer a minha identidade masculina,*

já que socialmente eu sou visto assim. Hoje mesmo ainda não atingindo a minha voz "ideal" me sinto satisfeito por todos os momentos que a construção tanto da minha identidade, mas também da minha voz me trouxeram. Poder ouvir áudios antigos e perceber todas as mudanças que eu tive, faz com que eu me enxergue ainda mais e a imagem que eu idealizava no começo da transição a cada dia que passa vai tomando forma e sendo cada vez mais presente (informação verbal).

CONSIDERAÇÕES FINAIS

Há consideráveis variações na autopercepção vocal dos homens trans no processo de transição de gênero, influenciadas por questões individuais, relacionadas com o tratamento e o acompanhamento fonoaudiológico para voz e comunicação. Compreender a perspectiva dos homens trans sobre voz e comunicação possibilita o desenvolvimento de abordagens de cuidado culturalmente competentes, com compreensão e respeito às individualidades e diversidades em torno das masculinidades e das expressões de gênero, evitando padrões normativos de gênero e a reprodução de estigmas. Essa reflexão tem potencial contribuição para a prática clínica fonoaudiológica na busca por equidade e integralidade em saúde, oferecendo subsídios para que a Fonoaudiologia possa contribuir para a autoestima, a qualidade de vida e o acesso à saúde integral para os homens trans e pessoas transmasculinas.

REFERÊNCIAS BIBLIOGRÁFICAS

1. Coleman E, Radix AE, Bouman WP, Brown GR, de Vries ALC, Deutsch MB et al. Standards of Care for the Health of Transgender and Gender Diverse People, Version 8. Int J Transgender Heal. 2022 Aug 19;23(sup1):S1-259.
2. Barros AD, Cavadinha ET, Mendonça AVM. A percepção de homens trans sobre a relação entre voz e expressão de gênero em suas interações sociais. Tempus Actas de Saúde Coletiva. 2018;11(4):09.
3. Azul D. Gender-related aspects of transmasculine people's vocal situations: insights from a qualitative content analysis of interview transcripts. Int J Lang Commun Disord. 2016; Nov;51(6):672-684.
4. Scheidt D, Kob M., Willmes K., Neuschaefer-rube C. Do we need voice therapy for female-to-male transgenders? In: Murdoch BE et al. eds. 2004. IALP-Congress Proceedings. Brisbane: Speech Pathology Australia.
5. Azul D, Nygren U, Södersten M, Neuschaefer-Rube C. Transmasculine people's voice function: A review of the currently available evidence. J Voice. 2017;31(2):261.e9-261.e23.
6. Ziegler A, Henke T, Wiedrick J, Helou LB. Effectiveness of testosterone therapy for masculinizing voice in transgender patients: A meta-analytic review. 2018 Jan 2;19(1):25-45.
7. Nygren U, Nordenskjöld A, Arver S, Södersten M. Effects on Voice Fundamental Frequency and Satisfaction with Voice in Trans Men during Testosterone Treatment—A Longitudinal Study. J Voice. 2016 Nov 1;30(6):766.e23-766.e34.
8. Hancock AB, Childs KD, Irwig MS. Trans male voice in the first year of testosterone therapy: Make no assumptions. J Speech, Lang Hear Res. 2017 Sep 1;60(9):2472-82.
9. Bultynck C, Pas C, Defreyne J, Cosyns M, den Heijer M, T'Sjoen G. Self-perception of voice in transgender persons during cross-sex hormone therapy. Laryngoscope. 2017 Dec 1;127(12):2796-804.

---

* Depoimento fornecido por um homem trans, em 2023.

PARTE II ▪ ESTRATÉGIAS UTILIZADAS PARA A AVALIAÇÃO E OTIMIZAÇÃO VOCAL

10. Irwig MS, Childs K, Hancock AB. Effects of testosterone on the transgender male voice. Andrology. 2017 Jan 1;5(1):107-12.

11. Myers B, Bell T. Adapting Vocal Function Exercises for Voice Masculinization. Perspect ASHA Spec Interes Groups. 2020 Aug 17;5(4):861-6.

12. Mills M, Stoneham G, Georgiadou I. Expanding the evidence: Developments and innovations in clinical practice, training and competency within voice and communication therapy for trans and gender diverse people. Vol. 18, International Journal of Transgenderism. Routledge; 2017. p. 328-42.

13. Bultynck C, Cosyns M, T'Sjoen G, Van Borsel J, Bonte K. Thyroplasty Type III to Lower the Vocal Pitch in Trans Men. Otolaryngol - Head Neck Surg (United States). 2021 Jan 1;164(1):157-9.

VIVÊNCIA E ACOMPANHAMENTO DE CRIANÇAS E ADOLESCENTES TRANS

CAPÍTULO 11

Maíra Caricari Saavedra ▪ Ana Paula Cesquim
Alexandre Saadeh ▪ Kenya Ayo-Kianga da Silva Faustino

Highlight

Este capítulo traz a descrição do trabalho longitudinal do Ambulatório Transdisciplinar de Identidade de Gênero e Orientação Sexual (AMTIGOS – HC/SP) com crianças e adolescentes trans, com foco na atuação do fonoaudiólogo. É apresentado também o relato de uma família sobre como é ser pais de uma criança trans.

Descritores: adolescente; criança; fonoterapia; pessoas transgênero; saúde; transexualidade

INTRODUÇÃO

Começa uma história....

Sobre ser pais de uma criança trans:

Se você chegou até aqui pensando que veria um relato de desespero, sinto muito decepcionar, mas não é o que você vai encontrar. Ah claro, antes que então digam que estamos romantizando a situação, acalme seu coração. Nossa história é bem diferente do senso comum e acredito que até o final do texto, você entenderá. Somos Ana e Édi, pais do Dudu, uma criança trans que hoje está com 10 anos. Ele começou a nos dizer que era um menino aos 3 anos, mas óbvio que achamos que fosse uma confusão de criança que estava descobrindo o mundo. Prontamente corrigimos: "Não meu amor, você é uma menina. Existem sim meninos e meninas, mas você é uma menina." Que inocência a nossa achar que aquela criança, que também tem deficiência, estava confusa. Pois é, Dudu tem paralisia cerebral e nós, pais, no auge do nosso capacitismo, acreditamos que a deficiência o estava confundindo. Olhando para a situação hoje, dá uma baita vergonha, mas era o que éramos na época. Aos quatro, vieram as brincadeiras com os bonecos onde eles conversavam entre si dizendo-se meninos e os outros acolhendo. Foi neste momento que eu achei que havia algo errado. Sim, levei 1 ano para começar a achar que o que aquela criança, insistentemente, me trazia, não era fruto de uma confusão, mas sim do mais profundo autoconhecimento. Aí veio a fase do "mãe, eu posso ser um menino?", quando eu já havia me cansado de explicar a mesma coisa e eu simplesmente respondia: "Meu amor, você pode ser o que você quiser! Eu te amo de qualquer jeito!" Os nomes carinhosos como princesa, gatinha e até mesmo filha, eram veementemente refutados e prontamente corrigidos: "Mamãe, é píncipe!", "Mamãe, é gatinhO!", "Mamãe, é filhO!" Nós ainda não conseguíamos chamar pelos pronomes masculinos aquela coisinha miúda, então optamos pelos neutros: meu amor, minha vida, minha paixão. Funcionou por um tempo. Foi então que em junho de 2017, durante os preparativos para uma Festa Junina, o caldo entornou. Nós demos banho nele, penteamos o cabelo e fomos colocar o vestido de caipirinha. Este foi o estopim. Dudu começou a chorar compulsivamente, puxando o vestido com a única mãozinha funcional, enquanto gritava, "Eu não quero vestido! Eu sou menino!" A força dos puxões foi tanta, que o vestido rasgou nas laterais e não tinha mais condições de ser usado. Naquele momento foi o nosso "chega". Não aguentávamos mais ver nosso filho repetindo isso o tempo todo. Dissemos a ele que então escolhesse a roupa que ele gostaria de usar. Ele voltou do quarto dele com uma camisa e uma calça jeans. Pediu para prendermos o cabelo e desenhar uma barba. O choro passou e o sorriso tomou conta de seu rostinho iluminado como nunca. Na festa, tinha uma porta de vidro, onde ele podia ver seu reflexo. Ele passou a noite em frente a essa porta, olhando-se, admirando-se e orgulhando-se de si. Estava encerrada a era da nossa filha. Nascia ali, naquele momento, nosso filhO. Desse dia, até que ele escolhesse o próprio nome, pedisse para cortar o cabelo, pedisse novas roupas, não foram mais de 8 dias. Foi muito rápido e nós simplesmente o seguíamos, catando cavaco, tropeçando, mas seguindo. Este é o momento em que boa parte das famílias sente o luto. A perda do filho, das idealizações, dos sonhos, de toda uma vida meticulosamente planejada pelos pais. Nós não passamos pelo luto. Dudu é o nosso segundo filho. Antes dele, tivemos a Lê, que faleceu aos 3 anos, quase 10 anos atrás. Não tinha como equipararmos esses sentimentos. O Dudu continuava ali, nós podíamos abraçá-lo a qualquer momento, sentir seu cheirinho e ver sua alegria, seu crescimento. Não era um luto! Ele tinha apenas saído do casulo. Ele havia se transformado em alguém muito mais confiante, amoroso e feliz. Ele estava feliz! Nós estávamos felizes por ele. Isso não fez com que não tivéssemos situações complicadas. Conquistar o nome social, usar na escola, nos documentos, o afastamento de alguns amigos, agressões verbais. Passamos por isso, mas sabemos de nossos privilégios e como tivemos sorte nesse processo. Nossas famílias nos acolheram, a escola nos acolheu, alguns amigos nos acolheram, o HC nos acolheu. Estávamos cercados de informação, solidariedade, amor e amizade. Foi muito mais fácil para nós. Ter um filho trans não precisa ser motivo de tristeza. Para nós, foi motivo de transformação. Abrir os olhos, conhecer novos horizontes e entender que estamos aqui para isso: nos transformarmos. Alguns em borboleta, outros tantos, como eu e o Édi, em lagarta, pois apenas saímos do ovo (informação verbal).

COMO ENTENDER ESSA HISTÓRIA DO PONTO DE VISTA DA SAÚDE

A definição de identidade de gênero é a sensação interna de uma pessoa de ser homem, mulher, nenhum destes, ambos ou outro(s) gênero(s).[1] Quando se fala em identidade de gênero, não há ingerência externa para mudá-la caso não fosse assim, não existiriam nem crianças, nem adolescentes trans, vista a força dos conceitos da heterocisnormatividade presentes nas famílias.

Em crianças pequenas, de 3 a 5 anos, essa autopercepção de identidade de gênero pode transitar, ou seja, não há uma linearidade em como ela se identifica, podendo variar entre os gêneros. A fluidez ou variabilidade entre os gêneros pode apresentar-se na primeira infância por meio de escolhas de vestimentas, uso de adereços, uso de personagens em jogos ou atividade de entretenimento do gênero no qual se identificam, representar-se por meio de desenhos ou narrativas de brincadeiras ou histórias. Não é apenas na escolha do brinquedo que a criança com variabilidade de gênero vai demonstrar como se identifica; nem sempre serão meninos brincando com bonecas ou meninas brincando com carrinhos (brinquedos considerados socialmente binários).

CRIANÇAS E ADOLESCENTES TRANS

Por volta de 6 a 7 anos a criança tem consciência que seu gênero é definitivo.[2] Neste momento elas começam a perceber que o gênero não muda de acordo com os acessórios ou vestimentas, percebem que as fantasias não suprem o que elas querem representar socialmente, podendo, neste momento, aumentar o risco de sofrimentos psíquicos.

O olhar diferenciado para as vivências de gênero na infância em todos os espaços de saúde e educação que atendem crianças se faz necessário, pois são nesses locais de acolhimento e aceitação que a criança poderá se sentir segura para demonstrar sua incongruência de gênero. Atividades lúdicas destes espaços são na sua essência a melhor forma das crianças demonstrarem seus sentimentos e a possibilidade da representação do corpo.

A família tem um papel crucial nesta etapa da vida da criança trans, pois haverá vários obstáculos sociais a serem enfrentados. De modo geral, famílias que apoiam a transição ou fluidez de gênero da criança iniciam pequenas mudanças que trazem conforto, segurança e qualidade de vida, a chamada socialização primária.[3] Dentro de casa, muito habitualmente, esta criança se sente livre para vestir a roupa que deseja, maquiagens, acessórios, porém essa bolha passa a ficar pequena com a persistência e insistência da vivência de gênero. Inicia-se então a necessidade de uma transição social, com espaços a serem ocupados, convívio com a família além da nuclear (tios, avós, primos), escola e amigos. Nessa etapa, começam a surgir comentários, críticas, a criança percebe o clima da casa e de sofrimento ou preocupação dos pais.

Além disso, a investigação se faz longitudinalmente, ao longo do tempo do acompanhamento. Algumas crianças podem transitar entre os gêneros durante toda a infância, outras não. Não existe um único caminho a ser seguido, não há uma única maneira de se expressar ou transicionar. Não há ninguém mais adequado do que ela mesma para dizer e viver sua identidade de gênero.

É o ambiente que coloca em risco a criança trans, não as questões de gênero. Se o ambiente familiar, escolar, social e as instituições de saúde forem favoráveis, ela se sentirá segura e poderá se desenvolver adequadamente.

Já a adolescência transexual é um período intenso. Este é o momento em que o desenvolvimento dos caracteres sexuais será incongruente entre o seu sexo reconhecido ao nascimento e o gênero com o qual se identifica, gerando conflito e podendo ter consequências no desenvolvimento saudável dessa fase da vida.[4]

Questões que transcendem às questões familiares, alcançando outras esferas, como amigos, ambiente escolar e relacionamentos afetivos e sexuais, podem afetar diretamente a saúde mental do adolescente trans, gerando depressão, abuso de substâncias psicoativas, isolamento social, ansiedade, e recorrendo em alguns casos ao suicídio para tentar resolver sua situação. As relações positivas sociais ou familiares criam uma rede de apoio protetiva e segura, garantindo maior probabilidade de desenvolvimento de habilidade em se relacionar e desenvolver vínculos afetivos.

AMTIGOS

O Ambulatório Transdisciplinar de Identidade de Gênero e Orientação Sexual (AMTIGOS) no Instituto de Psiquiatria do Hospital das Clínicas, Faculdade de Medicina – Universidade de São Paulo acompanha desde 2010 crianças e adolescentes trans de forma longitudinal. Formado por uma equipe transdisciplinar das áreas de psiquiatria, psicologia, pediatria, hebiatria, fonoaudiologia, enfermagem e educação física. O fluxo de atendimento caracteriza-se por portas abertas e demanda espontânea, em que os responsáveis pelos usuários enviam um e-mail de solicitação, dispensando qualquer encaminhamento médico ou de qualquer outro profissional de saúde.

A criança ou adolescente passa por uma triagem inicial com o coordenador do ambulatório e depois é encaminhada para avaliação do psiquiatra, transdisciplinar e avaliação pediátrica. Após o período de avaliação a criança ou adolescente e sua família passam a ser acompanhados pela equipe, que é organizada por ciclo de vida, sendo a supervisão infantil ou de adolescente.

Em parceria com o Instituto da Criança, no setor de Endocrinologia Pediátrica, do Hospital das Clínicas de São Paulo, as crianças em idade de início puberal, até o estágio Tanner 2, são avaliadas e podem receber o tratamento com bloqueio puberal, conforme a Resolução do CFM 2.265/2019.[5] O bloqueio puberal é realizado para que os caracteres sexuais (crescimento de seios, aparecimento de pelos, aumento dos testículos, menstruação, muda vocal, entre outros) não se desenvolvam como a biologia determina, ampliando o tempo de acompanhamento e definição antes de intervenções mais definitivas como hormonização ou cirurgia.

Dentro da supervisão infantil os atendimentos são focados no acompanhamento mensal das famílias e no grupo das crianças, momento em que as crianças fazem um grupo psicoeducacional organizado por idade. Todos os casos são discutidos e norteados por um Projeto Terapêutico Singular (PTS) para cada criança e sua família. Nos casos em que se identifica a necessidade de intervenções individuais, as crianças ou a família são acompanhados pelos diferentes profissionais da equipe.

Nos grupos com as famílias há uma troca de experiências, por meio de questionamentos e resoluções para questões cotidianas ligadas à identidade de gênero, na vida das crianças e seus familiares. Estes grupos são mediados pelos profissionais do AMTIGOS, em um espaço de encontro e acolhimento, evitando-se julgamentos. São momentos em que eles dividem suas vivências, acolhem sofrimentos, e se fortalecem como uma comunidade.

O mesmo acontece com o grupo das crianças, em que são propostas atividades lúdicas semidirigidas, proporcionando o convívio com outras crianças trans e respeitando as diversas faixas etárias.

PARTE II ▪ ESTRATÉGIAS UTILIZADAS PARA A AVALIAÇÃO E OTIMIZAÇÃO VOCAL **101**

Para os adolescentes, a supervisão clínica é organizada com as mesmas premissas da construção do PTS, porém, os atendimentos clínicos são organizados levando em conta as necessidades dos adolescentes e suas famílias nas diversas faixas etárias do seu desenvolvimento: grupo de chegada (novos usuários); grupo terapêutico (usuários com demandas para psicoterapia relacionadas com as questões de gênero); e, grupo de acompanhamento mensal de usuários que já estejam em cuidados em outros serviços ou sem demandas de psicoterapia/psiquiatria.

Os grupos de família garantem o contato do ambulatório com questões que muitas vezes os adolescentes deixam de lado e que podem ser muito importantes em seu desenvolvimento. Acontecem mensalmente, alternando entre uma só os pais ou familiares e uma em conjunto, pais ou familiares e adolescentes. Tal iniciativa garante riqueza de discussões e visão ampla e acolhedora para as famílias e os adolescentes. Há também um momento de encontro das famílias acompanhadas com o coordenador do ambulatório, propiciando uma escuta acessível, planejamento de ações, melhoras no atendimento e trocas de vivências entre todos.

Além dos acompanhamentos clínicos, o ambulatório tem atuação intersetorial, com encontros semestrais com escolas interessadas, apresentando às instituições um espaço aberto para discussões e orientação sobre o tema. Outra ação intersetorial de grande impacto social são as reuniões com os profissionais da atenção primária e especializada da rede pública de saúde, para matriciamento, discussão de casos, espaço para outros serviços apresentarem seus trabalhos e apoio na inserção de novos serviços. Esta reunião é ampla, com participação de profissionais da prefeitura de São Paulo e de cidades do estado de São Paulo. Em parceria com o comitê LGBT da Secretaria Municipal de Saúde de São Paulo, são realizadas Supervisões Técnicas às Unidade Polos de atendimentos de pessoas trans da rede SAMPA TRANS,[6] que são capacitadas para hormonização de pessoas trans a partir dos 16 anos, ampliando o acesso à saúde.

ACOMPANHAMENTO FONOAUDIOLÓGICO

O acompanhamento fonoaudiológico em uma equipe transdisciplinar que atue com pessoas trans, envolve a possibilidade de profissional fazer trocas de conhecimentos específicos e gerais sobre os cuidados com a pessoa trans. Dentro do ambulatório, todo usuário pode solicitar o atendimento fonoaudiológico a qualquer momento do acompanhamento. Ele será atendido individualmente, com a prática monitorada de atividades fonoaudiológicas e encontros semanais ou quinzenais, conforme seu perfil e necessidade.

Com as crianças, a Fonoaudiologia passou a ter um olhar diferenciado dentro do ambulatório, por entender que há, em alguns casos, sintomas na linguagem oral e/ou escrita associados às questões de identidade ou fluidez de gênero. Esses sintomas podem apresentar-se no início do processo de avaliação ou durante o acompanhamento longitudinal.

Cabe ao fonoaudiólogo trazer em discussões técnicas com a equipe a importância da avaliação de cada caso, apresentando o impacto que qualquer disfunção na linguagem oral e escrita (como por exemplo: troca fonêmica, bloqueios na fala, ou até mesmo um mutismo seletivo) pode ter na vida da criança que está expondo socialmente sua identidade de gênero. Dentro do PTS em muitos casos há uma intervenção fonoaudiológica para melhora desses sintomas e facilitação da comunicação dessa criança.

Outro espaço rico de matriciamento e troca de experiências, com a participação do fonoaudiólogo, é o encontro com as escolas. Nele é realizada a elucidação de dúvidas em relação à escuta adequada para qualquer sintoma que apareça tanto no desenvolvimento da linguagem oral, quanto na escrita.

Na adolescência, além do apoio técnico, é necessária uma atenção ao início da puberdade e todas as mudanças corporais que ocorrem neste período. Nos corpos biológicos masculinos é por volta dos 13 aos 15 anos de idade que a laringe sofre modificações e as pregas vocais podem se alongar em até 1 cm, e, como consequência disso, há um abaixamento da frequência de oscilação da voz, em média uma oitava, ou seja, a voz fica mais grave.[7] Nos corpos biológicos femininos, essa mudança de tamanho e ângulo das pregas vocais é mais discreto. É neste período que os conflitos entre sua expressão de gênero e sua voz passam a trazer um sofrimento importante em relação à comunicação.

A intervenção antes desse período de mudanças anatômicas é importante para minimizar os impactos da alteração vocal. Atualmente não há no Brasil estudos que comprovem as melhoras da qualidade vocal das pessoas trans nesse período da vida, porém se sabe que esta intervenção tardia diminui as possibilidades de obter sucesso na mudança da frequência de oscilação da voz (agudo e grave) e demais aspectos da comunicação verbal e não verbal.

A voz pode desempenhar um papel importante na retratação de gênero de pessoas que se identificam como transexuais, porque afeta relacionamentos afetivos, profissionais e sociabilidade de forma geral. A relação entre a expressão de gênero e suas interações sociais permite perceber que as singularidades se expressam como necessidade ou não de uma voz condizente com a expressão social de gênero.[8]

A voz, o exercício vocal, a escuta e a linguagem corporal se integram nas vivências transgênero, assim como nas pessoas cisgênero. Tanto faz a binariedade, como a não binariedade ou fluidez.

CONCLUSÃO

O acompanhamento fonoaudiológico com a abordagem adequada e a crítica quanto às questões sociais e subjetivas relacionadas com a identidade de gênero e correlacionadas com os aspectos técnicos da comunicação e voz têm grande potencial para a promoção da saúde de pessoas trans. Há uma necessidade iminente que profissionais que atuem na primeira infância, como fonoaudiólogos, conheçam o desenvolvimento da identidade de gênero, sexualidade e orientação sexual, como premissa básica de um campo de atuação e pesquisa que se aproprie do conhecimento do sujeito de forma ampla.

O ser humano em suas variabilidades, diversidades e múltiplas expressões é o objetivo do trabalho fonoaudiológico. Tomar consciência e posse de quem se é, e de como se pode viver e se expressar em sociedade, não é um caminho simples. A contribuição da Fonoaudiologia está na possibilidade de validar e facilitar as vivências individuais e coletivas das pessoas trans, sempre compondo a equipe multiprofissional de saúde.

REFERÊNCIAS BIBLIOGRÁFICAS

1. The Gender Unicorn [Internet]. 2015. Disponível em: https://transstudent.org/gender/. Acesso em: 03 mar. 2023.
2. Bonifacio HJ, Rosenthal SM. Gender Variance and Dysphoria in Children and Adolescents. Pediatr Clin North Am. 2015 Aug;62(4):1001-16. doi: 10.1016/j.pcl.2015.04.013. Epub 2015 Jun 11.
3. Nascimento FK, Reis RA, Saadeh A, Demétrio F, Rodrigues ILA, Galera SAF, et al. Brazilian transgender children and adolescents: Attributes associated with quality of life. Rev Lat Am Enfermagem. 2020 Nov 6:28:e3351. doi: 10.1590/1518-8345.3504.3351.

PARTE II ▪ ESTRATÉGIAS UTILIZADAS PARA A AVALIAÇÃO E OTIMIZAÇÃO VOCAL **103**

4. Saadeh A, Caetano L de O, Gonzalez L, Bork B, Cordeiro DM, Santo CL do E, et al. AMTIGOS- Transdisciplinary Ambulatory of Gender Identity and Sexual Orientation of the IPq-HCFM/ USP: proposal of work with adolescents, children and adults. BIS, Bol. Inst. Saúde (Impr.) 2018;19(2):86-97.
5. Brasil. Conselho Federal de Medicina (CFM). Resolução CFM n. 2265/2019. Dispõe sobre o cuidado específico à pessoa com incongruência de gênero ou transgênero e revoga a Resolução CFM no 1955/2010. Brasília: CFM; 9 de janeiro de 2020. Disponível em: https://sistemas.cfm. org.br/normas/visualizar/resolucoes/BR/2019/2265. Acesso em: 02 jun. 2023.
6. São Paulo. Atenção básica. [internet]. 2023. Disponível em: https://www.prefeitura.sp.gov.br/ cidade/secretarias/saude/atencao_basica/index. php?p=314019. Acesso em: 02 jun. 2023.
7. Behlau M, Tosi O, Pontes PA. Determinação da frequência de oscilação e suas variações em altura (jitter) e intensidade (shimmer) para falantes do português brasileiro. Acta AWHO. 1985;4(1):5-10.
8. Dantas AB. Relação entre a voz e a expressão de gênero: a percepção de pessoas transexuais. Dissertação de Mestrado. Universidade de Brasília, Faculdade de Ciências da Saúde, Programa de Pós-Graduação em Saúde Coletiva, 2017.

NÃO BINARIEDADE E IDENTIDADE VOCAL

CAPÍTULO 12

Thays Vaiano • Isabela Santos • Giovane Morales

Highlight

Não binaridade é um termo guarda-chuva usado para descrever uma variedade de identidades de gênero que estão fora do binário, ou seja, fora dos padrões feminino e masculino. Durante o processo de afirmação de gênero, o fonoaudiólogo desempenha papel fundamental na busca e construção de um novo modelo de comunicação, impactando diretamente na qualidade de vida e integração social destas pessoas.

Descritores: identidade de gênero; fonoaudiologia; minorias sexuais e de gênero; qualidade de vida; voz

CONSIDERAÇÕES INICIAIS

A ciência tem se interessado cada vez mais em desenvolver estudos sobre pessoas que se identificam como transgêneros ou em não conformidade de gênero, para que os profissionais envolvidos no processo de transição possam oferecer serviços humanizados e de qualidade. Atualmente, a variabilidade de gênero é definida como a autoidentificação de um gênero diferente do atribuído ao nascimento.[1]

Embora a maior parte das pessoas transgênero se identifique de forma binária (masculino – *homem trans* ou feminino – *mulher trans*), uma outra parte dessas pessoas tem uma identidade de gênero que está fora de um padrão binário masculino-feminino. Não binário, portanto, surgiu como um termo guarda-chuva,[2,3] usado para descrever uma variedade de identidades de gênero que estão fora do binário.[2-5]

Neste capítulo serão consideradas não binárias todas as pessoas que se identificam como *queer*, sem gênero, gênero neutro, agênero, bigênero, trigênero, terceiro gênero, e/ou gênero fluido. É importante ressaltar, embora ainda seja um ponto polêmico, que algumas pessoas com identidade de gênero não binária podem não se identificar como transgênero, essa identificação pode variar de acordo com as vivências e contexto em que estão inseridas.[3] Este capítulo usará o termo identidade de gênero não binária independentemente de tal pessoa se identificar como transgênero ou de gênero diverso.

Há uma escassez de pesquisas com foco na existência e experiência de pessoas que não têm uma identidade de gênero binária tradicional. A maior parte dos estudos é conduzida com pessoas transgênero e se concentra no uso de hormônios para afirmação de gênero por aqueles com identidades de gênero binárias. Essas intervenções afirmativas, sejam elas medicamentosas, hormonais ou cirúrgicas, podem não ser tão procuradas por indivíduos com identidades não binárias, porque essas pessoas podem não querer adquirir características essencialmente femininas ou masculinas, embora tenham o direito de fazê-lo.[2]

POPULAÇÃO

A escassez de pesquisas clínicas detalhadas sobre a voz e a comunicação de pessoas não binárias pode gerar uma percepção incorreta sobre o número de pessoas que se identificam como tal. Estudos populacionais que buscaram estimar a prevalência de pessoas não binárias, indicam que cada vez mais pessoas se identificam desta forma e que estes números só tendem a aumentar.

Esse equívoco populacional diminui a percepção da urgência em criar estratégias que sejam verdadeiramente inclusivas que atendam a essas pessoas de maneira adequada.

A falta de pesquisas clínicas, principalmente sobre a voz e a comunicação dessas pessoas, pode passar a falsa ideia de que se trata de uma pequena parcela da população. Contudo, estudos populacionais que buscaram estimar a prevalência de pessoas não binárias, indicam que cada vez mais pessoas se identificam desta forma e que estes números só tendem a aumentar.

Um estudo alemão com 8.064 participantes entre 15 e 70 anos, mostrou que 4,6% das pessoas designadas de gênero masculino ao nascimento e 3,2% das pessoas designadas de gênero feminino ao nascimento se classificaram com identidade de gênero ambivalente, definido como igual identificação com o gênero que lhes foi atribuído no nascimento e com outro gênero.[6] Um estudo belga com 2.473 participantes, identificou uma prevalência de ambivalência de gênero ou gênero não binário de 1,8% nos adultos designados de gênero masculino ao nascimento e de 4,1% nos adultos designados de gênero feminino ao nascimento.[7] No Brasil, um estudo que entrevistou 6.000 pessoas em 129 municípios de todas as regiões do país no ano de 2021, mostrou que 1,19% da população brasileira se identifica como gênero não binário. Em suas conclusões, os autores ressaltam a urgência de políticas de saúde voltadas especificamente para esse público, além do preparo de profissionais para atendê-los.[8]

Algumas pesquisas buscaram entender a porcentagem de pessoas não binárias dentro de uma comunidade de pessoas que se identificam como transgênero ou em diversidade de gênero (TDG).[9-11] No Reino Unido, dentre 14.000 pessoas TDG, 52% se identificavam como não binários. No Canadá, dentre 839 TGD, 41% se identificaram como não binários. Por fim, na Austrália, 30% das pessoas TDG que buscam serviços de atendimento em saúde identificam-se como não binários. Não foram encontrados esses dados sobre brasileiros. Contudo, fica claro que uma grande parcela da população pode precisar de diversas categorias de profissionais de saúde, entre elas o fonoaudiólogo, e que eles devem estar adequadamente preparados para este tipo de atendimento.[9-11]

BUSCA POR ATENDIMENTO FONOAUDIOLÓGICO

Pessoas com identidade não binária, quando comparadas com pessoas de identidade binária, são menos propensas a fazer a transição social ou médica como hormonização.[12,13]

É preciso que os profissionais envolvidos em qualquer tipo de assistência a pessoas não binárias entendam e respeitem sua vulnerabilidade intimamente relacionada com a divergência das normas sociais.[2,3] Essas pessoas enfrentam dificuldades únicas em cenários segregadores de gênero como escolher um título para usar na documentação oficial ou decidir qual banheiro usar em locais públicos.[2,4]

PARTE II • ESTRATÉGIAS UTILIZADAS PARA A AVALIAÇÃO E OTIMIZAÇÃO VOCAL

Atualmente, cerca de 7% das pessoas que buscam atendimento especializado para afirmação de gênero e se identificam como transgênero ou com diversidade de gênero são não binárias.[4] Esse número provavelmente aumentará substancialmente, considerando o aumento da conscientização sobre as variações de gênero na sociedade moderna e o aumento dos encaminhamentos dessas pessoas para serviços especializados.

Os serviços especializados em afirmação de gênero existem para auxiliar pessoas durante o processo de transição e/ou pessoas com quadro de sofrimento psíquico relacionado às imposições sociais entre a *performance* do gênero com o qual se identificam e o gênero que lhes foi atribuído ao nascimento.[1] A disforia pode ser aliviada por intervenções médicas de afirmação de gênero, como hormonização e cirurgia de afirmação de gênero. Tanto indivíduos transgênero binários, quanto pessoas não binárias, podem beneficiar-se da intervenção médica.[14]

Algumas pessoas não binárias podem desejar uma masculinização ou feminilização parcial para que suas características físicas fiquem mais compatíveis com sua identidade de gênero.[15] Outras pessoas podem desejar não passar por qualquer tipo de intervenção e expressar sua identidade não binária mudando, por exemplo, suas roupas, seu nome e os pronomes de tratamento.[16]

Além da intervenção médica, alguns serviços especializados auxiliam grandemente no processo de afirmação de gênero de pessoas com e sem disforia. Estas intervenções auxiliam na transição social e buscam alinhar a expressão de gênero com a identidade de gênero. Serviços especializados na afirmação de gênero incluem: atendimento psicológico, fonoaudiológico, assistência para mudança de documentos, grupos de apoio de pares, aconselhamento ou apoio familiar, além de serviços de planejamento familiar.[17]

Como dito anteriormente, pessoas que se identificam como não binárias são menos propensas a intervenções médicas como uso de hormônios e cirurgias, porém, o atendimento fonoaudiológico é recomendado pela Associação Mundial Profissional para Saúde Transgênero.[18]

AFIRMAÇÃO COMUNICATIVA DE GÊNERO

O processo de atendimento fonoaudiológico poderá auxiliar pessoas não binárias a alinhar seu tom de voz, gesto, vocabulário e toda atitude comunicativa, para que se possa expressar de maneira consonante a sua identidade. Desta forma, o fonoaudiólogo torna-se um profissional fundamental no processo de transição social da pessoa não binária durante a jornada que chamamos de Afirmação Comunicativa de Gênero (ACG). É importante salientar que a afirmação aqui referida vai muito além de um contraponto à negação; é um movimento afirmativo robusto e profundo, que busca a consolidação da própria identidade e expressão singular de gênero por meio da comunicação.

Na maior parte das vezes, as pessoas trans ou não binárias, buscam um fonoaudiólogo pensando que mudando somente o tom de voz, a afirmação de gênero relacionada com a fala estará completa. Contudo, são vários os elementos comunicativos associados à identificação de gênero como: velocidade de fala, padrão articulatório, uso de gestos, entonação das palavras, escolha de palavras, e, claro, o tom de voz. Todos esses elementos deverão ser abordados e trabalhados durante o processo de ACG.

O uso de alguns instrumentos frequentemente auxilia na avaliação multidimensional e na condução da conversa inicial da pessoa que busca por atendimento. Até o momento, apenas o *Voice Related Experiences of Nonbinary Individuals* (VENI) foi validado. Este instrumento foca especificamente nas experiências vocais de pessoas não binárias.[19]

Antes de receber uma pessoa não binária em consultório e iniciar o processo de ACG, é importante entender que o posicionamento, acolhimento e escuta interferem diretamente no sucesso do trabalho de afirmação de gênero e transição social. Neste sentido, de acordo com a prática clínica, entende-se que três elementos são essenciais:

1. Respeitar: sempre pergunte como a pessoa deseja ser tratada (nomes e pronomes).
2. Garantir Segurança: crie um ambiente em que a identidade comunicativa de gênero possa ser explorada sem julgamentos, pressupostos ou modelos ideais.
3. Preservar Autonomia: evite influenciar o resultado; a escolha do padrão comunicativo sempre pertence à pessoa em processo de ACG.

A JORNADA DE UMA PESSOA NÃO BINÁRIA EM BUSCA DA SUA IMAGEM COMUNICATIVA

A seguir será apresentado o depoimento de Giovane Alvarez Morales, trans não binária, sobre seu processo de afirmação comunicativa de gênero.

> Em meio a todas as mudanças em uma transição, a voz era a mais esperada por mim. Apesar de ser uma pessoa muito comunicativa, sempre me irritei ao ouvir minha própria voz, achava ela aguda e estridente, incompatível com a imagem que possuo de mim mesmo.
>
> Aos 27 anos quando iniciei a testosterona me decepcionei ao descobrir que minha voz não mudaria magicamente, entendi que seria necessário muito treino para dominar essa nova voz, mas tive o privilégio de poder contar com o acompanhamento de profissionais incríveis que me apoiaram a cada nova descoberta. Não foi "apenas" reaprender a falar, mas também a gritar, cochichar, cantar e fazer todas as diferentes entonações que aprendemos de forma orgânica ao longo da vida, criar de fato uma nova identidade vocal.
>
> Aprendi que esse processo exige também empatia e compreensão das pessoas que nos rodeiam, afinal quando uma pessoa transiciona todos a sua volta transicionam com ela. Isso ficou claro quando me perguntavam "Porque você está gritando?" ou "Porque você está falando de uma forma tão ríspida?" E a minha resposta por diversas vezes foi: "Não é a minha intenção, eu ainda estou aprendendo a dominar essa voz."
>
> Foi preciso muita paciência e resiliência nesse processo que por vezes despertou insegurança e frustação. Nas relações afetivas e familiares eu soava de forma rude e no ambiente de trabalho o desafio era ainda maior, pois imagine exercer um papel de liderança com a voz de um garoto de 13 anos, variando entre a rouquidão e o estridente até encontrar um tom confortável. Não foi nada fácil, mas me trouxe um aprendizado de vida único.
>
> Outra surpresa foi me deparar com um novo vocabulário, apesar de me identificar como gênero fluido (uma identidade de gênero não binária que flui entre dois ou mais gêneros) é comum ser lido de forma binária, e ao utilizar a testosterona e ganhar mais passabilidade para o masculino novas saudações surgiram, o que por vezes me fez repensar a forma como me comunico, pois até então nunca tinham me chamado de:

mestre, campeão, man, cara, brother, grande... entre inúmeros outros cumprimentos associados ao masculino.

Criar essa nova identidade vocal foi um verdadeiro desafio, uma jornada única da vivência trans que enriqueceu a minha perspectiva enquanto indivíduo. Hoje sigo em construção e reformulação, pois se nem a natureza é estática, por que a nossa identidade seria? (informação verbal).

COMENTÁRIOS FINAIS

O fonoaudiólogo deve conduzir a exploração dos elementos comunicativos associados à identidade de gênero e jamais dizer o que é certo ou errado e, muito menos, o que é "normal" ou esperado. A pessoa em processo de afirmação comunicativa de gênero é quem deve dizer qual timbre, modulação, volume, velocidade de fala, vocabulário, padrão articulatório ou gesto são mais confortáveis que expressam sua identidade e com a maneira como ela se vê e se escuta.

REFERÊNCIAS BIBLIOGRÁFICAS

1. American Psychological Association. Answers to your questions about transgender people, gender identity, and gender expression. https://www.apa.org/topics/lgbtq/transgender. American Psychological Association. 2014.
2. Frohard-Dourlent H, Dobson S, Clark BA, Doull M, Saewyc EM. "I would have preferred more options": accounting for non-binary youth in health research. Nurs Inq. 2017 Jan;24(1):e12150.
3. Richards C, Bouman WP, Seal L, Barker MJ, Nieder TO, T'Sjoen G. Non-binary or genderqueer genders. International Review of Psychiatry. 2016 Jan 2;28(1):95-102.
4. Thorne N, Witcomb GL, Nieder T, Nixon E, Yip A, Arcelus J. A comparison of mental health symptomatology and levels of social support in young treatment seeking transgender individuals who identify as binary and non-binary. International Journal of Transgenderism. 2019 Jul 3;20(2-3):241-50.
5. Rimes KA, Goodship N, Ussher G, Baker D, West E. Non-binary and binary transgender youth: Comparison of mental health, self-harm, suicidality, substance use and victimization experiences. International Journal of Transgenderism. 2019 Jul 3;20(2-3):230–40.
6. Kuyper L, Wijsen C. Gender Identities and Gender Dysphoria in the Netherlands. Arch Sex Behav. 2014 Feb 16;43(2):377-85.
7. van Caenegem E, Wierckx K, Elaut E, Buysse A, Dewaele A, van Nieuwerburgh F, et al. Prevalence of Gender Nonconformity in Flanders, Belgium. Arch Sex Behav. 2015 Jul 15;44(5):1281-7.
8. Spizzirri G, Eufrásio R, Lima MCP, de Carvalho Nunes HR, Kreukels BPC, Steensma TD, et al. Proportion of people identified as transgender and non-binary gender in Brazil. Sci Rep. 2021 Dec 26;11(1):2240.
9. Government Equalities Office. National LGBT survey research report. UK; 2020 Mar.
10. Clark BA, Veale JF, Townsend M, Frohard-Dourlent H, Saewyc E. Non-binary youth: Access to gender-affirming primary health care. International Journal of Transgenderism. 2018 Apr 3;19(2):158-69.
11. Cheung AS, Ooi O, Leemaqz S, Cundill P, Silberstein N, Bretherton I, et al. Sociodemographic and Clinical Characteristics of Transgender Adults in Australia. Transgend Health. 2018 Dec;3(1):229-38.
12. Factor R, Rothblum E. Exploring gender identity and community among three groups of transgender individuals in the United States: MTFs, FTMs, and genderqueers. Health Sociology Review. 2008 Oct 17;17(3):235-53.

13. Scheim AI, Bauer GR. Sex and Gender Diversity Among Transgender Persons in Ontario, Canada: Results From a Respondent-Driven Sampling Survey. The Journal of Sex Research. 2015 Jan 2;52(1):1-14.
14. Motmans J, Nieder TO, Bouman WP. Transforming the paradigm of nonbinary transgender health: A field in transition. International Journal of Transgenderism. 2019 Jul 3;20(2-3):119-25.
15. Beek TF, Kreukels BPC, Cohen-Kettenis PT, Steensma TD. Partial Treatment Requests and Underlying Motives of Applicants for Gender Affirming Interventions. J Sex Med. 2015;12(11):2201–5.
16. Cheung AS, Leemaqz SY, Wong JWP, Chew D, Ooi O, Cundill P, et al. Non-Binary and Binary Gender Identity in Australian Trans and Gender Diverse Individuals. Arch Sex Behav. 2020 Oct 13;49(7):2673-81.
17. Kearns S, Kroll T, O'Shea D, Neff K. Experiences of transgender and non-binary youth accessing gender-affirming care: A systematic review and meta-ethnography. PLoS One. 2021 Sep 10;16(9):e0257194.
18. World Professional Association for Transgender Health. Standards of care for the, health of transsexual, transgender, and gender nonconforming people. https://www.wpath.org/publications/soc. 2020.
19. Shefcik G, Tsai PT. Voice-related Experiences of Nonbinary Individuals (VENI) Development and Content Validity. Journal of Voice. 2021.

EXPRESSIVIDADE DA VOZ E DA COMUNICAÇÃO COM PESSOAS TRANS

CAPÍTULO 13

Juliana Fernandes Godoy • Akira Silva Lima

Highlights

Este capítulo aborda os conceitos envolvidos na expressividade da comunicação, seu papel na identificação de gênero e sua adaptabilidade frente aos diferentes contextos situacionais do cotidiano das pessoas transgêneros. Características da expressividade em grupos de pessoas transgênero são discutidas, bem como possibilidades de perfil a serem consideradas de acordo com a demanda do atendimento. Algumas técnicas que podem ser utilizadas no atendimento fonoaudiológico com pessoas trans serão apresentadas, reforçando a importância da abordagem centrada na pessoa, a valorização da queixa, o tipo de solicitação de mudança e o reconhecimento da comunicação como fenômeno dinâmico, que deve adaptar-se aos diferentes contextos e condições socioculturais.

Descritores: comunicação; expressão de gênero; identidade de gênero; pessoas transgênero; serviços de saúde para pessoas transgênero; voz

INTRODUÇÃO

A expressividade na comunicação envolve o uso de recursos verbais e não verbais de forma a atribuir sentimentos e emoções que sejam transmitidos ao interlocutor, fazendo-o interpretar a mensagem que perpassa a informação lexical. Um falante dito como expressivo faz bom uso da linguagem gestual, corporal, da respiração, e dos aspectos de voz e fala. Isso permite ser interpretado por meio de seu discurso, a respeito de ideias e emoções, sendo possível perceber características físicas, sociais e culturais de sua identidade.[1-3]

O termo expressividade é utilizado na Fonoaudiologia em referência aos recursos de comunicação e de voz usados pelo falante para exprimir suas ideias.[1,4] A expressividade na comunicação compreende mais do que as informações acústicas da fala; engloba aspectos da postura corporal, do uso de gestos, expressões faciais, contato visual, uso de turnos, entre outros. Já a expressividade vocal refere-se às características do indivíduo quanto ao uso de uma série de elementos, especialmente aqueles relacionados com a prosódia da fala: ritmo, entonação, taxa de elocução, pausas e ênfases, bem como ressonância, qualidade vocal, frequência e intensidade.[1,2,4-6] A voz precisa expressar a identidade do indivíduo, de acordo com seus marcadores biossocioculturais. Ela também tem o papel de fazer com que a pessoa se sinta segura e transmita suas ideias de forma assertiva, exprimindo suas intenções no discurso, indo além da identificação de suas características físicas, para que a interpretação do discurso não seja limitada, prejudicando a mensagem. O trabalho do

111

fonoaudiólogo voltado para a expressividade contribui para que tais objetivos sejam cumpridos e mostra-se uma ferramenta para aprimoramento da comunicação.[7,8]

O indivíduo trans, tem na comunicação uma poderosa ferramenta para sentir-se mais seguro em ambientes de trocas comunicativas, especialmente com pessoas fora de seu convívio. Contudo, pelas informações de gênero que a voz automaticamente passa, o trabalho com a expressividade assume, nessa população, um papel essencial.

No que se refere à identificação de gênero por meio da comunicação, muitas são as variáveis que contribuem para que o ouvinte possa perceber o falante dentro dos conhecidos padrões binários.[9,10] A frequência de oscilação extraída de material de fala mostra-se um dos parâmetros mais relevantes para essa finalidade.[11] No entanto, a entonação, a ressonância e outras características de expressividade vocal também são fundamentais para cumprir adequadamente este papel.[5,6,12,13]

Uma voz com frequência grave é associada a pessoas com maior confiança, tanto ao ser utilizada na expressão do gênero masculino, quanto do feminino.[14] Além disso, uma frequência grave transmite a impressão de domínio, na voz de falantes do gênero masculino e de controle do ambiente para o gênero feminino.[15-17] Para pessoas do gênero feminino, as preferências por uma determinada frequência dependem do contexto situacional,[14] e podem passar a impressão de fragilidade.[2] O uso de inflexões vocais para a região dos agudos é mais comumente relacionado com o gênero feminino, enquanto uma fala com poucas variações de frequência na entonação, está mais atrelada à percepção do gênero masculino.[18] No que se refere à articulação dos sons, para vozes que se expressam dentro do gênero feminino, uma maior precisão articulatória pode ser desejável.[19,20]

A literatura acerca da atuação fonoaudiológica na expressividade vocal de pessoas transgênero sugere que sejam abordadas as mudanças nos padrões prosódicos, além do trabalho com ajustes da frequência propriamente dita.[5,13] Para que haja concordância desse parâmetro com outros aspectos comunicativos, tais modificações devem estar atreladas a ajustes gerais de comunicação como postura corporal, ao uso de gestos e expressões do indivíduo.[5,6]

Na experiência dos autores, mulheres trans que expressam papéis do gênero feminino há pouco tempo podem apresentar características de timidez na fala, intensidade reduzida, poucas inflexões, podendo forçar um registro vocal elevado na tentativa de ajuste da própria frequência. Esta situação pode trazer o relato de cansaço ao falar, bem como falta de identificação com o padrão comunicativo utilizado.

Já mulheres que vivenciam há mais tempo papéis dentro do gênero feminino tendem a ser mais expansivas, apresentar uma voz mais forte e frequência na região média, o que pode explicar algumas queixas de não identificação de gênero por meio da voz, por serem interpretadas como agressivas. Por outro lado, homens trans podem apresentar voz com intensidade fraca, muitas inflexões, e ainda que apresentem uma frequência mais grave devido a hormonização, podem transmitir a impressão de serem mais fracos ou inseguros. Alguns ajustes de ressonância utilizados por pessoas trans conferem uma característica pouco natural e estereotipada, o que as deixa pouco seguras em ambientes com pessoas desconhecidas.

No que se refere à expressão da comunicação, especialmente em relação às posturas corporais, os autores observam que mulheres trans podem ter uma postura mais fechada, curvada, com o queixo abaixado na tentativa de tirar a atenção da proeminência laríngea, conferindo uma expressão de insegurança, medo e timidez. Homens trans também tendem a adotar este tipo de postura, especialmente quando as mamas estão presentes. A conversa

PARTE II ▪ ESTRATÉGIAS UTILIZADAS PARA A AVALIAÇÃO E OTIMIZAÇÃO VOCAL **113**

sobre as características de expressão corporal e gestual não é realizada no primeiro atendimento, sendo abordada após alguns encontros, quando a pessoa trans já possui maior confiança no profissional que o acompanha.

A expressão das emoções entre os gêneros é culturalmente definida e certas características formam estereótipos do que é esperado socialmente para cada gênero.[21] Algumas diferenças são biológicas, como o tamanho e a massa das pregas vocais, que impacta na frequência oscilatória;[22] outras são moldadas pela cultura, personalidade e papéis sociais desempenhados.[21] Assim, é imprescindível que o fonoaudiólogo considere a diversidade e valorize as características de comunicação que manifestem a identidade de gênero que a pessoa trans quer apresentar em sua expressão vocal. O profissional pode contribuir para a aceitação de múltiplas vozes na expressão da diversidade de gênero. Semear uma cultura em que as pessoas compreendam que somos indivíduos diversos, tem impacto social com melhora do bem-estar, qualidade de vida e aumento da segurança na comunicação de pessoas transgêneros.

Pessoas trans podem desejar ou não se enquadrar em padrões pré-determinados social e culturalmente como binárias. Com isso, o olhar fonoaudiológico em relação à pessoa transgênero deve ter como base principal a demanda de quem procura por atendimento. Compreender as questões que circundam a vida de uma pessoa trans é imperativo e fará com que o impacto gerado pelo relato oferecido seja interpretado corretamente. Existem particularidades que precisam ser consideradas e que vão além do trabalho com ajustes de fonte glótica e modificação da frequência oscilatória.

Nesse sentido, é preciso elencar as principais necessidades de ajustes comunicativos que auxiliem no delineamento do plano de atendimento para o trabalho com questões vocais e de melhora na expressividade. Desta forma, alguns pressupostos devem ser seguidos na coleta da história clínica. Após elucidar como a pessoa trans percebe sua voz e sua comunicação, que dados ela tem sobre a percepção dos outros, a pergunta a ser feita é sobre a identificação atual com sua voz e as expectativas em relação ao trabalho fonoaudiológico.

O fonoaudiólogo deve verificar se a busca por novos ajustes parte de uma insatisfação pessoal daquele indivíduo com seus padrões vocais e comunicativos, ou se visa proteger-se ou adequar-se em situações de comunicação com pessoas fora ou dentro do seu círculo de convívio.

Feito isso, algumas opções podem ser identificadas, das quais se destacam: a pessoa apresenta incongruência vocal e deseja expressar-se melhor dentro do gênero com que se identifica; a pessoa apresenta satisfação com a voz, mas sente que a comunicação o limita e não permite a total expressão de sua personalidade em ambientes novos ou mais formais, quando há necessidade de padrões binários de identificação para melhor aceitação ou segurança da pessoa; a pessoa gosta e aceita seu estilo comunicativo, mas sente necessidade de aprimorar sua expressão vocal, a fim de que esta reflita melhor sua identidade. A depender de qual padrão a pessoa trans se encontra, o trabalho fonoaudiológico na conscientização, na manipulação da frequência e nos demais ajustes vocais e corporais, deve ser mais ou menos sutil, e seguir diferentes caminhos.

Identificadas as individualidades da pessoa trans, inicia-se um trabalho de reconhecimento de padrões e estilos comunicativos, podendo-se usar a nomeação de personalidades ou pessoas comuns, cis ou transgênero, com vozes ou estilo comunicativo admirados por aquela pessoa.

Assim, é possível que fonoaudiólogo e o usuário reconheçam padrões vocais e de comunicação preferidos. Nem sempre os aspectos da comunicação das pessoas trazidas como seu foco de admiração têm características socialmente tidas como binárias. Isso gera a consciência de que a voz desejada não precisa necessariamente ser muito aguda, no caso de mulheres trans, ou muito grave, no caso de homens trans. Após isso, é mais fácil que o indivíduo consiga identificar quais aspectos vocais são foco de trabalho, em quais cenários de seu cotidiano.

No entanto, ressalta-se que mesmo se duas pessoas se identificarem com o mesmo gênero, isso não quer dizer que elas experienciam essa identificação da mesma forma, pois há grandes variações vocais em um gênero determinado. Assim, é relevante compreender as diferenças e criar espaço para que a pessoa trans consiga se descrever e se perceber.[3] O trabalho deve ser no sentido de ajudar o cliente a desenvolver um estilo de comunicação que manifeste a forma como quer expressar o gênero, de maneira que sua expressão comunicativa reflita o que ela é.[18]

Vários parâmetros de expressividade vocal e corporal relacionados com o gênero podem ser modificados e manipulados nas mais diferentes situações. Os parâmetros que melhor respondem às mudanças comportamentais são a frequência, a entonação, a articulação, a ressonância, a intensidade e o uso de gestos e expressões.[5,12,13,20,23,24]

Sendo assim, diversas estratégias podem ser abordadas para aprimorar a expressividade da voz e da comunicação da pessoa transgênero, seja para padrões femininos, masculinos ou neutros. Sugere-se o uso de abordagens do método auditivo para que se tome consciência da produção vocal,[25] aspectos preferidos e indesejados, bem como a manipulação de parâmetros como frequência e velocidade. Marcadores de ritmo e ênfases também são interessantes e encorajados. A interpretação da emoção transmitida com a variação de cada ajuste realizado ajuda a construir um leque de padrões a serem utilizados em diferentes contextos, com diferentes finalidades.

Ajustes de ressonância com foco nos formantes e apoio de monitoramento do traçado espectrográfico facilitam a percepção de gênero por parte do ouvinte e são uma estratégia que pode favorecer a automatização.[26] No entanto, tais estratégias, se treinadas exclusivamente na emissão sustentada ou fala automática, podem não ser suficientes para agregar expressividade à voz e à comunicação no dia-a-dia. Desta forma, associado ao uso das abordagens supracitadas, é importante o treino de fala voltado para a comunicação espontânea, associando movimentos e posturas corporais,[6] treino de comunicação com foco na expressão de emoções, junto ao uso de gestos e expressões faciais, com marcação das inflexões vocais.

A identidade é algo dinâmico, moldado pelas interações sociais.[23] Desta forma, a característica social expressa pelo falante precisa ser praticada. Nesse sentido, pode-se substituir o termo identidade por posicionamento sociocultural, uma vez que este é resultado de algo contínuo que pode ser determinado de acordo com as relações de comunicação.[23] Portanto, ter em mente que os corpos modificam os padrões vocais e compreender que tanto a biologia, quanto os aspectos culturais a que as pessoas estão inseridas a cada momento, desempenham um papel na expressividade a cada diferente tipo de interação social, pode validar a possibilidade de a pessoa trans ter uma expressividade vocal e de comunicação que se ajusta de acordo com as situações. Com isso, é útil trabalhar dentro das sessões as possibilidades de expressão de acordo com as diferentes situações do dia a dia.

Mais do que adotar ajustes vocais e comunicativos rígidos, é recomendado que a pessoa trans seja guiada no desenvolvimento de uma expressão individualizada, de acordo com o contexto do ambiente, seja ele social, cultural, relacionado com o trabalho ou com as pessoas de convívio mais próximo.[18] A abordagem da expressividade nos diferentes ce-

PARTE II • ESTRATÉGIAS UTILIZADAS PARA A AVALIAÇÃO E OTIMIZAÇÃO VOCAL

nários de comunicação deve levar em consideração a segurança e a integridade do cliente nos diversos ambientes. É importante dar espaço para que ele expresse seus medos e inseguranças vivenciados em seu cotidiano, para adequar as abordagens a sua realidade.

Em um contexto em que pessoas transgênero sofrem com maior desvantagem vocal quando não são adequadamente identificadas pelo ouvinte e que apresentam baixa qualidade de vida relacionada com a voz,[27-30] o fonoaudiólogo pode trabalhar expectativas e conscientizar que tanto o falante quanto o ouvinte desempenham um papel na interpretação e no julgamento do conteúdo,[23] independentemente do gênero.

Diferentes forças socioculturais moldam nossa fala, a interpretação de quem nos ouve e a percepção dos profissionais de saúde.[24] Considerando isso, o profissional e a pessoa trans devem focar na prática de características comunicativas diversificadas, que possam tornar a comunicação dinâmica, interessante, adaptável às diversas situações e que represente o indivíduo nos diferentes contextos. A abordagem adotada pelo profissional precisa ser centrada na pessoa e ir ao encontro das necessidades de desenvolvimento da pessoa trans para quem o atendimento é prestado, de acordo com o que ela traz em seu atendimento.[3]

CONSIDERAÇÕES FINAIS

A expressão vocal e da comunicação da pessoa transgênero são características importantes para que ela sinta bem-estar e segurança em suas relações consigo e com o outro, por meio da comunicação. Porém, o posicionamento sociocultural, a expressão dos sentimentos e das emoções mudam nos diferentes contextos situacionais. Para adaptar-se a todas as demandas a expressão vocal e da comunicação deve ser flexível e, sempre que possível, consciente.

O trabalho do fonoaudiólogo deve estar alinhado as demandas da pessoa trans e deve ter foco múltiplo, levando-se em consideração as características físicas, culturais, sociais e o entorno do indivíduo, bem como seu trabalho, suas relações dentro de casa e suas inseguranças nas trocas comunicativas cotidianas, especialmente com desconhecidos, o que pode gerar maior ansiedade. Todos estes cenários devem ser considerados e os diversos ajustes da expressividade devem ser abordados visando a automatização. O encorajamento ao convívio com outras pessoas transgêneros pode melhorar a experiência do indivíduo.

Ademais, os profissionais da saúde têm papel relevante na conscientização da população acerca da diversidade de gênero, visando reduzir preconceitos e estereótipos, para que a sociedade seja mais inclusiva e segura a todos.

REFERÊNCIAS BIBLIOGRÁFICAS

1. Moreira-Ferreira AE. Recursos de expressividade oral e linguístico discursivos de operadores de telemarketing: relação com a sensação gerada em prováveis clientes e o desempenho profissional. 2007;1-250.
2. Borrego MC de M, Madureira S, Camargo Z. Expressividade na voz profissional falada. In: Lopes L, Moreti F, Zambon F, Vaiano T, organizadores. Fundamentos e atualidades em voz profissional. Rio de janeiro: Thieme Revinter; 2021. p. 1-10.
3. Azul D, Quoresimo L. Best Practices for Vocal Pedagogy with Gender Diverse People. Voice Speech Rev. 2022;16(2):130-43.
4. Ferreira LP. Expressividade - A trajetória da Fonoaudiologia Brasileira. In: Kyrillos L, organizador. Expressividade-da teoria à prática. Revinter; 2005. p. 1-14.
5. Dacakis G. The role of voice therapy in male-to-female transsexuals. Curr Opin Otolaryngol Head Neck Surg. 2002;10(3):173-7.

6. Lopes J, Dorfman MEKY, Dornelas R. A voz da pessoa transgênero - desafios e possibilidades na clínica vocal. In: Lopes L, Moreti F, Ribeiro LL, Pereira EC, organizadores. Fundamentos e atualidades em voz clínica. Rio de Janeiro: Thieme Revinter; 2019. p. 173-9.
7. Borrego MC, Gasparini G, Behlau M. The Effects of a Specific Speech and Language Training Program on Students of a Radio Announcing Course. J Voice. 2007;21(4):426-32.
8. Neiva TMA, Gama ACC, Teixeira LC. Expressividade vocal e corporal para falar bem no telejornalismo: resultados de treinamento. Rev CEFAC. 2016;18(2):498-507.
9. Hardy TLD, Rieger JM, Wells K, Boliek CA. Acoustic Predictors of Gender Attribution, Masculinity–Femininity, and Vocal Naturalness Ratings Amongst Transgender and Cisgender Speakers. J Voice. 2020;34(2):300.e11-300.e26.
10. Dahl KL, Mahler LA. Acoustic Features of Transfeminine Voices and Perceptions of Voice Femininity. J Voice. 2020 Nov;34(6):961.e19-961.e26.
11. Houle N, Levi SV. Effect of Phonation on Perception of Femininity/Masculinity in Transgender and Cisgender Speakers. J Voice. 2021;35(3):497.e23-497.e37.
12. Hancock AB, Garabedian LM. Transgender voice and communication treatment: A retrospective chart review of 25 cases. Int J Lang Commun Disord. 2013;48(1):54-65.
13. Hancock A, Colton L, Douglas F. Intonation and gender perception: Applications for transgender speakers. J Voice. 2014;28(2):203-9.
14. Tsantani MS, Belin P, Paterson HM, McAleer P. Low Vocal Pitch Preference Drives First Impressions Irrespective of Context in Male Voices but Not in Female Voices. Perception. 2016;45(8):946-63.
15. Apple W, Streeter LA, Krauss RM. Effects of pitch and speech rate on personal attributions. J Pers Soc Psychol. 1979;37(5):715–27.
16. Behlau M. Avaliação de voz. In: Behlau M, Azevedo R, Pontes P, organizador. Voz: o livro do especialista. Rio de Janeiro: Revinter; 2001. p. 105-15.
17. Behlau M, Barbara M. Apresentações profissionais. In: Behlau M, Barbara M, organizadores. Comunicação Consciente: o que comunico quando me comunico. Rio de Janeiro: Thieme Revinter; 2022.
18. Davies S, Papp VG, Antoni C. Voice and Communication Change for Gender Nonconforming Individuals: Giving Voice to the Person Inside. Int J Transgenderism. 2015;16(3):117-59.
19. Dacakis G, Oates J, Douglas J. Beyond voice: Perceptions of gender in male-to-female transsexuals. Curr Opin Otolaryngol Head Neck Surg. 2012;20(3):165-70.
20. Leyns C, Corthals P, Cosyns M, Papeleu T, Van Borsel J, Morsomme D, et al. Acoustic and Perceptual Effects of Articulation Exercises in Transgender Women. J Voice [Internet]. 2021. In press.
21. Brody LR. Gender and emotion: Beyond stereotypes. J Soc Issues. 1997;53(2):369-93.
22. Behlau M, Azevedo R, Madazio G. Anatomia da laringe e fisiologia da produção vocal. In: Behlau M, organizador. Voz: o livro do especialista. Rio de Janeiro: Revinter; 2001.
23. Azul D, Hancock AB. Who or what has the capacity to influence voice production? Development of a transdisciplinary theoretical approach to clinical practice addressing voice and the communication of speaker socio-cultural positioning. Int J Speech Lang Pathol [Internet]. 2020;22(5):559-70.
24. Azul D, Hancock AB, Nygren U. Forces Affecting Voice Function in Gender Diverse People Assigned Female at Birth. J Voice [Internet]. 2021;35(4):662.e15-662.e34.
25. Behlau M, Madazio G, Feijó D, Azevedo R, Gielow I, Rehder MI. Aperfeiçoamento vocal e tratamento fonoaudiológico das disfonias. In: Behlau M (editors). Voz: o livro do especialista. 2. ed. 2005. p. 409-519.
26. Kawitzky D, McAllister T. The Effect of Formant Biofeedback on the Feminization of Voice in Transgender Women. J Voice. 2020;34(1):53-67.
27. Schmidt JG, Goulart BNG de, Dorfman MEKY, Kuhl G, Paniagua LM. Voice challenge in transgender women: trans women self-perception of voice handicap as compared to gender perception of naïve listeners. Rev CEFAC. 2018;20(1):79-86.

28. Hancock AB, Krissinger J, Owen K. Voice perceptions and quality of life of transgender people. J Voice [Internet]. 2011;25(5):553-8.
29. Dornelas R, Guedes-Granzotti RB, Souza AS, Jesus AKB de, Silva K da. Qualidade de vida e voz: a autopercepção vocal de pessoas transgênero. Audiol - Commun Res. 2020;25:1-5.
30. Meister J, Hagen R, Shehata-Dieler W, Kühn H, Kraus F, Kleinsasser N. Pitch Elevation in Male-to-female Transgender Persons—the Würzburg Approach. J Voice [Internet]. 2017;31(2):244.e7-244.e15.

CUIDADO INTEGRAL À SAÚDE DE PESSOAS INTERSEXO: CONSIDERAÇÕES FONOAUDIOLÓGICAS

CAPÍTULO 14

Daniela Martins Galli ▪ Diana Estevam de Carvalho

Highlights

Este capítulo traça um panorama da problemática em torno dos corpos intersexo, passando pela dificuldade em nomear e definir estes quadros, até os índices de sofrimento aos quais estas subjetividades estão expostas quando não encontram lugar de pertencimento na sociedade. Esta invisibilidade e os procedimentos biomédicos de tratamento da pessoa intersexo, por vezes mutiladores, produzem marcas biopsíquicas e sociais com potencial de gerar transtornos na comunicação. Atuar nesta clínica requer conhecimento amplo das ciências, manejo em equipes interdisciplinares, dispositivos clínicos e integralidade do cuidado.

Descritores: assistência integral à saúde; circuncisão feminina; circuncisão masculina; direitos humanos; distúrbios do desenvolvimento sexual; hiperplasia suprarrenal congênita; identidade de gênero; pessoas intersexuais; transtornos do desenvolvimento sexual; voz

INTRODUÇÃO

Embora muitas áreas do conhecimento escrevam sobre o corpo e a vivência intersexo, e há bem pouco tempo o discurso das ciências tenha dividido espaço com os sujeitos,[1-3] o "I" da sigla LGBTQIAP+ permanece uma identidade invisibilizada na sociedade. Como consequência, ele é negligenciado em diversos aspectos da vida: saúde, educação, direito, e porque não dizer também a comunicação humana. Não à toa a saúde integral desta população, bem como as possibilidades de cuidado, foram os temas inaugurais de publicações fonoaudiológicas brasileiras nos anos 2000, com os trabalhos das Oficinas de Linguagem[4], Grupo Vida,[5] e um estudo bibliográfico exploratório que apresentou o estado da arte, e trouxe inquietações e questionamentos advindos da prática clínica em equipe multiprofissional.[1,6]

Contudo, ainda hoje, poucos são os trabalhos que abordam esta temática, tanto do ponto de vista técnico – as relações entre os estados intersexuais e a voz, desenvolvimento da linguagem oral e escrita, motricidade orofacial, audição e comunicação – quanto do ponto de vista da tecnologia de cuidado e do direito à autodeterminação do sexo;[7] ou seja, a forma de abordar estes casos numa perspectiva interdisciplinar, transdisciplinar e de direitos humanos.

MAS AFINAL, O QUE É SER INTERSEXO E QUAL A RELAÇÃO COM A FONOAUDIOLOGIA?

Sinteticamente, intersexo diz respeito a uma variabilidade corporal que impede a classificação binária e conservadora do sexo biológico, conhecida como macho/fêmea, masculino/feminino.[8] Essa classificação admite apenas duas possibilidades hegemônicas, heterocentradas,[9] distintas entre si, com características típicas bem definidas e correspondência entre cromossomos, gônadas e fenótipo.[10] Exemplificando, espera-se das mulheres um cariótipo 46XX, presença de ovários e útero, clitóris e vagina, hormônios femininos (estrógeno, progesterona), caracteres sexuais secundários femininos como desenvolvimento de mamas, pilificação e voz aguda. Aos homens espera-se cariótipo 46XY, presença de testículos e pênis, hormônios masculinos (andrógenos como a testosterona), caracteres sexuais secundários masculinos como pilificação corporal e voz grave.[10,11]

Marcas corporais que escapam a esta definição e classificação como nos quadros de mosaicismo genético, ausência de gônadas, insuficiência ou insensibilidade aos hormônios sexuais, disgenesia gonadal, má formação genital, ambiguidade genital – que dificulta a designação do sexo do bebê ao nascimento – referem-se à intersexualidade, distúrbios da diferenciação sexual (DDS) ou somente intersexo.[2,12,13]

Estima-se que 1,7% da população mundial seja intersexo.[14] Embora relativamente comum, como o número de pessoas ruivas, definir intersexo é um fenômeno complexo, em constante transformação, tensionado pelos saberes das ciências biológicas, sociais, humanas e os movimentos sociais, dada a forma patologizante, pejorativa e desumana como tais quadros são tratados.

A história destes sujeitos remonta à mitologia grega com o mito do hermafrodita, à idade média com as aberrações da natureza, monstruosidades circenses, quimeras, até os dias atuais em que raríssimas culturas aceitam o terceiro sexo na sociedade,[15] inclusive do ponto de vista legal.[14,16,17] Negar a variedade corporal e autodeterminação do sexo, ainda hoje, submete estes corpos em tenra idade, a uma série de procedimentos médicos como as cirurgias corretivas do genital e hormonização.[18]

A assunção do verdadeiro sexo do bebê é perseguida a qualquer custo para que não haja interferência no gênero de criação (sexo social), bem como todas as escolhas subsequentes que derivam desta decisão.[19] Assim, a escolha do sexo social é uma decisão clínica baseada em exames laboratoriais, aparência dos genitais e possibilidades cirúrgicas apresentadas às famílias pela equipe como verdade. Ela deve acontecer preferencialmente até os 3 anos de idade, pois se acredita que o sexo social estaria estabelecido, uma vez que ele acompanharia do ponto de vista de desenvolvimento, a aquisição da fala.[18]

Casos consagrados na literatura, alguns escritos por pessoas intersexo, demonstram a realidade destas decisões: mutilações genitais no recém-nascido, escolhas unilaterais e equivocadas de tratamento, submissão a infindáveis cirurgias (desnecessárias) durante a infância e adolescência, como a dilatação genital em meninas, disfunções sexuais, transição de gênero na vida adulta, gerando marcas físicas, emocionais e de desenvolvimento[13,20-22].

É possível afirmar também que muitas vezes as escolhas cirúrgicas são balizadas por preconceito e machismo, e a definição do sexo guiada por elas, invariavelmente, tendem a feminilização dos corpos. Diz-se que é mais fácil cavar um buraco do que construir um poste, referindo se à possibilidade de se construir um genital feminino.[14]

Diante desta realidade, associações intersexo como a *Intersex Society of North America* (ISNA) e a Associação Brasileira Intersexo (ABRAI) e de profissionais como a *The World Professional Association for Transgender Health* (WPATH), orientam primordialmente o

PARTE II ▪ ESTRATÉGIAS UTILIZADAS PARA A AVALIAÇÃO E OTIMIZAÇÃO VOCAL

trabalho em equipe, a não mutilação genital do bebê, o fim das esterilizações, o direito ao registro civil no nascimento, a autodeterminação sexual e de gênero, a postergação dos procedimentos cirúrgicos a uma idade em que o sujeito possa consentir, o fim do segredo e tabu em torno da intersexualidade, acompanhamento psicológico e social às famílias e sujeitos, além de cuidados integrais em saúde.[13,22]

Pensando em cuidado integral, a saúde da comunicação de pessoas intersexo pode sofrer abalos ao longo da vida em função de transtornos orgânicos, psíquicos e sociais. Nesta perspectiva se insere o trabalho da fonoaudiologia em equipes interdisciplinares, sobretudo nas áreas de voz e linguagem.[1,23,24]

Em relação à voz, o "padrão" vocal em diversos quadros intersexuais pode apresentar variação em relação ao esperado, pela influência dos hormônios sexuais e sua ação no desenvolvimento da laringe, que é um órgão hormônio-dependente. Na hiperplasia adrenal congênita (HAC), por exemplo, quadro intersexo que também apresenta genitália ambígua, a voz de meninas e adolescentes pode ser muito grave em função da forte virilização da laringe e das pregas vocais, o que é irreversível. Nestes casos, o que ocorre é a secreção aumentada dos precursores do cortisol e andrógenos pela glândula adrenal.[25-28]

Em situações em que estes quadros não são diagnosticados e controlados logo ao nascimento, a experiência do Grupo Vida e das Oficinas de Linguagem mostra crianças que desenvolveram puberdade precoce,[4,5] apresentando-se muito altas na primeira infância, com idade óssea, por exemplo, de 10/12 anos e cronológica de 5/6 anos, mas tornaram-se adultos muito baixos, e em relação à voz era comum crianças de 5/6 anos com *pitch* grave, intensidade vocal forte e padrão prosódico incompatível com o gênero. Na queixa das mães não era incomum a fala "minha filha não fala meiguinho como as outras meninas" ou "ela tem uma personalidade forte".[1]

Participantes 46XX com HAC,[29] mesmo submetidas à hormonização, mantêm tendência a uma voz mais grave, possivelmente em função da ação androgênica. Elas também apresentam qualidade vocal rugosa, voz mais grave e desvio vocal. Em meninas, a puberdade precoce também é um fator de alteração laríngea e consequentemente uma voz mais grave.[27]

O *pitch* grave ou agudo para idade e sexo, encontra amparo na literatura da área sobre as classificações vocais,[10] atreladas à correspondência entre sexo-gênero-voz. As categorias feminino-agudo e masculino-grave, ainda são centradas numa visão binária de sexo e gênero. Pode-se dizer também, que à semelhança do que acontece com o genital, qualquer dissonância vocal que borre a fronteira do padrão normativo entre feminino e masculino, ainda é vista como transtorno; dificultando, ou causando estranhamento na leitura social que este sinal acústico da voz traz de informações sobre a identidade de gênero desta pessoa.

Quanto às questões de linguagem, a impossibilidade de falar sobre as condições dos sujeitos intersexo, por estarem envoltos em um pacto de segredo, produzem um trauma nos pais. Somado a isso, a não atribuição do sexo do bebê logo ao nascimento e tudo que deriva deste ato (nome, registro, cor de roupas, adereços) gera uma situação de estresse e sofrimento à família. Sentimento de frustração, medo e raiva, por terem suas expectativas frustradas, levam estes pais a sentirem-se impossibilitados de se reconhecerem no bebê e se ligarem a ele. Além disso, é uma situação permeada por preconceitos, dada a forma como a intersexualidade ainda é vista em nossa sociedade (patologia).[1,5,24,30]

Os procedimentos médicos realizados na busca do "verdadeiro sexo" implicam em internações hospitalares frequentes, intervenções cirúrgicas precoce, e índices maiores de transstornos de linguagem.[1,24] Na verdade, não são os órgãos (genitais, gônadas) do bebê/criança intersexo que necessariamente impedem ou dificultam, em termos anatomofisiológicos, a produção da linguagem e da fala, mas sim os abalos psíquicos dos pais frente à experiência do nascimento de um filho radicalmente diferente do esperado.

Os bebês comumente têm seu sexo definido ainda na vida intrauterina, e desde então são investidos de afeto e humanização.[31] Estas operações psíquicas ficam suspensas quando o sexo precisa ser investigado, o que pode impedir o nascimento simbólico da criança; e mesmo superada esta fase, a intersexualidade como doença ou aberração, impõe a marca da diferença e da dor.

Essas crianças possivelmente serão lidas por seus pais desde a doença e da impossibilidade de realizarem algo, inclusive falar.[24] Demandando ao fonoaudiólogo uma escuta apurada, acolhedora, bem como a criação de dispositivos clínicos para intervenção, suporte aos pais e orientação às equipes.

VIVÊNCIA DE UMA MULHER TRANS COM O ATENDIMENTO FONOAUDIOLÓGICO

Segue abaixo o depoimento de Diana, uma mulher trans, sobre sua experiência com a intervenção vocal:

> *Procurei inicialmente o tratamento fonoaudiológico por sofrer muito com a minha voz, pois ela era muito grave e me causava muito desconforto. Além disso, eu passava por diversas situações constrangedoras o que acabava piorando a minha já existente dificuldade de interagir socialmente.*
>
> *Após um tempo de fonoaudiologia eu senti que era necessária uma intervenção maior para atender minha necessidade, assim busquei um procedimento cirúrgico para sanar minha dor. Realizei a glotoplastia, que é uma cirurgia que ocorre diretamente nas cordas vocais tornando a voz mais aguda e após voltei à fonoterapia. No meu caso, após a cirurgia a minha voz estava muito fraca e soprosa e a terapia foi essencial para eu aprender a usar esse novo aparato vocal.*
>
> *Durante a fonoterapia outras questões surgiram que também influenciavam a minha voz, e algumas delas eu nem sabia da existência, ou pelo menos eu não reconhecia como problemas. Algumas dessas dificuldades estavam intimamente ligadas a questões emocionais e causavam muito impacto na tensão corporal, por exemplo, o que aumentava ainda mais a minha dificuldade de fala. Portanto, além dos exercícios para a plena recuperação da cirurgia e outros relacionados com a questão vocal um aspecto que se fez presente nas consultas foi trabalhar a comunicação de forma ampla, não era só sobre como usar a voz, como falar, ou quais entonações usar, mas sim o porquê falar, a necessidade de se comunicar, a identidade da voz e como tudo isso é importante para interagir com o mundo ao nosso redor. Assim eu percebi que o meu maior desafio não seriam os treinamentos de condicionamento da minha voz, mas sim eu aprender a ter voz.*
>
> *Eu devo confessar que é com muito esforço que eu venho compartilhar minhas experiências e vivências, tanto pelo medo da exposição quanto*

PARTE II ▪ ESTRATÉGIAS UTILIZADAS PARA A AVALIAÇÃO E OTIMIZAÇÃO VOCAL

pela minha grande dificuldade em me expressar. Passei quase toda a minha vida sem saber como expressar meus sentimentos e pensamentos, em partes por eles serem muito difíceis de compreender e parecer impossível elucidá-los, mas também porque eu sabia que não era o que as pessoas queriam ouvir e por isso acabei escolhendo ficar em silêncio. Eu vivia constantemente com medo e percebi que o isolamento e o silêncio eram os caminhos mais seguros ou menos dolorosos, entretanto, os danos desses percursos me levaram a ser uma pessoa triste e insegura, com pouca capacidade de comunicação, de me colocar nos lugares e manter interações sociais.

Eu acreditava que eu era algum tipo de monstro, algo abominável, que deveria sempre ficar escondida. Demorei muito para entender que a monstruosidade estava nos outros, em fazer uma criança se sentir daquela forma, na verdade, ainda me custa internalizar que eu não sou a errada e que meu sofrimento não está ligado à minha existência em si.

Quando fui convidada para participar desse projeto eu fiquei lisonjeada, mas ao mesmo tempo apavorada. Por mais que eu esteja tentando trilhar novos caminhos, que me levem a destinos mais agradáveis e frutíferos essa continua sendo uma tarefa exaustiva, me colocar presente no mundo e me fazer ser escutada ainda me apavora. Só que agora eu percebo que o silêncio não pode ser minha única opção e não pode ser a única opção de tantas outras na mesma situação que a minha, portanto, decidi que devo lutar por esse objetivo e é o que me motiva a trazer esse assunto a público (informação verbal).

O relato de uma mulher trans nesta seção, justifica-se pelos sentimentos de inadequação, monstruosidade e não pertencimento a categoria humana – também vivenciados por pessoas intersexo. Diana, mesmo após a fonocirurgia, sentia-se sem voz. E foi somente após o processo terapêutico fonoaudiológico que o silêncio vivenciado em sua infância foi reelaborado, e sua nova voz-existência pôde encontrar lugar de pertencimento.

CONCLUSÃO

Produzir cuidado integral à saúde de pessoas intersexo leva à reflexão sobre qual perspectiva os profissionais se inserem nesta clínica: a que rompe com padrões binários e normatizações sobre os corpos-vozes de pessoas intersexo, ou os perpetua. Dessa decisão se faz necessária a revisão de classificações, deslocando-se de características femininas ou masculinas para características humanas; ou seja, múltiplas, diversas e em constante transformação.

REFERÊNCIAS BIBLIOGRÁFICAS

1. Galli DM. Olhar fonoaudiológico sobre as anomalias da diferenciação sexual: um estudo exploratório [Internet] [Dissertação]. [Pontifícia Universidade Católica de São Paulo]; 2009 [cited 2022 Nov 15]. p. 125.
2. Coleman E, Radix AE, Bouman WP, Brown GR, de Vries ALC, Deutsch MB, et al. Standards of Care for the Health of Transgender and Gender Diverse People, Version 8. International Journal of Transgender Health. 2022 Aug 19;23(sup1):S1-259.

3. I-DSD. 7th I-DSD Symposium 4- 6 July 2019 In: https://home.i-cah.org/i-dsdsymposium-2019 Acesso em: 19 Novembro de 2022.
4. Galli DM, Silveira MT, Sarmento TCGS, et al. Oficina de Linguagem: uma estratégia para trabalhar com crianças e adolescentes portadores de anomalias da diferenciação sexual. In: Seminário Internacional de Especialidades Pediátricas. Curitiba. Hospital Pequeno Príncipe. Anais do II Seminário Internacional de Especialidades Pediátricas. CD-ROM, 2005.
5. Fernandes VT, Galli DM, Greco AM, Silveira MT, Sarmento TCGS. Grupo Vida: grupo de acolhimento a pais de crianças portadoras de anomalias da diferenciação sexual. In: Congresso Humaniza SUS, Brasília, 2004.
6. Galli DM, Souza LAP. Fonoaudiologia e anomalias da diferenciação sexual: estudo exploratório em atenção à saúde. Revista brasileira de fonoaudiologia – Suplemento especial, São Paulo, 2008.
7. Parlamento Europeu [Internet]. Resolução do Parlamento Europeu, de 14 de fevereiro de 2019, sobre os direitos das pessoas intersexuais 2019 [cited 2022 Nov 15]. Available from: https://www.europarl.europa.eu/doceo/document/TA-8-2019-0128_PT.pdf.
8. Santos TE de C. Educação de crianças e adolescentes intersexo [Internet] [Doutorado]. [Universidade Estadual Paulista - UNESP]; 2020 [cited 2020]. p. 180.
9. Preciado B. Manifesto contrassexual: práticas subversivas de identidade sexual. Tradução de Maria Paula Gurgel Ribeiro. SP: N-1 edições, 2014.
10. Damiani D, Guerra-Júnior G. As novas definições e classificações dos estados intersexuais: o que o Consenso de Chicago contribui para o estado da arte? Arquivos Brasileiros de Endocrinologia & Metabologia [Internet]. 2007;51(6):1013–7.
11. M, Azevedo R, Pontes P. Conceito de voz normal e classificação das disfonias. In: Behlau M. Voz: o livro do especialista. Rio de Janeiro: Revinter; 2004.
12. DSD. 7th I-DSD Symposium 4- 6 July 2019 In: https://home.i-cah.org/i-dsdsymposium-2019/ Acesso em: 19 de Outubro de 2022.
13. ISNA – Intersex Society of North American. Whats isintersex: EUA: ISNA, 2015.In:http://www.isna.org/faq/what_is_intersex Acesso em: 19 de Outubro de 2022.
14. Intersex Human Rights Australia. What is intersex? - Intersex Human Rights Australia [Internet]. Intersex Human Rights Australia. 2019. Available from: https://ihra.org.au/18106/what-is-intersex/
15. Fausto-Sterling A. SEXING THE BODY (REVISED): gender politics and the construction of sexuality. S.L.: Basic Books; 2020.
16. Foucault M. HerculineBarbin: o diário de um hermafrodita. (Trad. Irley Franco). Rio de Janeiro: Francisco Alves, 1982 (1978).
17. Machado PS. O sexo dos anjos: representações e práticas em torno do gerenciamento sociomédico e cotidiano da intersexualidade [Internet] [Doutorado]. [Universidade Federal do Rio Grande do Sul.]; 2008 [cited 30AD Sep]. p. 266.
18. Damiani D. Tratamento das Anomalias da Diferenciação Sexual e Opção de Sexo de Criação. Manual SPSP https://www.sbp.com.br/fileadmin/user_upload/img/documentos/doc_tratamento_anomalias.pdf.
19. ONU promove reunião técnica sobre intersexo com profissionais da área médica | As Nações Unidas no Brasil [Internet]. brasil.un.org. [cited 2022 Nov 15]. Available from: https://brasil.un.org/pt-br/104038-onu-promove-reuniao-tecnica-sobreintersexo-com-profissionais-da-area-medica.
20. Vamos falar sobre a SAÚDE SEXUAL DAS TRAVESTIS E MULHERES TRANS? [Internet]. [cited 2022 Nov 10]. Available from: https://prceu.usp.br/wp-content/uploads/2021/04/v2_saudesexual_cartilha.pdf
21. Santos TEC. Jacob(y), "entre os sexos" e cardiopatias, o que o fez Anjo?. Scortecci; 2020.
22. Acioly SML. Intersexo e identidade: história de um corpo reconstruído. Dissertação de Mestrado apresentada ao Programa de Estudos Pós-graduados em Psicologia Social da Pontifícia Universidade Católica de São Paulo, 2007.
23. ABRA. [cited 2022 Nov 21]. Available from: https://abrai.org.br/conteudos/artigos/I

PARTE II ▪ ESTRATÉGIAS UTILIZADAS PARA A AVALIAÇÃO E OTIMIZAÇÃO VOCAL

24. Birkman M, Cunha MC. Internações hospitalares e cirurgias precoces, linguagem e psiquismo: estudo de dois casos. Pró-Fono Revista de Atualização Científica. 2006 Jan;18(1):79-88.
25. Neves PCR, Toralles MBP, Scarpel RD. Perfil vocal de indivíduos 46,XX com hiperplasia adrenal congênita. CoDAS. 2021;33(5).
26. Laureano JM, Romão GS, de Sá MFS, Ferriani RA, dos Reis RM, Ricz LNA. Atualização sobre a influência dos esteroides sexuais na qualidade voz. Femina. 2006;34(11):735-41.
27. Nygren U, Södersten M, Falhammar H, Thorén M, Hagenfeldt K, Nordenskjöld A. Voice characteristics in women with congenital adrenal hyperplasia due to 21-hydroxylase deficiency. Clin Endocrinol (Oxf). 2009;70(1):18-25.
28. Nygren U, Nyström HF, Falhammar H, Hagenfeldt K, Nordenskjöld A, Södersten M. Voice problems due to virilization in adult women with congenital adrenal hyperplasia due to 21-hydroxylase deficiency. Clin Endocrinol (Oxf). 2013;79(6):859-66.
29. Tsuji DH, Senes LU, Badana SC, Pinho SMR. Manejo da frequência fundamental da voz na Hiperplasia por meio da tireoplastia tipo IV de Issihiki. ArqIntOtorrinolaringol. 2003;7(3).
30. Telles-Silveira M, Tonetto-Fernandes VF, Schiller P, Kater CE. Hiperplasia adrenal congênita: estudo qualitativo sobre doença e tratamento, dúvidas, angústias e relacionamentos (parte I). Arquivos Brasileiros de Endocrinologia & Metabologia. 2009 Dec;53(9):1112-24.

CIRURGIAS DE REDESIGNAÇÃO VOCAL EM PESSOAS TRANS

CAPÍTULO 15

Luciano Rodrigues Neves ▪ Mateus Morais Aires

Highlight

A frequência de oscilação (Fo) das pregas vocais também chamada de frequência fundamental é responsável por grande parte da percepção de gênero. No entanto, outros parâmetros, como entonação e fluidez, também influenciam a percepção de gênero pela voz. A intervenção fonoaudiológica é a conduta inicial para tratar a incongruência vocal, buscando ajustar os parâmetros vocais. Nos casos em que a intervenção fonoaudiológica não é suficiente, procedimentos cirúrgicos, como glotoplastia anterior, vaporização do músculo tireoaritenóideo, aproximação cricotireóidea e avanço da comissura anterior, podem ser realizados para a redesignação vocal. É importante considerar as expectativas da pessoa trans e da equipe multiprofissional na avaliação pré-operatória.

Descritores: cirurgia de readequação sexual; disforia de gênero; fonoterapia; pessoas transgênero; transexualidade; voz; procedimentos de readequação sexual

INTRODUÇÃO

A voz exerce um papel fundamental no processo da autoidentificação da pessoa transgênero.[1] Uma voz incongruente com o gênero pode ser fator limitante ao pleno exercício das atividades sociais e laborais, ocasionando não somente dificuldades nos relacionamentos pessoais, mas também favorecendo a ocorrência ou intensificando distúrbios psicológicos.[2]

Dentre os parâmetros que impactam na produção vocal, a frequência de oscilação (Fo) das pregas vocais é responsável por aproximadamente 50% a 60% da percepção de gênero (masculino ou feminino), considerando tanto a autoavaliação do falante, quanto o julgamento de ouvintes.[3,4] Contudo, há outros parâmetros que contribuem para a percepção auditiva de gênero, como a entonação, a articulação, a fluidez, o ritmo, a velocidade de fala, entre outros.

Comumente, identifica-se o emissor vocal como pertencente ao gênero masculino quando a Fo é menor que 150-155 Hz, e identifica-se como pertencente ao gênero feminino quando a Fo é maior que 165-170 Hz.[5] Quando são obtidos valor de Fo entre 155 e 160 Hz, geralmente é difícil discernir a qual gênero o falante pertence, a não ser que os parâmetros ressonantais e articulatórios sejam característicos de um dos gêneros.

Com o objetivo de melhor tratar as pessoas trans quanto à incongruência vocal, a conduta inicial é buscar ajustar os parâmetros acima descritos com a introdução da intervenção fonoaudiológica, que deve ser feita preferencialmente por especialistas em voz com treinamento e experiência na especificidade da demanda que essa população apresenta.

CAPÍTULO 15 • CIRURGIAS DE REDESIGNAÇÃO VOCAL EM PESSOAS TRANS

A intervenção fonoaudiológica ajuda na aquisição de um comportamento vocal mais condizente ao gênero em que cada pessoa trans se identifica, subtraindo características do comportamento vocal anterior e acrescentando aspectos da fala e da comunicação compatíveis aos do gênero que se reconhecem.[6-8] Mesmo assim, nos casos de mulheres trans, em situações não controladas e em sons vegetativos, tais como riso, choro, espirro ou bocejo, a voz anterior pode ressurgir, pois são manifestações vocais automáticas.[9]

Em aproximadamente 20% das mulheres trans que buscam a redesignação da voz, a intervenção fonoaudiológica sozinha não tem se mostrado completamente satisfatória.[10] Quando não se consegue um adequado padrão vocal ou se atinge o limite terapêutico fonoaudiológico, podem-se realizar os procedimentos cirúrgicos para a redesignação vocal.[11,12]

Dentro da avaliação pré-operatória, tanto para os homens trans quanto para as mulheres trans, deve-se considerar como elemento importante na preparação para a cirurgia o entendimento e o alinhamento das expectativas, tanto da usuária, quanto da equipe multiprofissional que a assiste. A incongruência do gênero vocal é um dos fatores que mais contribuem para a disforia de gênero. A cirurgia de redesignação da voz é capaz de melhorar diversos aspectos da qualidade de vida relacionados com a voz nas pessoas trans. No entanto, todos os procedimentos cirúrgicos descritos nesse capítulo apresentam indicações, contraindicações, riscos, benefícios e limitações, que devem ser discutidos adequada e individualmente no período pré-operatório.

De acordo com a portaria n° 2.803/2013 do Ministério da Saúde e a Resolução n° 2.265/2019 do Conselho Federal de Medicina (CFM),[13,14] são contraindicações absolutas às cirurgias de modificação corporal nas pessoas trans com transtornos psicóticos graves, transtornos de personalidade graves, retardo mental e transtornos globais do desenvolvimento graves. Portanto, é obrigatório que haja um acompanhamento multidisciplinar por, no mínimo, 1 ano antes da cirurgia no contexto da saúde complementar, e 2 anos antes da cirurgia no contexto do Sistema Único de Saúde (SUS).[13,14] Além disso, atualmente, a idade mínima exigida para se submeter a esse tipo de procedimento cirúrgico é de 18 anos na saúde complementar e 21 anos no SUS.[13,14]

PROCEDIMENTOS PARA REDESIGNAÇÃO VOCAL EM MULHERES TRANS

Ao buscar a redesignação vocal em mulheres trans, deve-se levar em consideração que a hormonização não influencia ou modifica a voz como observado em homens trans.[15]

Como princípios básicos, a fonocirurgia para a redesignação vocal nas mulheres trans deve preservar as funções básicas da laringe, a saber: garantir a perviedade da via aérea inferior, integridade do funcionamento do reflexo tussígeno e adequada deglutição. Além disso, a fonocirurgia deve promover uma fonação mais aguda, modificando uma ou a combinação de algumas das variáveis descritas abaixo:

$$\text{Frequência} = \frac{n}{2L} \frac{\sqrt{F}}{\rho} \quad \boxed{\uparrow \text{Tensão}} \\ \boxed{\downarrow \text{Densidade}}$$

$$\boxed{\downarrow \text{Comprimento}}$$

Desta forma, para se obter uma frequência fonatória mais aguda, a fonocirurgia deve utilizar um ou diversos procedimentos, dentre: encurtamento da região vibrátil da prega vocal, afinamento da espessura das pregas vocais; ou, aumento da tensão das pregas vocais.

PARTE II ▪ ESTRATÉGIAS UTILIZADAS PARA A AVALIAÇÃO E OTIMIZAÇÃO VOCAL   **129**

Considerando os aspectos expostos, as técnicas cirúrgicas descritas para a redesignação vocal na mulher trans são:

Glotoplastia Anterior

A glotoplastia foi descrita por Wendler em 1990 e consiste na diminuição da área vibratória das pregas vocais com a realização de uma sinéquia cirúrgica na região da comissura anterior.[16,17] Tem como vantagens o aumento da Fo, a durabilidade dos resultados e a ausência de cicatriz cervical. A principal desvantagem é uma certa imprevisibilidade do resultado vocal, que depende da configuração laríngea de cada pessoa. Além disso, devido à formação de área fibrótica na região da sinéquia, pode haver algum prejuízo na qualidade vocal.[17]

A glotoplastia é realizada de forma endoscópica transoral sob anestesia geral e intubação orotraqueal. Procede-se à exposição das pregas vocais com o emprego do laringoscópio de suspensão e visualização magnificada da região glótica por microscópio ou endoscópio (Fig. 15-1a). A técnica cirúrgica consiste na desepitelização do terço anterior de ambas as pregas vocais (Fig. 15-1), com posterior sutura das áreas cruentas com dois ou três pontos

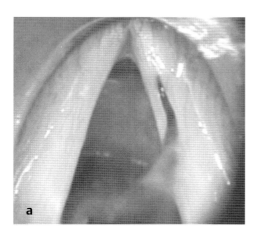
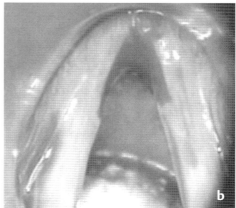
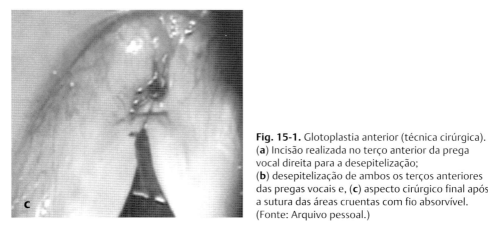

Fig. 15-1. Glotoplastia anterior (técnica cirúrgica). (**a**) Incisão realizada no terço anterior da prega vocal direita para a desepitelização; (**b**) desepitelização de ambos os terços anteriores das pregas vocais e, (**c**) aspecto cirúrgico final após a sutura das áreas cruentas com fio absorvível. (Fonte: Arquivo pessoal.)

com fio absorvível, de acordo com a experiência do cirurgião (Fig. 15-1c). A extensão da área operada é variável, sendo que alguns autores têm optado por aumentar a proporção da sinéquia dos originais 33% do comprimento das pregas vocais para até 50%, com a intenção de potencializar uma produção vocal mais aguda.[10,18]

A glotoplastia é eficaz para a produção de uma voz mais aguda. Uma metanálise recente com 566 participantes submetidos à glotoplastia verificou um aumento médio de 78 Hz na Fo após a cirurgia, porém, com grande heterogeneidade nos resultados (distribuição da Fo entre 11 e 112 Hz). Os resultados parecem ser sustentados a longo prazo, com evidência obtida em *follow-up* de até 4 anos.[18-20]

De acordo com a experiência do cirurgião, no período pós-operatório, orienta-se repouso vocal absoluto por tempo variável e, posteriormente, inicia-se o repouso vocal relativo acompanhado pelo otorrinolaringologista e pelo fonoaudiólogo responsável até que haja a alta cirúrgica com a obtenção de uma voz redesignada e satisfatória para a pessoa (Fig. 15-2).[21] Pode ser necessária uma intervenção fonoaudiológica para que a mulher trans sinta-se confortável e utilize sua voz da maneira mais eficiente possível, de acordo com a nova condição anatômica.

A principal complicação da glotoplastia é a deiscência da sutura, que ocorre em 10% a 20% dos casos, muitas vezes demandando reoperação.[17] A formação de um tecido de granulação sobre a sutura é esperada no pós-operatório e pode também ser considerada uma complicação menor, a qual comumente tem resolução completa com tratamento clínico adequado e sem necessidade de reintervenção. A complicação mais temida é a formação de uma sinéquia maior que o esperado, o que pode acarretar prejuízo da função ventilatória da pessoa trans e necessidade de reintervenção cirúrgica.[22]

Vaporização do Músculo Tireoaritenóideo

As cirurgias de ajuste vocal assistido por *laser* (*laser-assisted voice adjustment*, LAVA) foram descritas por Orloff em 2006 e a glotoplastia de redução a *laser* (*laser reduction*

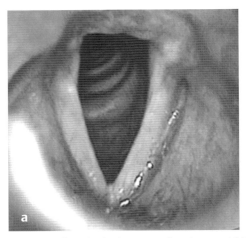
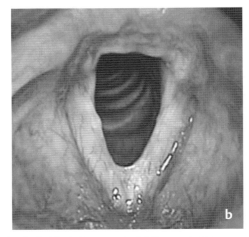

Fig. 15-2. Glotoplastia: Aspecto pré e pós-operatório tardio à videolaringoscopia. (**a**) Pregas vocais normais em período pré-operatório. (**b**) Presença da sinéquia anterior e encurtamento da área vibratória das pregas vocais. (Fonte: Arquivo pessoal.)

glottoplasty, LRG) foi descrita por Koçak *et al.* em 2010.[23,24] Em ambos os procedimentos podem ser utilizados *lasers* de diversas frequências ou bisturi de radiofrequência para vaporizar a região medial do músculo tireoaritenóideo. Com essa vaporização produz-se uma redução da massa do músculo e, consequentemente, um aumento da frequência fonatória após o período de cicatrização.

A cirurgia de vaporização do músculo tireoaritenóideo é realizada de forma endoscópica transoral, sob anestesia geral e intubação orotraqueal. Procede-se à exposição de ambas as pregas vocais com o emprego do laringoscópio de suspensão e visualização magnificada da região glótica por microscópio ou endoscópio. A técnica cirúrgica consiste na vaporização da região medial do músculo tireoaritenóideo em ambas as pregas vocais, afinando a sua porção muscular em sentido longitudinal (Fig. 15-3a), com posterior sutura das áreas cruentas com dois ou três pontos, com fio absorvível, para promover a aproximação das bordas das mucosas e orientar o processo de cicatrização (Fig. 15-3b).[25] A grande variável dessa cirurgia é a quantidade de vaporização realizada pelo cirurgião. Teoricamente, quanto mais vaporização for executada, mais aguda será a voz resultante, devido ao aumento da tensão e a diminuição da massa da prega vocal. Porém, podem-se aumentar as chances de complicações e ter repercussão negativa na qualidade vocal, com o surgimento de soprosidade, perda da intensidade e até aspereza.

Evidências mostram que quando o procedimento foi mais conservador, houve um aumento da Fo em torno de 26 Hz (n = 18).[23] Já nas abordagens menos conversadoras, produziu-se um aumento médio da Fo de 45 Hz (n = 6),[24] podendo chegar a 66 Hz (n = 28).[25] Em ambos os trabalhos a qualidade vocal não foi objetivamente avaliada, mas os autores referem que foram observados alguns casos de disfonia moderada a intensa por 2 a 3 meses, com resolução em até 6 meses após a cirurgia.

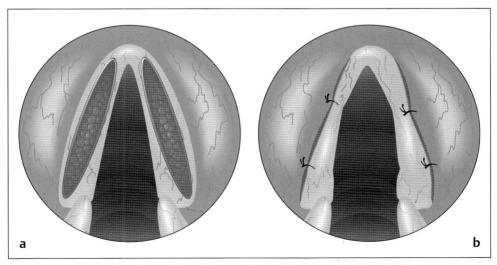

Fig. 15-3. Glotoplastia de redução a *laser*: técnica cirúrgica. (**a**) Vaporização dos músculos tireoaritenóideos. (**b**) Sutura com pontos absorvíveis para aproximar as áreas operadas.

Aproximação Cricotireóidea ou Cricotireodopexia

Descrita por Isshiki em 1974, a aproximação cricotireóidea ou cricotireoidopexia tem como objetivo alongar e aumentar a tensão das pregas vocais, simulando a ação da contração dos músculos cricotireóideos com o emprego de suturas aproximando a cartilagem tireoide à cartilagem cricoide.[26]

A cricotireoidopexia é realizada sob acesso cervical externo e sob anestesia tópica e sedação do usuário. O primeiro passo é uma incisão da pele e a dissecção por planos até a identificação das cartilagens cricoide e tireoide. Posteriormente, realizam-se uma ou mais suturas cirúrgicas, aproximando as cartilagens entre si do lado direito, e repete-se o mesmo tempo operatório do lado contralateral (Fig. 15-4).[27]

A grande vantagem dessa técnica é a previsibilidade momentânea do resultado operatório, pois a tensão dos pontos e o grau de aproximação entre as cartilagens podem ser ajustados de acordo com o resultado fonatório individual, visto que o usuário está acordado e, caso sejam necessários, ajustes cirúrgicos adicionais podem ser realizados. Além disso, outra vantagem dessa técnica é a possibilidade da concomitância da condroplastia para a retirada da proeminência laríngea (pomo de Adão), a qual é esteticamente desfavorável à mulher trans.

Dentre as desvantagens dessa técnica operatória estão a cicatriz cervical e a possibilidade de rompimento das suturas ao longo do tempo.

Evidências corroboram o aumento da Fo com essa técnica operatória.[28] Entretanto, há relatos de diminuição da tessitura e perda dos benefícios cirúrgicos a longo prazo.[29]

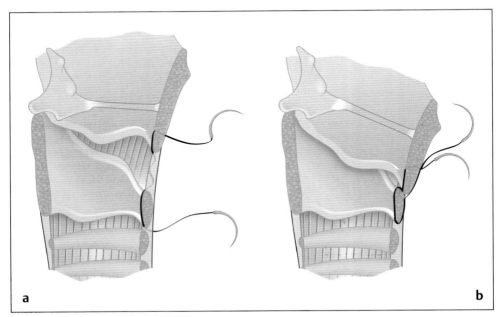

Fig. 15-4. Aproximação cricotireóidea: técnica cirúrgica em visão sagital, demonstrando aumento da tensão da prega vocal mediante sutura. (**a**) Aspecto pré-operatório – incidência sagital. (**b**) Aspecto pós-operatório – incidência sagital.

Avanço da Comissura Anterior

Inicialmente descrito por Tucker em 1985 para o tratamento dos quadros de flacidez e perda de tônus das pregas vocais como presbifonia,[30] o avanço da comissura anterior também foi utilizado como alternativa para o tratamento cirúrgico das mulheres trans.[31] O objetivo da técnica operatória proposta é aumentar a tensão e alongar a prega vocal, promovendo o avanço do terço anterior da cartilagem tireóidea e, por conseguinte, da comissura anterior das pregas vocais.

O avanço da comissura anterior é realizado sob acesso cervical externo e sob anestesia tópica e sedação. Realiza-se a incisão da pele e a dissecção por planos até a identificação da cartilagem tireoide. Em seguida, fazem-se incisões em forma de janela na região anterior da cartilagem tireóidea em localização onde estão inseridas as pregas vocais (Fig. 15-5a). Posteriormente, promove-se o avanço dessa janela no sentido anterior com o objetivo de alongar as pregas vocais. Após a obtenção da voz mais aguda, essa janela de cartilagem é fixada (Fig. 15-5b).

A grande vantagem dessa técnica é a previsibilidade no próprio momento da cirurgia após o avanço feito, pois, o usuário está acordado e, caso necessário, ajustes cirúrgicos adicionais podem ser realizados, tais como aumentar o avanço já realizado, diminuir o avanço realizado ou julgar se haverá a necessidade de realizar o procedimento em ambos os lados.

As desvantagens dessa técnica são a cicatriz cervical, questões estéticas devido ao avanço e, a mais preocupante, é a instabilidade da janela de cartilagem mesmo com a fixação, que pode eventualmente colapsar, como em casos de trauma.

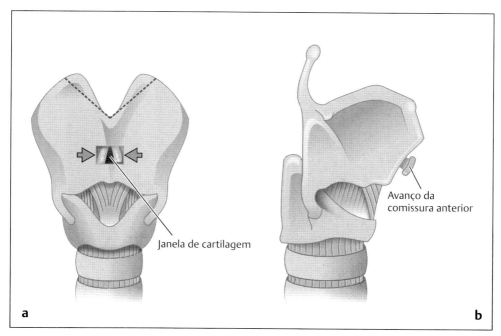

Fig. 15-5. Avanço da comissura anterior: técnica cirúrgica. (**a**) Visão coronal. (**b**) Visão sagital.

PROCEDIMENTOS PARA REDESIGNAÇÃO VOCAL EM HOMENS TRANS

Ao buscar a redesignação vocal em homens trans, deve-se levar em consideração que a associação entre hormonização com testosterona e a intervenção fonoaudiológica apresentam resultados satisfatórios, na maioria dos casos. No entanto, aproximadamente 20% dos homens trans podem não atingir a Fo compatível com os objetivos individuais desejados.[32] Nesses casos, podem-se lançar mão de cirurgias para a redesignação vocal. Como princípio cirúrgico, devem-se também preservar as funções básicas da laringe, a saber: garantir a perviedade da via aérea inferior, integridade do funcionamento do reflexo tussígeno e adequada deglutição.

Além disso, essa cirurgia deve promover uma voz mais grave, modificando uma ou uma combinação das variáveis abaixo descritas:

$$\text{Frequência} = \frac{n}{2L}\frac{\sqrt{F}}{\rho} \quad \boxed{\downarrow \text{Tensão}}$$
$$\boxed{\uparrow \text{Densidade}}$$
$$\boxed{\uparrow \text{Comprimento}}$$

Desta forma, para se obter uma frequência mais grave, a fonocirurgia deve utilizar um ou diversos procedimentos, dentre: alongamento da área vibratória das pregas vocais; aumento da espessura das pregas vocais ou diminuição da tensão das pregas vocais. Até o presente momento, a técnica cirúrgica descrita para a redesignação vocal no homem trans é a tireoplastia de encurtamento ou tipo III de Isshiki.[33-36]

Tireoplastia de Encurtamento

Foi inicialmente descrita por Isshiki, em 1974, para o tratamento dos quadros de puberfonia masculina refratária à fonoterapia e em casos de afonia por atrofia das pregas vocais.[26,37] Em 1984, Isshiki *et al.* citaram a técnica como uma opção cirúrgica para obtenção de uma voz mais grave.[33] Posteriormente, essa mesma técnica cirúrgica foi utilizada para a redesignação vocal em homens trans, com ótimos resultados.[34-36]

A tireoplastia de encurtamento ou tipo III de Isshiki é realizada sob acesso cervical externo e sob anestesia tópica e sedação do usuário. Realiza-se a incisão da pele e a dissecção por planos até a identificação da cartilagem tireoide. Em seguida, realiza-se uma incisão longitudinal da cartilagem tireóidea em seu terço anterior, promove-se a retirada de uma lâmina dessa cartilagem, com largura de 0,5 a 1 cm (Fig. 15-6a). Posteriormente, faz-se a fixação de sua porção anterior ao remanescente cartilagíneo, diminuindo a dimensão anteroposterior da glote e, por conseguinte, relaxando as pregas vocais (Fig. 15-6b).

A vantagem dessa técnica é a previsibilidade imediata do resultado operatório após a retirada da lâmina e feita a fixação da cartilagem tireóidea, pois o usuário está acordado e, caso necessário, ajustes cirúrgicos adicionais podem ser realizados, tais como diminuir ainda mais a dimensão anteroposterior, retirando mais lâminas da cartilagem ou decidir se há necessidade de realizar o procedimento em ambos os lados.

A desvantagem principal, além da presença da cicatriz cervical, é a instabilidade da laringe decorrente da desestruturação de seu esqueleto.

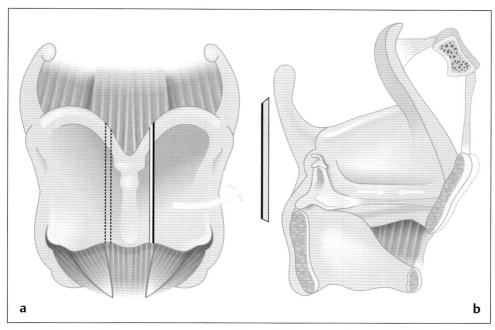

Fig. 15-6. Tireoplastia de encurtamento: técnica cirúrgica. (**a**) Exérese de lâmina vertical da cartilagem tireoide (incidência coronal). (**b**) Relaxamento anteroposterior das pregas vocais (incidência sagital).

CONSIDERAÇÕES

Para homens trans, a única técnica disponível é a tireoplastia de encurtamento ou tipo III de Isshiki. Dentre as técnicas operatórias descritas para mulheres trans, a glotoplastia anterior deve ser considerada a primeira opção cirúrgica. No entanto, é importante conhecer e dominar as demais técnicas, que podem ser utilizadas concomitantemente, tanto nos casos mais difíceis, como em reabordagens operatórias (glotoplastia + vaporização do músculo tireoaritenóideo, por exemplo).

REFERÊNCIAS BIBLIOGRÁFICAS

1. Van Borsel J, De Cuypere G, Van den Berghe H. Physical appearance and voice in male-to-female transsexuals. J Voice 2001;15:570-5
2. Mcneill EJM, Wilson JA, Clark S, Deakin J. Perception of Voice in the Transgender Client. J Voice [Internet]. 22(6):727–33.
3. Yılmaz T, Kuşçu O, Sözen T, Süslü AE. Anterior Glottic Web Formation for Voice Feminization: Experience of 27 Patients. J Voice. 2017;31(6):757-62.
4. Donald PJ. Voice change surgery in the transsexual. Head Neck Surg. 1982
5. Dacakis G. The role of voice therapy in male-to-female transsexuals. Current Opinion in Otolaryngology and Head and Neck Surgery. 2002.
6. Hancock AB, Krissinger J, Owen K. Voice perceptions and quality of life of transgender people. J Voice [Internet]. 2011;25(5):553–8.
7. Dacakis G, Oates J, Douglas J. Beyond voice: Perceptions of gender in male-to-female transsexuals. Curr Opin Otolaryngol Head Neck Surg. 2012;20(3):165-70.

8. Gelfer MP, Bennett QE. Speaking fundamental frequency and vowel formant frequencies: Effects on perception of gender. J Voice [Internet]. 2013;27(5):556-66.
9. Gross M. Pitch-raising surgery in male-to-female transsexuals. J Voice. 1999;13(2):246-50.
10. Kelly V, Hertegård S, Eriksson J, Nygren U, Södersten M. Effects of Gender-confirming Pitch-raising Surgery in Transgender Women a Long-term Follow-up Study of Acoustic and Patient-reported Data. J Voice [Internet]. 2019;33(5):781-91.
11. Mcneill EJM, Wilson JA, Clark S, Deakin J. Perception of Voice in the Transgender Client. J Voice [Internet]. 22(6):727-33.
12. Soderpalm E, Larsson A, Almquist SA. Evaluation of a consecutive group of transsexual individuals referred for vocal intervention in the west of Sweden. Log Phon Vocol 2004;29:18-30
13. Brasil. Ministério da Saúde. Portaria nº 2.803/2013, de 19 de novembro de 2013.
14. Conselho Federal de Medicina. Resolução nº 2.265/2019, de 9 de janeiro de 2020.
15. Moore E, Wisniewski A, Dobs A. Endocrine treatment of transsexual people: A review of treatment regimens, outcomes, and adverse effects. J Clin Endocrinol Metab. 2003;88(8):3467-73.
16. Wendler J, Doherty ET, Hollien H. Voice classification by means of long-term speech spectra. Folia Phoniatr (Basel). 1980
17. Aires MM, Marinho CB, Souza CSC. Effect of Endoscopic Glottoplasty on Acoustic Measures and Quality of Voice: A Systematic Review and Meta-Analysis. J Voice. 2023;37(1):117-27.
18. Anderson JA. Pitch elevation in trangendered patients: Anterior glottic web formation assisted by temporary injection augmentation. J Voice [Internet]. 2014;28(6):816-21.
19. Casado JC, Rodríguez-Parra MJ, Adrián JA. Voice feminization in male-qto-female transgendered clients after Wendler's glottoplasty with vs. without voice therapy support. Eur Arch Oto-Rhino-Laryngology. 2017;274(4):2049-58.
20. Aires MM, de Vasconcelos D, Lucena JA, Gomes A de OC, Moraes BT de. Effect of Wendler glottoplasty on voice and quality of life of transgender women. Braz J Otorhinolaryngol. 2023;89(1):22-9.
21. Nolan IT, Morrison SD, Arowojolu O, Crowe CS, Massie JP, Adler RK, et al. The role of voice therapy and phonosurgery in transgender vocal feminization. J Craniofac Surg. 2019;30(5):1368-75.
22. Mora E, Cobeta I, Becerra A, Lucio MJ. Comparison of cricothyroid approximation and glottoplasty for surgical voice feminization in male-to-female transsexuals. Laryngoscope. 2018;128(9):2101-9.
23. Orloff LA, Mann AP, Damrose JF, Goldman SN. Laser-assisted voice adjustment (LAVA) in transsexuals. Laryngoscope. 2006;116(4):655-60.
24. Koçak I, Akpnar ME, Akr ZA, Doan M, Bengisu S, Elikoyar MM. Laser reduction glottoplasty for managing androphonia after failed cricothyroid approximation surgery. J Voice. 2010;24(6):758-64.
25. Yılmaz T, Özer F, Aydınlı FE. Laser Reduction Glottoplasty for Voice Feminization: Experience on 28 Patients. Ann Otol Rhinol Laryngol. 2021;130(9):1057-63.
26. Isshiki N, Morita H, Okamura H, Hiramoto M. Thyroplasty as a new phonosurgical technique. Acta Otolaryngol. 1974;78:451-457.
27. Kanagalingam J, Georgalas C, Wood GR, Ahluwalia S, Sandhu G, Cheesman AD. Cricothyroid Approximation and Subluxation in 21 Male-to-Female Transsexuals. Laryngoscope. 2005;115(4):611-8.
28. Wagner I, Fugain C, Monneron-Girard L, Cordier B, Chabolle F. Pitch-raising surgery in fourteen male-to-female transsexuals. Laryngoscope. 2003;113:1157-65.
29. Neumann K, Welzel C. The importance of the voice in male-to-female transsexualism. J Voice. 2004;18(1):153-67.
30. Tucker HM. Anterior commissure laryngoplasty for adjustment of vocal fold tension. Ann Otol Rhinol Laryngol. 1985;94(6 Pt1):547-549.

31. Wagner I, Fugain C, Monneron-Girard L, Cordier B, Chabolle F. (2003). Pitch-Raising Surgery in Fourteen Male-to-Female Transsexuals. Laryngoscope. 2003;113(7):1157-65.
32. Ziegler A, Henke T, Wiedrick J, Helou LB. Effectiveness of testosterone therapy for masculinizing voice in transgender patients: a meta-analytic review. Int J Transgender. 2019;19(1):25-45.
33. Isshiki N, Taira T, Tanabe M. Surgical alteration of the vocal pitch. J Otolaryngol. 1983;12(5):335-340.
34. Saito Y, Nakamura K, Itani S, Tsukahara K. Type 3 thyroplasty for a patient with female-to-male gender identity disorder. Case Rep Otolaryngol 2018;2018:1-4
35. Bultynck C, Cosyns M, T'Sjoen G, Van Borsel J, Bonte K. Thyroplasty Type III to Lower the Vocal Pitch in Trans Men. Otolaryngol Head Neck Surg. 2021;164(1):157-159
36. Haben CM. Masculinization Laryngoplasty. Otolaryngol Clin North Am. 2022;55(4):757-765.
37. Remacle M, Matar N, Verduyckt I, Lawson G. "Relaxation thyroplasty for mutational falsetto treatment," Annals of Otology, Rhinology & Laryngology, vol. 119, no. 2, pp. 105-109, 2010.

CONSIDERAÇÕES SOBRE AS ALTERAÇÕES VOCAIS NA HORMONIZAÇÃO DE PESSOAS TRANS

CAPÍTULO 16

Carolina Bastos da Cunha ▪ Daniel Luis Schueftan Gilban
Michelle de Moura Balarini ▪ Sara Wagner York

Highlights

Neste capítulo será abordada a relação entre a voz e os hormônios sexuais com foco nas pessoas trans. A voz é considerada um caracter sexual secundário para algumas pessoas, diferenciando-se ao longo da vida, especialmente a partir da puberdade, com a produção de hormônios androgênios e estrogênios. Hormônios têm uma grande influência sobre a fonação, afetando tanto a laringe, quanto as estruturas do trato vocal. Como efeito desta interação, alterações na voz podem coadunar de acordo com reforço de um gênero de identificação e promover maior bem-estar e satisfação.

Descritores: pessoas transgênero; procedimentos de readequação sexual; saúde de gênero; terapia de reposição hormonal; voz

INTRODUÇÃO

A voz e os hormônios sexuais têm uma ligação única e improvável. A primeira é intangível, emotiva, sinfônica, um espelho de quem a emite, enquanto os últimos são moléculas químicas, com estruturas conhecidas e inteiramente científicas. Qual a relação entre a voz, os hormônios sexuais e pessoas trans, é o foco deste capítulo.

A voz é uma das mais complexas funções humanas, fundamental para a interação social e para a comunicação em amplos aspectos e que é analisada em alguns textos, sob viés capacitista, que normalmente exclui a comunidade surda.[1] Sabe-se que a voz, como uma impressão digital, traz aspectos únicos e individuais que revelam a personalidade e muitas vezes inferem o gênero (em aspectos quase sempre binários) de uma pessoa, ao ouvir um "bom dia" pelo telefone. Dessa forma, pode-se entender a voz como uma característica sexual secundária? Se o primeiro contato de muitas pessoas ocorre sem imagem, como num contato telefônico ou entre pessoas com deficiência visual, isso é primário.

A voz humana é produzida na laringe, pelas pregas vocais, num complexo arranjo neuromuscular, envolvendo também o sistema respiratório e ressonantal/articulatório.[2] Para produzir a voz, é necessária uma boa respiração, uma vez que o ar é o meio através do qual se propaga o som. É a pressão subglótica, promovida pelo retorno do ar inspirado (expiração), que vai fazer as pregas vocais vibrarem e então produzir o som da voz. A vibração das pregas vocais gera uma frequência oscilatória (Fo), percebida como tom de voz, *pitch*.[2] Através do trato vocal, o som glótico é articulado e amplificado pelas caixas de

139

ressonância, obtendo-se um timbre vocal único,[2] que será articulado pelos movimentos de inúmeras estruturas (língua, boca e lábios, mandíbula, palato). Este conjunto de estruturas é chamado de aparelho fonador.

A voz é determinada por fatores como comprimento e massa das pregas vocais, que, por sua vez, são determinadas por características corporais como sexo, idade, hormônios ditos "masculinos e femininos", e altura, e porque não mencionar o modo de interação social ao qual a pessoa foi inserida socialmente. Uma das frases recorrentes com adolescentes cis e machos é justamente a máxima do século passado e ainda presente: "Fale igual homem", lançando mão da força e potência masculinista sobre tal corpo. De modo anacrônico, mulheres cis e endossexo, quando se exaltam e que têm *pitch* agudo, foram alocadas no campo das histerias ao longo da história.

A voz pode ser vista como a expressão sonora do corpo que a produz. Como uma impressão digital, ela é única. Por ela são expressos traços de personalidade, bem como sentimentos e emoções e, nesta direção, pode-se afirmar que a voz é influenciada também por fatores psíquicos e sociais.

Assim, geralmente as vozes são classificadas em masculinas e femininas, infantis, de adultos e de idosos, o que é restritivo por não considerar a riqueza da apresentação de gênero. Por isso, as vozes são classificadas como masculinas, femininas e infantis.

Por voz feminina entende-se uma frequência de oscilação alta gerando *pitch* agudo, grande variação melódica e entonação ascendente, qualidade vocal suave e intensidade mais fraca. Na fala e discursivo esperam-se mais indagações do que afirmações. Para o masculino, tem-se o oposto diametralmente, uma vez que homens têm o pensamento e a comunicação mais assertiva, comportamento vocal mais agressivo, intensidade vocal mais forte, frequência de oscilação mais baixa gerando *pitch* grave.[3]

Assim, observa-se que há um padrão binário de voz e comunicação, em que se naturalizam padrões de masculinidades e feminilidades vocais dados de modo quase que inato. Desta forma, sexo, gênero e voz têm uma correspondência, sendo esperado – XY, homem – macho, pênis, testosterona, prega vocal mais longa e com mais massa e voz com *pitch* grave. Dessa forma, há uma dificuldade para construção social do gênero e as mais variadas expressões e experimentações.

Por outro lado, é no processo de "socialização de gênero e vocal que as pessoas aprendem a usar a biomecânica de seu aparelho fonador para serem reconhecidas vocalmente como homens ou mulheres".[3] A voz humana fornece importantes informações físicas, psicológicas e sociais sobre a pessoa que fala, independente do conteúdo linguístico.[4]

RELAÇÃO ENTRE HORMÔNIOS E VOZ

Desde o século XV é conhecida a relação entre a testosterona e a voz com frequência grave, geralmente associado ao gênero masculino. Nessa época, a igreja desejava que seus corais tivessem pessoas com vozes mais agudas, porém, não era permitida a presença de mulheres. Isso levou ao surgimento dos *Castrati* – cantores que eram submetidos à castração antes da entrada na puberdade e, inibindo-se a ação da testosterona no processo de muda vocal. Eles tinham vozes cristalinas, poderosas, com alcance excepcional para quem valorizava mais o tom de voz, do que a virilidade e outras subjetividades.[3]

Esse histórico levou ao aprofundamento do conhecimento de que a laringe é um órgão hormônio-dependente, com receptores de progesterona, estrógeno e testosterona, levando à conclusão que os níveis séricos hormonais são os maiores responsáveis pelas diferenças vocais e aos quais atribuímos valor do gênero masculino ou feminino.[5]

PARTE II ▪ ESTRATÉGIAS UTILIZADAS PARA A AVALIAÇÃO E OTIMIZAÇÃO VOCAL **141**

Hormônios têm uma grande influência no aparato fonador, afetando tanto a laringe quanto as estruturas do trato vocal.[2] Na puberdade, a ativação da secreção do hormônio liberador de gonadotrofinas (GnRH) no hipotálamo é responsável pela liberação do hormônio folículo estimulante (FSH) e do hormônio luteinizante (LH) pela hipófise. Esses, por sua vez, estimulam a produção pelos testículos e pelos ovários de testosterona (T) e estradiol (E2), respectivamente. Com a puberdade, ocorrem modificações significativas do aparato fonador relacionadas com o sexo, com o alargamento e com o alongamento do trato vocal, descida da laringe no pescoço e aumento do comprimento e da massa das pregas vocais[2]

Homens cis apresentam alterações mais pronunciadas do que mulheres cis, atingindo um comprimento médio da prega vocal de 1,6 cm, comparado com uma média de comprimento de 1 cm nas mulheres cis, e um comprimento médio do trato vocal de 16,9 cm, comparado com 14,1 cm nas mulheres cis.[2]

Existem receptores androgênicos – bem como progestogênicos – no epitélio e intracelular (no núcleo ou no citoplasma) das pregas vocais,[6] aos quais a testosterona se liga durante a puberdade, resultando no alongamento e espessamento das pregas vocais nos homens cis.[2]

Quanto ao estrogênio, apesar de não ser confirmada sua presença no epitélio da laringe, como se pensava anteriormente, é possível que esses receptores estejam em outras áreas, como nos músculos das pregas vocais. Sabe-se que a porção interna do músculo tireoaritenóideo é o principal local de ação dos hormônios androgênicos, e é possível que o estrogênio também possa atuar ali. Wu *et al.* identificaram receptores de estrogênio nas sinapses neuromusculares da musculatura intrínseca da laringe. Além disso, Piatkowski *et al.* observaram que os receptores hormonais estão preferencialmente localizados na região supraglótica. Contudo, é relevante salientar que o estudo de Rios *et al.* não detectou receptores de estrogênio no epitélio das pregas vocais.[7]

Funcionalmente ocorre alteração da voz durante a puberdade; a frequência de oscilação (Fo) cai cerca de uma oitava nos homens cis (essa mudança ocorre próxima ao final da puberdade, com volume testicular de cerca de 20 mL), enquanto a Fo da voz feminina cai menos, cerca de 3-4 semitons.[2]

Evidências sugerem que a expressão do receptor hormonal nas pregas vocais esteja associada aos níveis séricos de hormônios sexuais. Os receptores hormonais estão presentes nas células epiteliais, células glandulares e fibroblastos. Embora os receptores hormonais sejam encontrados em muitas células do corpo, pode haver diferença de distribuição na prega vocal, de acordo com idade e gênero. Assim, homens cis são mais propensos a expressar receptores hormonais, do que as mulheres cis na mesma faixa etária.[6]

PRINCIPAIS EFEITOS DOS HORMÔNIOS SEXUAIS NA VOZ

Os estrogênios têm efeito hipertrófico e proliferativo na mucosa, além de aumentar a permeabilidade capilar permitindo a passagem de fluidos para o espaço intersticial. A progesterona tem efeito contrário, diminuindo a permeabilidade vascular e levando à congestão tecidual, inclusive nas pregas vocais, o que gera uma condição conhecida como disfonia pré-menstrual. Não há consenso sobre os efeitos nos parâmetros acústicos da voz das mudanças de níveis de estrogênio e progesterona de mulheres cis durante as fases do ciclo menstrual e na menopausa.[4,5,8]

Os androgênios em alta concentração levam a mudanças irreversíveis no pitch da voz, tornando-o mais grave e associado ao gênero masculino. A cartilagem tireoide forma a proeminência laríngea (popularmente conhecida como pomo de Adão), e as camadas muscular e mucosa das pregas vocais ficam mais espessas, enquanto a membrana cricotireoide se alarga e os músculos correspondentes ficam mais resistentes.[3]

As características vocais normalmente associadas ao gênero feminino incluem *pitch* agudo e com maior variabilidade, menor intensidade vocal e qualidade respiratória, sendo, portanto, mudanças desejadas para mulheres trans. Em contraste, melodia vocal monótona, menor alcance vocal e maior intensidade são desejáveis aos homens trans ou por pessoas com diversidade de gênero que gostariam de ser ouvidas como homens.[2] Homens e mulheres diferem em outros aspectos da comunicação, como articulação, velocidade da fala e comunicação não verbal.[9]

Dois aspectos acústicos contribuem mais na identificação do gênero por meio da voz: pitch médio e variabilidade de pitch. Em mulheres cisgênero, a Fo é cerca de 220 Hz e em homens cisgênero é de 120 Hz. O limite de percepção de gênero baseado no *pitch* vocal parece estar na Fo entre 155-160 Hz.[9]

A incongruência de gênero, quando associada à falta de suporte e aceitação social, especialmente familiar, apresenta altas incidências de transtornos ansiosos e depressivos. Nesse contexto, a adoção de comportamentos comunicativos e aquisição de uma voz considerada adequada para a identidade de gênero pode influenciar na inserção social e na autoimagem de pessoas trans. Além disso, a autopercepção da voz pode ter um efeito psicossocial importante nessa população.[8,10]

A voz desempenha um papel muito importante na apresentação de gênero. Muitas pessoas trans realizam modificações corporais, incluindo o uso de hormônios, para alinhar a sua aparência física ou sua voz com a sua identidade de gênero. Essas intervenções geralmente resultam em melhor qualidade de vida.[9,11]

Pessoas trans podem utilizar diversas abordagens para modificar sua voz e comunicação, individualmente ou associadas, incluindo intervenção vocal com fonoaudiólogo, hormonização com androgênio ou cirurgia laríngea.[10]

HOMENS TRANS

A hormonização com testosterona em homens trans tem como objetivo induzir e manter a virilização por meio da manutenção consistente dos níveis séricos de testosterona na faixa masculina. Algumas mudanças induzidas pelo tratamento são reversíveis, e outras, como as mudanças na voz, irreversíveis. As mudanças acústicas produzidas na voz pelos androgênios são notadas com concentrações séricas de testosterona acima de 150 ng/dL,[12] que levam ao espessamento das pregas vocais.[8] A exposição repetida a concentrações superiores a 200 ng/dL resulta em alterações irreversíveis nas pregas vocais.[13,14] Para os homens trans que utilizam testosterona, a voz mais masculina correlaciona-se com maior bem-estar.[15]

O conhecimento científico sobre as mudanças vocais durante o tratamento com testosterona em homens trans ainda é insuficiente. A maioria das informações são de relatos de casos ou estudos em pequenos grupos. Estudo com 104 homens trans tratados com testosterona mostrou que a maioria estava satisfeita com as alterações vocais após 12 meses de tratamento, e que as mudanças não foram dose-dependentes. Entretanto, cerca de 10% das pessoas trans mantêm suas queixas relacionadas com o *pitch*, sendo encaminhados para atendimento fonoaudiológico ou fonocirurgia.[6,12] Outros trabalhos mostram que os maiores efeitos na autopercepção da voz de homens trans ocorrem nos três primeiros meses de hormonização, com redução dos escores de ansiedade nesse período.[8]

Entre os adolescentes que se identificam como homens trans, um mínimo de 9 meses de hormonização foi necessário para promover mudanças relevantes na frequência da voz.[14]

É importante salientar que muitas pessoas trans masculinas usam faixas torácicas restritivas e adotam uma postura encurvada de modo a disfarçar o contorno torácico feminino. Ambas as medidas podem afetar a respiração adequada e o suporte à produção da voz.[16]

Existem poucos dados prospectivos sobre as alterações vocais que ocorrem em homens trans com o início da hormonização, mas os dados disponíveis mostram redução do *pitch* em 6 meses a 1 ano do início da terapia.[12] O comprimento do trato vocal de homens trans em uso de testosterona pode aumentar em 0,6 cm, sugerindo que a laringe desça ou incline, como ocorre em homens cis durante a puberdade.[16] É interessante destacar que ouvintes atribuem ao gênero masculino a voz de homens trans com aproximadamente 37 semanas de início da testosterona.[16]

Uma metanálise recente analisou o efeito de 1 ano de hormonização com testosterona em pacientes, e estimou que 21% dos participantes não atingiram frequências normativas cisgênero masculinas; 21% relataram congruência incompleta de voz e gênero e problemas de voz, e 16% não estão completamente satisfeitos com a voz.[17]

MULHERES TRANS

Mulheres trans percebem melhora na qualidade vocal após o início da hormonização.[12] Em mulheres trans, a ausência de testosterona durante a vida leva a algumas características da voz feminina. No entanto, mudanças irreversíveis ocorrem em mulheres trans que sofreram o efeito da testosterona em concentrações masculinas durante a puberdade.[13,14] Assim, muitas mulheres trans ainda apresentam dificuldade com a qualidade da voz e são percebidas erroneamente por outras pessoas como sendo de outro gênero.[12]

Em geral, mulheres trans tendem a procurar mais frequentemente o atendimento fonoaudiológico do que os homens trans.[14] Essa discrepância é explicada pelos resultados obtidos através da hormonização referente à frequência que são considerados mais satisfatórios com o uso de testosterona e insatisfatórios na terapia estrogênica. Assim, a obtenção de uma fala feminina é uma habilidade que precisa ser desenvolvida e um elevado grau de satisfação é obtido quando a frequência média alcança o limiar de 160 Hz.[16] Quando esse limiar não é alcançado com a intervenção vocal fonoaudiológica, podem-se buscar as opções cirúrgicas.

AUTOPERCEPÇÃO E AUTOIMAGEM

A autopercepção da voz tem um impacto psicossocial importante em pessoas transgênero. A autopercepção vocal melhora mais em homens trans, do que em mulheres trans, durante a hormonização. Os efeitos são mais evidentes quando os níveis de testosterona atingem 500 ng/dL, e nos primeiros 3 meses de acompanhamento. Portanto, para as mulheres trans que passaram pela puberdade sob o efeito da testosterona em níveis masculinos, a hormonização com estrogênio e acetato de ciproterona não promove mudança da autopercepção da voz.[13]

O tratamento com estrogênio em mulheres trans não é comumente associado a alterações mensuráveis na voz, enquanto o tratamento com testosterona em homens trans resulta frequentemente em mudanças, desejadas e indesejadas, nos aspectos relacionados com o gênero e a voz. As mudanças desejadas associadas ao tratamento com testosterona incluem frequência mais grave, aumento das atribuições masculinas à voz e maior satisfação com a voz. A insatisfação relacionada com o uso da testosterona incluiu falta ou diminuição insuficiente da Fo, voz fraca, faixa de alcance de frequência restrita no canto e instabilidade vocal.[10]

Os efeitos da hormonização com testosterona na voz e na comunicação de pessoas trans podem ter resultados diversos e imprevisíveis em cada indivíduo. Há evidências de que os efeitos na voz podem corresponder ou não, às expectativas e desejos dos homens trans.[10] Dos que referem insatisfações, as principais queixas estão relacionadas com diminuição insatisfatória da Fo, comprometimento da qualidade vocal, resistência vocal, faixa de extensão da frequência e flexibilidade.[10]

Recomenda-se que, antes do início da hormonização com testosterona, as pessoas trans recebam orientação profissional para que tenham expectativas realistas, e evitar o desapontamento com relação ao impacto permanente da hormonização na voz e na comunicação. Além disso, as pessoas trans que não desejam realizar hormonização, mas desejam mudar sua voz e aquelas que estão insatisfeitas com os resultados do tratamento com testosterona podem ser aconselhadas por um especialista em voz e comunicação sobre outras opções como atendimento fonoaudiológico ou fonocirurgia.[10]

COMENTÁRIOS (IN)CONCLUSIVOS

A voz desempenha um papel importante na apresentação de gênero. Pessoas trans podem utilizar diversas abordagens para modificar sua voz e comunicação, individualmente ou associadas, dentre elas a hormonização. A hormonização pode ser um recurso para mudança vocal, principalmente para os homens trans, embora nem sempre correspondam às suas expectativas e desejos.

É importante que pessoas trans estejam presentes nos processos de construção do conhecimento e estranhamento das CIS-tematizações,[18,19] assim como é importante a avaliação e o acompanhamento antes e durante a hormonização por fonoaudiólogos e otorrinolaringologistas, capazes de oferecer às pessoas em desconforto um treinamento em voz e comunicação, e indicar ou realizar cirurgia laríngea para modificação da voz nos casos recomendados.

REFERÊNCIAS BIBLIOGRÁFICAS

1. Moreira MCN, Dias F de S, Mello AG de, York SW. Gramáticas do capacitismo: diálogos nas dobras entre deficiência, gênero, infância e adolescência. Cien Saude Colet. 2022;27(10):3949–58.
2. Zamponi V, Mazzilli R, Mazzilli F, Fantini M. Effect of sex hormones on human voice physiology: from childhood to senescence. Hormones. 2021;20(4):691-6.
3. Caldeira B. Em que gênero eu canto? A operação do gênero na construção de performances vocais de cantoras e cantores transgêneros [Internet]. Universidade Federal de Uberlândia; 2021. Available from: https://repositorio.ufu.br/handle/123456789/33495
4. Lã FMB, Polo N, Granqvist S, Cova T, Pais AC. Female Voice-Related Sexual Attractiveness to Males: Does it Vary With Different Degrees of Conception Likelihood? J Voice. 2021.
5. Lã FMB, Ardura D. What Voice-Related Metrics Change With Menopause? A Systematic Review and Meta-Analysis Study. J Voice. 2022;36(3):438.e1-438.e17.
6. Newman SR, Butler J, Hammond EH, Gray SD. Preliminary report on hormone receptors in the human vocal fold. J Voice. 2000;14(1):72-81.
7. Rios OA, Duprat Ade C, Santos AR. Immunohistochemical searching for estrogen and progesterone receptors in women vocal fold epithelia. Braz J Otorhinolaryngol. 2008 Jul-Aug;74(4):487-93

PARTE II • ESTRATÉGIAS UTILIZADAS PARA A AVALIAÇÃO E OTIMIZAÇÃO VOCAL

8. Shoffel-Havakuk H, Carmel-Neiderman NN, Halperin D, Shapira Galitz Y, Levin D, Haimovich Y, et al. Menstrual Cycle, Vocal Performance, and Laryngeal Vascular Appearance: An Observational Study on 17 Subjects. J Voice. 2018;32(2):226-33.
9. Heylens G, Elaut E, Kreukels BPC, Paap MCS, Cerwenka S, Richter-Appelt H, et al. Psychiatric characteristics in transsexual individuals: Multicentre study in four European countries. Br J Psychiatry. 2014;204(2):151-6.
10. Coleman E, Radix AE, Bouman WP, Brown GR, de Vries ALC, Deutsch MB, et al. Standards of Care for the Health of Transgender and Gender Diverse People, Version 8. Int J Transgender Heal. 2022;23(sup1):S1-259.
11. Oda H, Kinoshita T. Efficacy of hormonal and mental treatments with MMPI in FtM individuals: Cross-sectional and longitudinal studies. BMC Psychiatry. 2017;17(1):10-5.
12. T'Sjoen G, Arcelus J, Gooren L, Klink DT, Tangpricha V. Endocrinology of transgender medicine. Endocr Rev. 2018;40(1):97-117.
13. Bultynck C, Pas C, Defreyne J, Cosyns M, den Heijer M, T'Sjoen G. Self-perception of voice in transgender persons during cross-sex hormone therapy. Laryngoscope. 2017;127(12):2796-804.
14. Cosyns M, Borsel JV, Wierckx K, Dedecker D, de PeerFV, Daelman T, et al. Voice in female-to-male transsexual persons after long-term androgen therapy. Laryngoscope. 2014;124:1409-14.
15. Watt SO, Tskhay KO, Rule NO. Masculine Voices Predict Well-Being in Female-to-Male Transgender Individuals. Arch Sex Behav. 2018;47(4):963-72.
16. Cler GJ, McKenna VS, Dahl KL, Stepp CE. Longitudinal Case Study of Transgender Voice Changes Under Testosterone Hormone Therapy. J Voice. 2020;34(5):748-62.
17. Ziegler A, Henke T, Wiedrick J, Helou LB. Effectiveness of testosterone therapy for masculinizing voice in transgender patients: A meta-analytic review. Int J Transgenderism. 2018;19(1):25-45.
18. York SW, Oliveira MRG, Benevides B. Manifestações textuais (insubmissas) travesti. Rev Estud Fem. 2020;28(3):1-12.
19. York SW. TIA, VOCÊ É HOMEM? Trans da/na educação: Des(a)fiando e ocupando os"cistemas" de Pós-Graduação [Internet]. 2020. Available from: https://www.bdtd.uerj.br:8443/bitstream/1/16716/5/Dissertação - Sara Wagner York - 2020 Completa.pdf

EXPRESSIVIDADE VOCAL (TRANS) MASCULINA: GESTO, *PERFORMANCE* E GÊNERO NA CONSTRUÇÃO DE UMA VOCALIDADE

CAPÍTULO 17

Bruno Caldeira ▪ Guilherme Ribeiro

Highlights

Este capítulo busca descrever como uma expressão vocal (trans)masculina pode ser construída a partir de padrões de masculinidade vocal instituídos socialmente. Assim, os gestos vocais, tomados como movimentos expressivos, são padrões de comportamentos aprendidos e aperfeiçoados na relação entre indivíduos e no meio em que vivem. As masculinidades vocais são múltiplas e construídas em um processo de trocas, utilizando-se de recursos e manipulações biomecânicas do aparelho fonador.

Descritores: construção social do gênero; comunicação; expressão de gênero; voz

INTRODUÇÃO

A voz é algo complexo para se explicar. Sem a pretensão de resolver os problemas de conceituação e definição relacionados com esse termo, acredita-se que voz é, também, identidade. Voz é um lugar no mundo, é uma maneira de existir, resistir, experenciar-se e afirmar-se enquanto indivíduo. Em outras palavras, pode-se dizer que a voz é "um aspecto essencial de nossa identidade humana: de quem nós somos, como nos sentimos, como nos comunicamos e como outras pessoas nos percebem".[1] Mais do que isso, a voz é uma das mais fortes expressões da individualidade de alguém: é uma extensão da personalidade humana e um elemento muito forte no processo de entender-se enquanto indivíduo, de reconhecer-se como pessoa.[9]

A partir da voz é possível enxergar-se e/ou ouvir-se como um membro da sociedade, é possível perceber de que maneira se é reconhecido e/ou ouvido pelo outro no mundo em que se vive, é possível expressar-se. Todavia, não se pode esquecer de que essa expressão vocal que identifica um ser humano tem o objetivo de comunicar algo e, além disso, está impregnada de uma série de significados culturais, históricos e sociais que influenciam diretamente em sua produção.

Nesse capítulo, a voz será compreendida como um instrumento de expressão e comunicação, como gesto e *performance*.

EXPRESSÃO VOCAL – ENTRE O GESTO E A *PERFORMANCE*

Voz é gesto e *performance*. Embora essas duas afirmações em um primeiro momento apontem para compreensões distintas sobre os diferentes papéis que a voz pode assumir, em algum momento essas definições podem se cruzar e ajudar no entendimento sobre a expressão vocal.

147

CAPÍTULO 17 • EXPRESSIVIDADE VOCAL (TRANS)MASCULINA

Entender a voz como um gesto é entendê-la como um movimento expressivo.[3] Um gesto, via de regra – mesmo que não intencionalmente, quer comunicar algo a alguém. Pode-se ter como exemplo os movimentos envolvendo as mãos para demonstrar negação: se for movimentado apenas o dedo indicador de um lado para o outro, isso geralmente significa que está sendo dito não de uma forma mais gentil, branda e não incisiva; entretanto se o movimento for maior e, em vez de movimentar o dedo indicador, seja movimentado o antebraço todo e talvez até reforçado o gesto físico com estalos de língua, o que se infere é que isso representa uma negação mais incisiva, não tão branda e possivelmente grosseira.

Da mesma maneira isso pode ocorrer quando se comunica uma negação pela voz. A depender das nuances utilizadas no movimento expressivo de dizer não, tais como, variações de frequência e intensidade, inflexão, entre outros, constrói-se um gesto vocal que pode ser interpretado como a expressão ou comunicação de uma gama de emoções e sentimentos.

A expressão vocal, os gestos vocais e a *performance* são construídas socialmente, nas relações entre os indivíduos e entre indivíduos e o meio em que vivem. Nesse contexto, voz é resultado e "isto significa que a expressão vocal do indivíduo está diretamente ligada a circunstâncias como: com quem fala, a educação que teve, a classe social e cultural a que pertence, a profissão que escolheu e exerce, quais foram as vozes que o influenciaram na infância e através das quais aprendeu a falar; além do local onde está, sua constituição física, emocional, psicológica, universo imaginário, entre outros. E se voz é resultado na vida, na construção da personagem assim também será".[2]

Pensar na construção de uma expressão vocal para a *performance* teatral ou na formação de um ator pode ser útil para entender o lugar da *performance* e do gesto vocal na expressão vocal cotidiana, haja vista que as pessoas são atores sociais performando diferentes papeis/personagens que constituem uma identidade pessoal: o papel de pai ou mãe, cristão ou ateu, aluno ou professor, dentre outros. Cada um desses lugares sociais requer uma *performance* que é alimentada por gestos ou movimentos expressivos. Entretanto, há uma categoria social de suma importância para a construção das identidades, bem como da *performance* e da expressão vocal: o gênero.

O GÊNERO NA CONSTRUÇÃO DA EXPRESSÃO E DAS *PERFORMANCES* VOCAIS

As identidades são fragmentadas. Em outras palavras, a personalidade e/ou a identidade pessoal é constituída de categorias identitárias que funcionam como peças de uma espécie de quebra-cabeças, cada uma dessas peças desempenhando um papel na construção do indivíduo. Podem ser consideradas peças desse quebra-cabeça a classe social, profissão, estado civil, dentre outras. O gênero, é uma das mais marcantes categorias identitárias e constitutivas dos indivíduos na configuração social atual.

Considera-se aqui que "gênero é o aparato pelo qual a produção e a normalização do masculino e do feminino se manifestam junto com as formas intersticiais, hormonais, cromossômicas, físicas e performativas que o gênero assume [...]. Gênero é o mecanismo pelo qual as noções de masculino e feminino são produzidas e naturalizadas".[4] Mas o que o gênero tem a ver com a expressão vocal? As *performances* vocais são dispositivos de normalização e perpetuação das masculinidades e feminilidades, assim como todos os outros atos, gestos e atuações corporais das pessoas. Isso ocorre porque "o efeito do gênero se produz pela estilização do corpo e deve ser entendido, consequentemente, como a forma corriqueira pela qual os gestos, movimentos e estilos corporais de vários tipos constituem a ilusão de um eu permanente marcado pelo gênero". Em outras palavras, a

PARTE II • ESTRATÉGIAS UTILIZADAS PARA A AVALIAÇÃO E OTIMIZAÇÃO VOCAL

voz desempenha funções no exercício dos papéis de gênero. Isso porque ter uma voz que corresponda ao gênero que lhe foi atribuído pelos outros em função da genitália é uma espécie de padrão estabelecido para se exercer um papel social de gênero: nesse caso, ter voz com *pitch* grave por ser homem ou ter voz com *pitch* agudo por ser mulher.[5]

Portanto, é preciso reconhecer que a voz e sua *performance* e expressão são construídas socialmente e, por isso mesmo, construídas de uma maneira generificada, de modo a fazer parecer que a voz é natural e que o "normal" de uma voz, ou a maneira como ela deve soar e se comportar tem relação direta com a genitália de quem fala ou canta. Pensar dessa maneira seria não somente transfóbico, como inviabilizaria a existência de pessoas transgêneros e não binárias.[6]

Tendo exposto alguns aspectos da construção das *performances* vocais e, consequentemente, da expressão vocal, uma vez que uma constitui a outra, segue-se com a construção de (trans)masculinidades vocais, tentando aliar teoria e prática, alternando e integrando evidências, vivências e depoimentos.

PERFORMANCE VOCAL, EXPRESSÃO VOCAL E (TRANS)MASCULINIDADES

As masculinidades (e feminilidades) vocais não são naturais e tampouco estão presas aos corpos. São, pelo contrário, arranjos sociais resultantes de processos dinâmicos e inacabados que têm como objetivo posicionar os sujeitos como masculinos ou feminino.[7] Assim, embora esse seja o objetivo da generificação dos corpos e das vozes, existem diferentes maneiras de se performar vocalmente as masculinidades, haja vista que voz é resultado e é formada e construída no decorrer da vida pelas vivências, experiências, relações e trocas de um homem, seja trans ou cis.

No entanto, performar uma masculinidade vocal padrão ou ter uma expressão vocal masculina padrão pode ser objeto de desejo de homens transmasculinos que desejam ter passabilidade cisgênero. Assim, para um homem transmasculino é necessário aprender os gestos vocais que lhe permitam construir uma expressividade vocal masculina e, sobretudo, ter uma frequência de oscilação que lhe faça ser reconhecido como homem pelo *pitch* de sua voz. Em outras palavras, uma voz mais grave permite a um homem transmasculino vencer grande parte do processo de ganhar passabilidade vocal, se é o que é desejado. Ter uma voz mais grave dá credibilidade à *performance* de uma masculinidade vocal, algo que Guilherme buscou adquirir, mesmo que inconscientemente, conforme mostra o depoimento abaixo.

> *Eu percebi que – inclusive eu percebi porque um amigo me falou, porque eu faço isso de forma inconsciente – que quando eu estou falando com pessoas que eu não conheço... então, por exemplo, eu vou falar com uma pessoa que vai anotar meu pedido no restaurante – que inclusive foi nessa situação que eu fiquei percebendo isso que o meu amigo me falou –, eu falo bem mais grave. Eu falo, tipo assim [fazendo uma voz mais grave]: "Eu vou querer tal coisa." Eu tento pôr a minha voz mais [grave]... só que eu nunca percebi que eu fazia isso. Meu amigo falou: "Por que que você fez isso?" Eu falei: "O quê que eu fiz?" Aí ele falou: "Você começou a falar diferente." E aí eu fiquei: "Como assim?!" Hoje, quando eu escuto a minha voz, eu acho que o que eu estava esperando era mais ou menos isso mesmo. Mas talvez mais próximo da voz que eu faço quando eu tô pondo ela um pouquinho mais grave. Era o que eu esperava que ela fosse quando eu estivesse, assim, mais empolgado.*

> *Mas eu gosto dela! Às vezes eu acho ela um pouco aguda porquê... de tanto eu acostumar com eu falando mais grave. Aí de vez em quando eu falo assim "nossa, minha voz tá muito aguda". Mas, no geral, eu gosto. Eu fiquei feliz... Nossa, poderia ter dado errado em tantos níveis e não deu, sabe? Então, eu fiquei muito feliz com a voz do jeito que ela tá (informação verbal).*

Para além dos contextos de fala, o desejo por uma voz sempre mais grave e a satisfação em tê-la também aparecem quando Guilherme fala sobre sua voz cantada:

> *Sim, eu fiquei bem mais feliz com a voz agora depois da transição, porque era isso: eu sempre quis cantar essas notas graves, sempre foi uma coisa que eu gostei, sempre foi uma coisa que eu admirei... e agora eu consigo fazer isso. Então, eu fiquei bem feliz. Inclusive, eu tive tipo uma banda [...]. Era muito legal porque as minhas brigas eram porque as pessoas queriam subir o tom e eu queria descer [risos]. Ou então falava assim: "Não vai subir mais que me..." "Não, mas vai subir um tom." Eu falei: "Não vai, tem que subir meio, senão não vou alcançar." Eu gostava disso porque queria dizer que finalmente eu tinha chegado nessa voz mais grave que eu queria (informação verbal).*

Essa voz mais grave, que deixa Guilherme feliz pode ser conseguida de modo relativamente rápido. A redução da frequência vocal é um efeito direto da hormonização com testosterona. A hormonização com testosterona, além de permitir aos homens transmasculinos conseguir características fenotipicamente tidas como masculinas, como barba e pelos no corpo, também faz com que a voz soe mais masculina. Isso porque a testosterona faz com que as pregas vocais tenham mais massa, consequentemente, vibrando mais devagar e produzindo uma voz com frequência de oscilação mais baixa, com um som mais grave. Esse processo é similar ao que acontece durante a puberdade: como os meninos produzem mais testosterona do que as meninas e as pregas vocais são positivas a esse hormônio, elas acabam aumentando em comprimento e massa durante a puberdade, quando aumenta a síntese de testosterona em homens cis.

Apesar da praticidade que a hormonização com testosterona traz no ganho de características reconhecidas como masculinas para os homens trans, não se pode dizer que esse seja um processo fácil para cantores, pois a transição vocal desencadeada pela hormonização traz consigo muito efeitos colaterais físicos e psicológicos. A transição vocal ocorre de maneira rápida e abrupta, de modo que o corpo sofre para acompanhar. Enquanto na puberdade um processo completo de muda vocal pode ultrapassar o tempo de 3 anos, nos primeiros 3 meses de hormonização ocorre o maior período de mudança para uma voz mais grave.[6]

Além disso, a laringe não acompanha a mudança nas pregas vocais, diferentemente do que acontece na adolescência, quando o processo é gradual e as cartilagens laríngeas e a musculatura intrínseca ainda estão em desenvolvimento e passíveis de crescimento. No processo de transição vocal de homens transmasculinos, as pregas vocais permanecem menores, porém com mais massa, o oposto do que a musculatura está acostumada: pregas vocais com menos massa e mais leves para vibrar. Essa situação pode causar uma série de efeitos colaterais na voz cantada de homens trans, como quebras de registros, desconexão entre os registros, dificuldade de se cantar em falsete, dentre outros.

PARTE II • ESTRATÉGIAS UTILIZADAS PARA A AVALIAÇÃO E OTIMIZAÇÃO VOCAL

Para cantores transmasculinos, as incertezas sobre como a voz ficaria ou se seria possível cantar após a transição fizeram com que muitos pensassem em não realizar a hormonização, ou, caso decidissem por ela, tivessem a expectativa de nunca mais cantar.[6] Julian Morris, cantor transmasculino estadunidense, chega a dizer que pensava que estava sacrificando a sua voz e seu canto, uma das coisas que mais amava fazer, para conseguir estar em paz com seu corpo e conseguir as características masculinas almejadas.

Embora importante e crucial para o desenvolvimento de uma expressão vocal masculina, o grave, quer na tessitura da voz cantada, quer na frequência de oscilação do falante, não é capaz sozinho de caracterizar uma voz como masculina. Apesar do *pitch* ser a primeira coisa a chegar ao nosso ouvido e nos induzir a classificar uma voz como masculina ou feminina, outros recursos precisam ser adicionados para que uma expressão ou *performance* vocal masculina crível seja desenvolvida.

Guilherme relata como fatores complementares ao grave na construção de uma expressão vocal masculina desempenham um papel na sua passabilidade vocal.

Na voz falada, assim... muitas pessoas acham que eu sou *gay* por causa do jeito que eu me expresso [...]. E, então, às vezes passava esse estereótipo, né, de como homens *gays* falam. E, às vezes, era mesmo, bem estereotipado. Eu não vou imitar aqui porque não seria uma coisa autêntica, mas, às vezes, vinha. E minha mãe ficava me xingando, tipo: "Pra isso que você virou homem?" Por que sabe, tipo? Não que ela me xingava, assim... mas ela achava... ela não achava ruim de um jeito que eu me sentisse mal. Mas eu via que ela ficava meio, tipo... em "qual o sentido?". Então... Não que eu parei, eu continuo me expressando assim (informação verbal).

Quando se é homem, espera-se que seus comportamentos sejam fidedignos àqueles que perpetuam e normalizam uma cis-heteronormatividade. Em outras palavras, homem que é homem gosta de mulher, não afina a voz, não fala mole, canta grave ou que em homem, entre outros. Ao expressar-se vocalmente por meio de recursos vocais que são associados a homens *gays*, Guilherme – e qualquer outro homem – tem sua masculinidade colocada em cheque.

Isso acontece porque existe uma estética dos gêneros[8] e uma estética vocal dos gêneros.[9] Quando se pensa numa estética de vestuário em função do gênero, por exemplo, embora a cor da roupa seja importante para caracterizá-la como sendo uma vestimenta masculina ou feminina, ela depende de outras características – como a forma, o corte, o caimento, a silhueta, o tamanho, apenas para citar algumas – para, de fato, ser categorizada como roupa de mulher ou roupa de homem. Do mesmo modo, para a construção de uma estética vocal dos gêneros, é preciso que se ancore em fatores como os modos de fonação, a articulação, a ressonância, sibilância, duração de vogais, dentre outros. Enquanto a estética dos gêneros se materializa no visual que as pessoas adotam: nas roupas, nos calçados, cortes e penteados de cabelo, dentre outros, a estética vocal dos gêneros pode ser observada nos gestos ou comportamentos vocais que constituem a expressão e as *performances* vocais.

Dentro do rito da estética vocal dos gêneros, as *performances* e expressão vocal são construídas a partir de padrões ou gestos vocais que são aprendidos socialmente. Em suas interações sociais, o indivíduo aprende que padrões e gestos vocais deve usar para ser reconhecido como homem por meio de sua voz. Assim, ele desenvolve um conjunto de gestos que se tornam padrões em sua performatividade e expressividade vocal, e alarga a estética vocal dos gêneros adicionando seu próprio tempero ao manipular os padrões de ações vocais de acordo com as vivências e experiências que teve durante a vida. Em outras palavras, cada homem, trans ou cis, constrói sua masculinidade vocal a partir de suas referências e, embora existam padrões comuns, é a manipulação desses padrões pelo indivíduo que caracteriza a sua própria expressividade vocal.

RECONHECENDO PARA RESSIGNIFICAR...

Saber que as masculinidades são construídas socialmente e que, para além disso, são singulares, permite refletir sobre os padrões vocais que a sociedade tem perpetuado. Por que um homem necessariamente precisa ter voz grave? Por que quando a voz de um menino não agrava durante a muda vocal se realiza tratamento para que essa voz se adeque ao padrão de masculinidade? É uma questão puramente clínica ou há algo a mais?

É necessário que cada vez mais se reconheça que as vozes são constituídas em contextos únicos de existência e, embora marcadas pelo gênero, elas não precisam se encaixar em padrões generificados. Se cada um deve expressar livremente sua individualidade, sua identidade vocal, por que nas práticas os padrões de gênero ainda imperam? É preciso reconhecer aquilo que se faz e ressignificar, para que cada vez mais as práticas vocais sejam acolhedoras, emancipatórias e libertadoras.

REFERÊNCIA BIBLIOGRÁFICA

1. Welch GF. Singing as communication. In: Miell D, McDonald R, Hargreaves DJ, editors. Musical communication [Internet]. Oxford Academic; 2005 [cited 2022 Dec 4]. Available from: https://academic.oup.com/book/5956
2. Vargens MMC. O exercício da expressão vocal para o alcance da verdade cênica: construção de uma proposta metodológica para a formação do ator ou a voz articulada pelo coração [Internet] [Tese]. [Universidade Federal da Bahia]; 2018 [cited 2022 Dec 4]. p. 241. Available from: https://repositorio.ufba.br/handle/ri/27388
3. Steuer FV, Ferreira LP. Clínica da expressão vocal: disfonia e fixidez. Distúrbios da Comunicação. 2008 Dec;20(3):307-17.
4. Butler J. Regulações de gênero. Cadernos Pagu [Internet]. 2014 Jun [cited 2022 Dec 4];(42):249–74. Available from: https://www.scielo.br/j/cpa/a/Tp6y8yyyGcpfdbzYmrc4cZs/
5. Butler J. Problemas de gênero: feminismo e subversão da identidade. Civilização Brasileira; 2003.
6. Caldeira B. Em que gênero eu canto? A operação do gênero na construção de *performances* vocais de cantoras e cantores transgêneros [Internet Dissertação]. [Universidade Federal de Uberlândia]; 2021 [cited 2022 Dec 4]. Available from: https://repositorio.ufu.br/handle/123456789/33495
7. Klein C, Santos A. "Orgulho de ser hétero"? disputas em torno das masculinidades em uma página do Facebook. Teias [Internet]. 2021 [cited 2022 Dec 4];22(64):181–94. Available from: https://www.epublicacoes.uerj.br/index.php/revistateias/issue/view/2497/showToc
8. Bento B. A reinvenção do corpo: sexualidade e gênero na experiência transexual. Garamond; 2006.
9. Caldeira B. O processo de despedir-se de uma voz: percursos de transição vocal de cantores transmasculinos [Internet] [Monografia]. [Universidade Federal de Uberlândia]; 2019 [cited 2022 Dec 4]. Available from: https://repositorio.ufu.br/handle/123456789/26150

EXPRESSIVIDADE NA MULHER TRANSGÊNERO: UM LUGAR DE PLURALIDADE

CAPÍTULO 18

Jonia Alves Lucena ▪ Jarda Maria Andrade de Araújo ▪ Ana Nery Araújo

Highlights

Esse capítulo se propõe a apresentar, particularmente, a expressividade na comunicação da mulher transgênero. Ele é composto por três seções. Inicialmente, será abordada a expressividade e seus determinantes culturais, sociais e individuais; seguida da expressividade e identidade de gênero e, finalmente, a expressividade na mulher transgênero com os caminhos possíveis para o atendimento fonoaudiológico. Serão abordadas questões vigentes da literatura, experiências práticas no atendimento fonoaudiológico às pessoas trans, bem como o relato pessoal de uma mulher transgênero, uma das autoras do capítulo (JMAA), no que se refere às suas percepções, inquietações e vivências da comunicação oral, apresentadas em destaque ao longo do capítulo.

Descritores: comunicação; diversidade de gênero; expressão de gênero; fonoterapia; identidade de gênero; performatividade de gênero; pessoas transgênero; voz

EXPRESSIVIDADE E SEUS DETERMINANTES CULTURAIS, SOCIAIS E INDIVIDUAIS

A comunicação humana é fundamental na expressão de identidade e singularidade das pessoas. Ela permite o compartilhamento de sentimentos, emoções e posicionamentos sobre as vivências individuais. O sujeito é marcado por sua forma de comunicação – comunicação que fala dele – em um contexto biopsicossocial e cultural e, como tal, apresenta-se nessa interface. Dessa forma, a comunicação humana não pode ser percebida apenas como uma produção sonora, mas sempre a partir dos sentidos da pessoa que a expressa, pois ela personifica a comunicação. A expressividade na fala é uma peça-chave nessa construção.

O termo expressividade vem sendo bastante estudado e conceituado pela fonoaudiologia ao longo dos anos. Ele foi entendido, inicialmente, a partir da relação som e sentido, acrescido das escolhas prosódicas e elementos segmentais (vogais e consoantes) que o indivíduo utiliza em seu discurso. Está associado à dinâmica da voz e apresenta como recursos fônicos a melodia, velocidade de fala, *loudness* e alongamento das vogais.[1] Gesto vocal também é um termo empregado para explicar a fusão da fala com o som e sentido. Assim, manifesta-se pela interação entre os elementos prosódicos, fonéticos e sons não verbais para produzir comunicação, a fim de tornar possível a veiculação do sentido pelo falante.[2,3]

A prosódia tem papel marcante na expressividade. Ela abrange as variações de fala estabelecidas pela qualidade vocal, entoação, padrões de acento, variações no ritmo e pausas.

153

A partir do ano 2000, novas proposições incluíram a análise de recursos vocais ou observação de recursos linguístico-discursivos dos falantes no entendimento da expressividade, como também o julgamento de terceiros em relação à expressividade oral de diversos grupos de profissionais.[3] Os recursos vocais também foram associados ao conteúdo não verbal, envolvendo a expressão facial, postura corporal e os gestos.[4]

Em suma, a expressividade na fala manifesta funções linguísticas, que dizem respeito à sinalização de início e término de enunciados e de partes do discurso; as funções paralinguísticas, que são as atitudes e emoções; e as extralinguísticas, como o sexo, a idade, a condição social, entre outros. Essas três funções possibilitam ao ouvinte atribuir sentidos à matéria fônica, ou seja, quando se ouve uma fala, é possível fazer inferências sobre as características não só físicas, mas sociais e psicológicas do indivíduo falante.[1]

A expressividade da fala é singular, porém, advém de um aprendizado. Ela se caracteriza de forma individual e espontânea, mas está condicionada às situações e contextos sociais, culturais e emocionais. Assim, a expressão oral é regulada pela sociedade, e produz efeitos diversos, afetando suas relações.[5,6]

No escopo da expressividade, a voz tem destaque. Ela se revela enquanto gesto que veicula a intenção do discurso do falante. A voz exprime características comportamentais e de personalidade do indivíduo, sendo relevante considerar aspectos relacionados com a articulação, com a entoação e, até mesmo, com o próprio vocabulário empregado.[7]

O indivíduo, ao falar, ocupa uma posição e passa uma intenção por meio de sua expressão oral (voz/fala). Desta forma, não se pode isolar o gesto vocal da situação de sua produção, do espaço social e das diferentes posições sociais em que se manifesta.[5] Nessa perspectiva, o indivíduo faz uso de diferentes formas de expressão oral para atender aos papéis sociais por ele desempenhados. Assim, a expressividade da comunicação oral considera sempre a pluralidade presente em cada indivíduo. O seu uso no dia a dia está condicionado às mudanças relacionadas com as situações comunicativas vividas por ele, bem como os aspectos relacionados com a sua subjetividade. A expressão vocal age, ainda, sobre o outro, o interlocutor. A depender do contexto, poderá revelar intenções comunicativas diferentes, a exemplo de autoridade, segurança, firmeza, dúvida, incerteza, dentre outras. Nessa dinâmica, vai sendo construída a imagem do falante e os sentidos pessoais de sua expressão.[7]

EXPRESSIVIDADE E IDENTIDADE DE GÊNERO

A identidade feminina se constrói a partir de referências psicológicas, sociais, ideológicas e discursivas.[8] Entender a expressão por meio da voz, portanto, permeia o contexto comunicativo vivido, revelando significados diversos.[9] A pessoa transgênero se identifica com um determinado gênero, mas é importante não a enxergar dentro de um padrão de voz/expressividade único, ou seja, a expressividade da pessoa transgênero deve revelar sua personalidade, seu jeito de ser. Somente assim ela será singular, não determinada por um modelo. Além disso, é importante pensar em várias expressividades possíveis. Como a voz não é única, a expressividade da pessoa trans também não é. Ela carrega muitas vozes dentro de sua voz e formas diversas de expressividade.

A expressividade da pessoa trans deve contribuir para melhor passabilidade, se é isso o desejado. Aqui, passabilidade deve ser compreendida como o reconhecimento social da pessoa transgênero segundo o gênero com o qual se identifica. Está relacionada com o conforto e segurança na expressão de gênero em diversos contextos sociais. Entende-se, portanto, que ser passável socialmente pode influenciar não somente a satisfação pessoal,

PARTE II • ESTRATÉGIAS UTILIZADAS PARA A AVALIAÇÃO E OTIMIZAÇÃO VOCAL **155**

mas também situações como a segurança contra transfobias.[10] Entende-se que a voz da pessoa trans está diretamente relacionada com a sua qualidade de vida.[11]

Na pessoa trans, a expressividade deve representá-la por meio do corpo/voz/olhar/ gestos, ou seja, na comunicação oral como um todo. Desta forma, no trabalho de expressividade junto a pessoas trans, o fonoaudiólogo tem o propósito de auxiliar na busca de uma comunicação que exprima não somente o gênero ao qual se identifica, mas a sua perspectiva, como se sentem representadas. Assim, será possível reduzir a disforia de gênero e melhorar a saúde mental e a qualidade de vida.

> *A expressividade carrega uma bagagem, um conjunto de características que se projetam em meu falar, o espaço no qual me encontro – a ideia que quero passar, a mensagem que busco transmitir. Ela denota as minhas necessidades (informação verbal). (depoimento: JMAA)*

EXPRESSIVIDADE NA MULHER TRANSGÊNERO: CAMINHOS POSSÍVEIS PARA O ATENDIMENTO FONOAUDIOLÓGICO

Conhecer todos os aspectos envolvidos no estabelecimento da expressividade é fundamental para o fonoaudiólogo atuar nos ajustes de acordo com os desejos e necessidades da pessoa trans. Muitas vezes, algumas mulheres trans podem querer transitar em termos de fala/voz/expressividade num contínuo masculino/feminino e não necessariamente em um polo, no caso feminino.

O ponto de partida para promover mudanças deve possibilitar o desenvolvimento da autopercepção e do automonitoramento, que são recursos potentes no aprimoramento da expressividade. O fonoaudiólogo deve ajudar a mulher trans a entender, sentir, descobrir as possibilidades de ajustes vocais que pode realizar. Também é fundamental garantir um atendimento tranquilo, onde ela possa experimentar a própria voz em diversos "lugares" de expressão, buscando uma produção vocal confortável e flexível as suas demandas de comunicação.

> *A voz expressa uma bagagem, um conjunto de características que se projetam no meu falar, o espaço no qual me encontro, a ideia que quero passar. Ela denota as minhas necessidades. A voz é única e consegue expressar bem cada um de nós. Ela autoriza a nossa presença. Sinaliza o nosso poder, reafirma nossa existência (informação verbal). (depoimento: JMAA)*

De toda forma, cabe apontar alguns dos parâmetros que, universalmente, vêm sendo considerados para a discussão sobre a diversidade de expressão da voz na mulher trans. Nesta seção, particularmente, serão abordados: frequência de oscilação (Fo), intensidade, ressonância, articulação e prosódia. Compreende-se, no entanto, que a expressividade não se esgota ao transitar nesses parâmetros. Recursos como gestos, olhar, postura corporal e expressões fisionômicas também são importantes para compor a expressividade. Os gestos, por exemplo, dão movimento e vida ao que se fala e devem ilustrar o conteúdo. Usar o olhar para se comunicar com o outro é uma ferramenta rica, que demonstra interesse e atenção. Para mulheres trans, nem sempre é fácil olhar nos olhos ou demonstrar o que deseja por meio dos gestos, expressões fisionômicas, postura corporal. A insegurança, em muitas situações, pode tolher o uso de tais recursos na comunicação. Assim, são recursos que merecem, também, ser valorizados na intervenção fonoaudiológica quando o assunto é expressividade da pessoa transgênero.

Fo

Um dos parâmetros cruciais, que mereceu atenção especial por muito tempo, na busca de uma voz com padrões femininos, foi a Fo. Há registros de que, em mulheres transgênero, quanto mais baixos os valores da Fo, maior a insatisfação com a própria voz. Isto é, frequências baixas de voz estão associadas a situações negativas do uso da voz no seu dia a dia, de acordo com medidas de autopercepção vocal em mulheres transgênero.[10]

Considera-se, no entanto, que não existe consenso acerca da Fo adequada para mulheres trans, para que ela seja percebida como tal. Existe uma tendência para que a frequência de fala seja deslocada da faixa de alcance de homens cisgênero (aproximadamente 100-140 Hz) para uma faixa neutra (145-175 Hz) ou para a faixa de mulheres cisgênero (aproximadamente 180-220 Hz). Mesmo assim, tal opinião pode variar amplamente.[12] Sugere-se uma variação que vai de 116,8 Hz a 171 Hz.[13]

É importante considerar que mulheres trans, mesmo estando com Fo dentro da faixa esperada para mulheres, ainda podem ser percebidas pelo seu sexo biológico, sinalizando que os demais parâmetros da comunicação interferem nesse julgamento.[14,15] Adequar a frequência para a faixa da voz feminina/aguda não garante, necessariamente, o julgamento de ouvintes leigos como uma voz feminina.[16]

Em estudo que avaliou a percepção de gênero por ouvintes leigos, foi reforçado que os formantes das vogais, a extensão vocal da Fo, intensidade e entoação também podem ser responsáveis por alcançar o objetivo de passabilidade das mulheres transgênero.[10,17]

Demonstra-se, inclusive, que a felicidade de mulheres trans em atendimento fonoaudiológico não se relaciona diretamente à sua Fo, mas com a sua percepção de feminilidade – considerando-se a autopercepção das participantes, bem como a percepção dos ouvintes.[13,18] Desta forma, torna-se relevante explorar sempre a percepção dos próprios usuários sobre sua voz no trabalho fonoaudiológico com mulheres trans.

> *Não compreendo como numa sociedade marcada por diferenças, características múltiplas de cada sujeito, a voz tenha que ser padronizada por timbre; as mais graves atribuídas diretamente ao masculino, bem como as agudas atribuídas ao feminino. Isso não tem sentido. Não deveria ser marcador de gênero. Presumir o gênero de alguém pelo timbre de voz chega a soar bizarro. Não acredito que estejamos aprisionadas nas celas produzidas pelo gênero ao ponto de deixarmos de reconhecer a beleza das vozes. A de cada uma: única e particular (informação verbal). (depoimento: JMAA)*
>
> *Cresci com outras mulheres de fortes vozes, vozes de muitas águas, como diz Bethânia. Na música, na TV, no teatro, no convívio, as mulheres das fortes vozes sempre estiveram ao meu redor. Não há como eu acreditar que a minha me atribua algum demérito. Muito pelo contrário. Se é minha, é feminina. Se sou mulher, qual outro gênero ela teria? (informação verbal). (depoimento: JMAA)*

Intensidade

De maneira geral, os homens falam mais forte do que as mulheres. Estabelece-se uma média de 70,42 dB para intensidade vocal em homens, enquanto, em mulheres, esse número cai para 68,15 dB.[19] Tal diferença pode ter relação com as próprias diferenças estruturais da laringe e da aerodinâmica da voz. Isto porque a pressão do ar transglótico é maior nos homens do que nas mulheres, com maior fechamento das pregas vocais.[19,20] Para mulheres trans, especificamente, a intensidade tem média é de 64,9 dB.[12,21] Tal achado pode estar associado à soprosidade presente na voz de algumas delas, o que leva à percepção de uma voz mais suave.[19,10] Algumas mulheres trans tentam falar em intensidade mais fraca como forma de minimizar a atenção para sua voz, bem como para suavizar a emissão vocal.

> *Em determinados momentos, precisarei falar alto. Em outros, nem tanto. Ao sentir medo, a minha voz tende a ser mais baixa, sem muita expressividade. Faz parte de meus anseios (informação verbal). (depoimento: JMAA)*

Articulação

Mulheres, normalmente falam com maior precisão do que homens.[22] O padrão de articulação feminino tende a ser mais lento, enquanto a articulação masculina transmite mais dureza, com encurtamento, sem prolongamentos de fonemas no final das palavras. De forma geral, quando as consoantes são articuladas de forma mais precisa, existe a percepção de uma voz mais feminina.[23]

Além disso, sabe-se que as características acústicas, como frequência de formantes, amplitude e duração, mantêm relação com as configurações dos articuladores. O primeiro formante (F1) pressupõe um ajuste de mandíbula que interfere na altura da língua; o segundo formante (F2) diz respeito à posição anteroposterior da língua; e o terceiro formante (F3) refere-se ao arredondamento dos lábios. Assim, vogais arredondadas possuem valores de F3 mais baixos em comparação com as não arredondadas.[24,25]

O gênero é um fator que pode interferir nos valores dos formantes. Mulheres apresentam F1, F2 e F3 mais elevados ao comparar-se com homens.[26] Em mulheres cisgêneros, F1, F2 e F3 são mais elevados em relação às mulheres transgêneros. Isto porque mulheres trans apresentam as configurações articulatórias mais restritas, segundo análise formântica.[10]

De qualquer forma, as mulheres trans podem ter valores de F1, F2 e F3 levemente abaixo dos valores de referência para as mulheres cis e mais elevados do que as de homens cis. Presume-se que tal diferença tenha relação com as próprias características anatomo-fisiológicas das estruturas orais típicas de cada sexo.[27] Assim, faz-se necessário levar em consideração os possíveis ajustes articulatórios em protocolos diversos de intervenção vocal voltados para mulheres transgênero.

Ressonância

A ressonância é um parâmetro importante na expressividade da fala e contribui para a identificação do falante no que se refere ao gênero. As variações estabelecidas no trato vocal, incluindo abertura de boca e posição de língua, podem influenciar no comprimento e na forma do trato vocal, impactando na frequência dos formantes das vogais produzidas. Neste sentido, não há como dissociar aspectos de ressonância e articulação. De acordo com a configuração do trato vocal, as questões articulatórias são diferenciadas e, consequentemente, impactam em padrões diferentes de ressonância entre homens e mulheres cis.

Estudo confirma a importância da ressonância, pois mesmo a Fo estando na faixa feminina (em torno de 240 Hz), os ouvintes podem avaliar a voz como sendo do gênero masculino, pelas suas frequências de ressonância.[28] As características da ressonância do trato vocal consistem no segundo sinal acústico mais importante para a identificação do falante.[29] Alterar a posição da língua pode ser eficaz na mudança da ressonância oral e no aumento da percepção do ouvinte da feminilidade da voz.[29]

> *Se projeto a voz com firmeza é porque assim preciso. Não é fácil ser ouvida quando o contexto que estou inserida fomenta meu boicote. Minha voz não deve me anular. Muito pelo contrário. Ela deve me projetar e me alavancar. Ela une minha atuação cotidiana, os meus desejos, o que busco para o futuro (informação verbal). (depoimento: JMAA)*

Prosódia

A prosódia merece atenção especial na percepção de gênero, já que envolve elementos diversos, como frequência, intensidade e duração. O uso de mais inflexões ascendentes, ou seja, com deslizamentos para cima, são normalmente considerados como características femininas da produção vocal, enquanto o uso de inflexões mais lineares é mais associado ao gênero masculino.[30]

Corroborando essas informações, a literatura mostra que mulheres trans que passam como mulheres cis usam mais entonações de deslizamento para cima e um intervalo de semitons de enunciado maior do que mulheres trans que não passam.[17]

Com relação a extensão de frequência, mulheres trans apresentam menor amplitude de variação melódica, com menos variações de emoção que mulheres cis, o que é atribuído ao fato de as mulheres trans buscarem manter a Fo desejada.[10] Desta forma, na intervenção vocal com mulheres trans, é necessário considerar as possibilidades diversas de explorar as curvas entoacionais.

COMENTÁRIOS CONCLUSIVOS

Para conceber a expressividade da mulher trans, é fundamental ao fonoaudiólogo considerar a pluralidade – o que cada uma delas, particularmente, expressa em sua fala/voz. A decisão sobre os ajustes de comunicação oral deve ser estabelecida numa construção colaborativa entre a pessoa trans e o fonoaudiólogo, a fim de facilitar o desenvolvimento de uma comunicação segura e representativa. A mulher trans é a protagonista, a dona de sua fala/voz, e precisa ter uma expressividade que a represente.

REFERÊNCIAS BIBLIOGRÁFICAS

1. Borrego MCM, Madureira S, Camargo Z. Expressividade na voz profissional falada. In: Lopes L, Moreti F, Zambon F, Vaiano T. Fundamentos e atualidades em voz profissional. Rio de Janeiro: Thieme Revinter; 2022.
2. Viola IC, Ghirardi ACAM, Ferreira LP. Expressividade no rádio: a prática fonoaudiológica em questão. Revista da Sociedade Brasileira de Fonoaudiologia. 2011;16(1):64-72.
3. Valle MC. Avaliação da expressividade oral: análise segundo perspectiva do fonoaudiólogo brasileiro. Dissertação (Mestrado) - Faculdade de Fonoaudiologia: Pontifícia Universidade Católica de São Paulo, São Paulo. 2016. 73f.
4. Kyrillos LC. Voz: conhecer para melhor atuar. In: Kyrillos LC. Fonoaudiologia e telejornalismo: relatos de experiência na Rede Globo de Televisão. Rio de Janeiro: Revinter; 2003. 2-14.

PARTE II • ESTRATÉGIAS UTILIZADAS PARA A AVALIAÇÃO E OTIMIZAÇÃO VOCAL

5. Barros Filho CA. Construção social da voz. In: Kyrillos LR, organizadora. Expressividade. Rio de Janeiro: Revinter; 2005. 27-42.
6. Santos LA, Antunes LB. A construção social da voz na performatividade do gênero: uma análise prosódica no falar transgênero feminino. Caledoscópio. 2020; 8(2).
7. Araújo ANB, Balata PMM. A voz no adulto. In: Queiroga, BAM, Gomes AOC, Silva HJ, organizadores. Desenvolvimento da comunicação humana nos diferentes ciclos da vida. Barueri: PRÓ-FONO; 2015. 181-188.
8. Butler J. Fundamentos contingentes: o feminismo e a questão do pós-modernismo. Pedro Maia Soares, tradutor. Cadernos Pagu. 1998; 11. 11-42.
9. Azul D. Transmasculine people's vocal situations: a critical review of gender: related discourses and empirical data. International Journal of Language Communication Disorder. 2015; 50(1):31-47.
10. Menezes DP, Lira ZS, Araújo ANB, Almeida AAF, Gomes AOC, Moraes B, Lucena JA. Prosodic differences in the voices of transgender and cisgender women: self-perception of voice: an auditory and acoustic analysis. Journal of Voice, In Press.
11. Dornelas R, Guedes-Granzotti RB, Souza AS, Jesus AKB, Silva K. Qualidade de vida e voz: a autopercepção vocal de pessoas transgênero. Audiology Communication Research. 2020; 25
12. Hancock AB, Garabedian LM. Transgender voice and communication treatment: a retrospective chart review of 25 cases. International Journal of Language and Communication Disorders. 2013;(1):54-65.
13. Owen K, Hancock AB. The role of self- and listener perceptions of femininity in voice therapy. International Journal of Transgenderism, 2010;12:272-284.
14. Gelfer MP, Schofield KJ. Comparison of acoustic and perceptual measures of voice in male-to-female transsexuals perceived as female *versus* those perceived as male. Journal of Voice. 2000; 14(1):22-33.
15. Schmidt JG, de Goulart BNG, Dorfman MEKY, Kuhl G, Paniagua LM. Voice challenge in transgender women: trans women self-perception of voice handicap as compared to gender perception of naïve listeners. Revista CEFAC. 2018;20(1):79-86.
16. Schneider S, Courey M. Transgender voice and communication: vocal health and considerations. 2016. Avaliable in: <https://transcare.ucsf.edu/guidelines/vocal-health>. Acess 10 nov 2022.
17. Hancock AB, Colton L, Douglas F. Intonation and gender perception: applications for transgender speakers. Journal of Voice. 2014;28(2):203-209.
18. Gunzburger D. Implicações acústicas e perceptivas da voz transexual. Archives Sexual Behavior. 1995;24:339-48.
19. Holmberg E, Oates J, Dacakis G, Grant C. Phonetograms, aerodynamic measurements, self-evaluations, and auditory-perceptual ratings of male-tofemale transsexual voice. Journal of Voice. 2010;24:511-22.
20. Hancock A, Helenius L. Adolescent male-to-female transgender voice and communication therapy. Journal of Communication Disorders. 2012;(5):313-324.
21. Dacakis G, Oates JM, Douglas JM. Exploring the validity of the Transsexual Voice Questionnaire (male-to-female): do TVQMtF scores differentiate between MtF women who have had gender reassignment surgery and those who have not? International Journal of Transgenderism. 2016; 17(3-4):124-30.
22. Mora E, Cobeta I. Voz en el cambio de género. En Cobeta FN, Fernández S, editores. Patología de la voz. Barcelona. 2013:313-22.
23. Dacakis G, Oates J, Douglas J. Beyond voice: perceptions of gender in male-to-female transsexuals. Current Opinion Otolaryngology Head Neck Surgery. 2012;20:165-70.
24. Lee SH, Yu JF, Hsieh YH, Lee GS. Relationships between formant frequencies of sustained vowels and tongue contours measured by ultrasonography. American Journal of Speech Language Pathology. 2015;24(4):739-749.
25. Magri A, Stamado T, Camargo ZAD. Influência da largura de banda de formantes na qualidade vocal. Revista CEFAC. 2009;11(2):296-304.

26. Beber BC, Cielo CA. Caracteristicas vocais acústicas de homens com voz e laringe normal. Revista CEFAC. 2011;13(2):340-51.
27. Yamauchi A, Yokonishi H, Imagawa H, Sakakibara K, Nito T, Tayama N, *et al.* Quantification of vocal fold vibration in various laryngeal disorders using high-speed digital imaging. Journal of Voice. 2016;(2):205-14.
28. Coleman RO. Correlações acústicas da identificação do sexo do falante: implicações para a voz transexual. Journal of Sexual Research. 1983;19:293-95.
29. Mount MH, Salmon SJ. Mudando as características vocais de um paciente transsexual pós-operatório: estudo longitudinal. Journal of Communication Disorder. 1988;21:229-38.
30. Pickering J, Baker L. A historical perspective and review of the literature. In Adler RK, Hirsch S, Mordaunt M, editors. Voice and communication therapy for the transgender/transsexual client: a comprehensive clinical guide. San Diego: Plural. 2012; 2nd ed. 1-34.

ESTRATÉGIAS TERAPÊUTICAS NA CLÍNICA VOCAL COM HOMENS TRANS

CAPÍTULO 19

João Lopes ▪ Jordhan Lessa

Highlights

Transmasculinidade é um termo que abrange todas as identidades trans que estão dentro do espectro masculino. Estas pessoas podem vivenciar o desejo de se submeter à hormonização com testosterona, na qual a mudança vocal costuma ser um dos efeitos mais esperados. Seus resultados costumam ser satisfatórios quando se obtém um *pitch* mais grave. Entretanto, existem fatores extrínsecos e intrínsecos que podem adiar ou tornar contraindicada a hormonização, ou mesmo quando essa não proporciona mudanças no *pitch* vocal e nesses casos a atuação fonoaudiológica é fundamental.

Descritores: homem transgênero; fonoaudiologia; qualidade vocal; qualidade de vida; terapia hormonal

INTRODUÇÃO

A transgeneridade refere-se a uma condição cujo indivíduo não se identifica totalmente ou parcialmente com o gênero que lhe foi atribuído ao nascer.[1] Já transmasculinidade é um termo que abrange todas as identidades trans que estão dentro do espectro masculino, dentre elas estão: homens trans, transmasculinos, trans-homem, transgênero masculino e não binários. A palavra indica que um homem trans se identifica em algum grau com a identidade de gênero masculina.[2]

Os homens trans podem vivenciar o desejo de se submeter ao processo transexualizador, como uma maneira de se sentirem mais confortáveis com si próprios ou objetivando uma maior correspondência estética e funcional à sua identidade de gênero. Este processo pode consistir em procedimentos cirúrgicos, hormonização, retificação de documentos, mudança de vestimentas, corte de cabelo, entre outros procedimentos. Vale destacar que se trata de um período de transição totalmente individual. Suas etapas são subjetivas e opcionais, visto que não é isso que valida a transição, mas sim a autoidentificação.

A intervenção vocal realizada pelo fonoaudiólogo abrange todos os âmbitos anatomo-fisiológicos que permitem buscar um comportamento fonatório por meio de exercícios, orientação e psicodinâmica, e que pode conduzir a resultado satisfatório. Além disso, a voz é um recurso comunicativo moldável, e precisa se adaptar a fatores diversos como o estado emocional, aspectos socioculturais e da identidade de gênero.[4]

A voz como um dos principais instrumentos de comunicação humana contém inúmeras informações de quem a emite, e o gênero é uma delas. A busca por intervenção vocal é uma alternativa para que se consiga readequar a sua voz para uma emissão equilibrada com um *pitch* mais grave, podendo trazer mais segurança ao emissor e melhora da sua autoestima.[5]

A complexibilidade da temática que envolve os homens trans é multifatorial, pois está relacionada não apenas com o corpo, mas também como essa pessoa percebe sua própria voz e como a sociedade o identifica. No contexto social cis-heteronormativo, as identidades de gênero acabam sendo conectadas apenas à genitália e invalidam comportamentos e vivências que estão fora deste padrão.[6]

A intervenção vocal com homens trans visa ampliar a autopercepção do uso da voz, por meio de exercícios vocais e miofuncionais. Exploram-se os ressonadores e os ajustes do trato vocal, buscando uma frequência menor, que produza uma voz com *pitch* mais grave, além de adequar a intensidade e treinar a prosódia. Assim, possibilita-se uma comunicação mais efetiva para a representação de gênero.

TERAPIA HORMONAL E VOZ

A hormonização masculinizadora é realizada por meio da administração de testosterona exógena. Este processo deve ser iniciado com prescrição de um endocrinologista, que será responsável pelo acompanhamento da hormonização.[7,8]

Sua aplicação pode ser por via oral, subcutânea, intramuscular ou transdermal. No Brasil, os medicamentos mais utilizados são de aplicação intramuscular e os intervalos de administração variam entre as pessoas trans.

No organismo de homens trans, a testosterona promove a estimulação de uma segunda puberdade, suprimindo as características sexuais femininas secundárias. Porém, pode demorar até 5 anos para se obter os seus efeitos definitivos.[7,10]

As mudanças físicas mais comuns se igualam à puberdade masculina. Iniciam de forma mais sutil nos primeiros 3 meses com o aumento da oleosidade da pele, diminuição de gordura corporal, aumento de força física e massa muscular na região superior. Depois de 3 meses e até completar o primeiro ano, as mudanças físicas ficam mais perceptíveis, como: atrofia de mamas, voz com frequência mais grave, aparecimento de pelos faciais e crescimento acelerado de pelos corporais. As mudanças tardias iniciam-se após o primeiro ano, tais como: aumento do clitóris (variável), atrofia do canal vaginal, fim da menstruação e definição da frequência da voz. A alopecia androgenética e aumento da libido são efeitos secundários comumente relatados neste processo.[11,12] Quando realizada em pessoas trans jovens, a hormonização poderá promover também o aumento da estatura corporal e estreitamento dos quadris.[8,11,13]

A velocidade das mudanças depende de cada organismo, do tipo de hormônio utilizado, e do tipo de administração. Vale lembrar que sua administração deverá ser realizada por toda a vida, visto que algumas características retrocedem se a terapia hormonal for interrompida.[12,14,15]

Assim como qualquer intervenção médica, a hormonização possui riscos e efeitos colaterais adversos, que podem influenciar diretamente na tomada de decisão sobre sua realização. Problemas de saúde física e/ou mental também podem adiar ou tornar contraindicada a terapia hormonal. Há pessoas que desejam apenas a mudança de voz e não todas as mudanças que a terapia hormonal propõe ao organismo, podendo recorrer a intervenções não hormonais para a mudança vocal.[11,12] Por isso, a intervenção fonoaudiológica poderá ocorrer mesmo que não haja a administração de testosterona. Assim, ela pode

PARTE II • ESTRATÉGIAS UTILIZADAS PARA A AVALIAÇÃO E OTIMIZAÇÃO VOCAL

ser considerada um método não hormonal capaz de promover modificações satisfatórias na voz de homens trans.

INTERVENÇÃO FONOAUDIOLÓGICA

É essencial que o homem trans faça uma avaliação otorrinolaringológica para poder iniciar o processo de intervenção fonoaudiológica. Esse procedimento traz respaldo para a atuação fonoaudiológica e verifica a ocorrência de alguma alteração estrutural ou funcional associada, preexistente ou genética.

A avaliação vocal fonoaudiológica inicia-se com uma *anamnese* detalhada com o objetivo de conhecer a forma como a pessoa trans se relaciona com a sua própria voz, hábitos saudáveis e prejudiciais à voz, uso de medicamentos – principalmente durante o processo de hormonização, doenças pré-existentes, processos cirúrgicos, acometimentos laríngeos e respiratórios, e expectativas quanto a atuação fonoaudiológica.

Para a avaliação da voz pode-se utilizar o *Consensus Auditory Perceptual Evaluation – Voice* (CAPE-V) para o julgamento perceptivo-auditivo, o índice de desvantagem vocal reduzido (IDV-10) e o qualidade de vida em voz (QVV) para a autoavaliação vocal.[16-19] É importante ressaltar que não há nenhum instrumento de autoavaliação vocal validado em português brasileiro para homens trans, e que os instrumentos utilizados, foram validados com outras populações, não tendo assim, garantia de acurácia e confiabilidade ao ser aplicado em homens trans. O objetivo destes instrumentos é contribuir, juntamente com medidas de análise acústica e com parâmetros da avaliação aerodinâmica, para a avaliação multidimensional da voz e análise do comportamento vocal da pessoa avaliada, descrevendo as características do seu padrão vocal. A utilização de instrumentos, medidas, parâmetros e tarefas válidos e reconhecidos possibilitam a investigação de dados quantitativos, que devem ser analisados em conjunto com as informações obtidas na anamnese.

A intervenção vocal é eficaz com cerca de 90% dos homens trans,[20] tanto pelo processo que associa a terapia hormonal aos exercícios vocais, quanto pelos ajustes dos filtros de ressonância que favoreçam uma fala que seja lida com o reconhecimento da sua identidade de gênero.

O papel do fonoaudiólogo é compreender a necessidade que essa pessoa tem de adquirir uma nova identidade vocal e esclarecer questões de natureza orgânica, funcional e psicossocial, orientar quanto as modificações de sua conduta vocal e também sobre as restrições anatomofisiológicas.[5]

Trabalha-se, de modo paralelo, com a postura corporal e a respiração. Para isso pode-se buscar o alinhamento do esquema corporal, associado a exercícios para respiração costodiafragmática, para melhorar a produção sonora, ressonância e projeção vocal.

Exercícios de relaxamento podem ser utilizados para reduzir a tensão da musculatura cervical e da cintura escapular. Eles podem ser associados ao uso de massageadores e a manipulação digital.[21]

Quando especificamos a atuação fonoaudiológica voltada à intervenção vocal, dividimos esse trabalho em duas fases: na primeira fase é feita a abordagem envolvendo orientações, psicodinâmica e treinamento vocal por meio de exercícios vocais. É importante relacionar a intervenção vocal com exercícios de lábios, língua e mandíbula, e da musculatura intrínseca e extrínseca da laringe, associados à emissão de sons facilitadores e a técnica mastigatória.[21] Realiza-se o uso de técnicas como sons nasais isolados, associados a movimentos de mastigação ou com manipulação digital laríngea. É importante nesse momento começar a estabelecer o uso de uma frequência mais grave na execução desses exercícios.

Técnicas como a emissão de sons fricativos e sons vibrantes em glissando descendente visam um melhor apoio respiratório e um direcionamento do fluxo aéreo. É importante proporcionar aumento no tempo do fluxo aéreo sonoro com voz mais grave durante o exercício em glissando. A utilização de exercício de trato vocal semiocluído (ETVSO), como o uso do tubo de ressonância flexível imerso em água vai proporcionar conforto ressonantal, mobilizar a mucosa e produzir uma fonação econômica.

Dispositivos como a eletroestimulação com correntes como a TENS, que tem como objetivo o relaxamento muscular, podem ser utilizados como complementares para obter melhora da vascularização, facilitar o abaixamento laríngeo, reduzir a atividade muscular.[22]

Já na segunda fase do processo de intervenção vocal, trabalha-se a prosódia com o objetivo de intensificar a atuação do filtro sonoro com exercícios de voz, fala e corpo. Eles buscam explorar diferentes emissões e modulações descendentes no final das sentenças.

Sugere-se trabalhar com textos de poesia e pedir ao usuário que diminua a duração das vogais das palavras, assim como baixar a frequência e produzir uma voz mais grave ao final das frases. Esses exercícios podem ser usados para promover modificações dos parâmetros de entonação. Quanto a articulação, pede-se para que as palavras sejam ditas com nitidez e precisão, porém, sem a necessidade de exagerar na mímica facial para não promover hipernasalidade. Sugere-se também que se evite o exagero quanto ao uso do gestual das mãos e que diminua a amplitude dos movimentos ao se comunicar.[23]

Algumas estratégias utilizadas durante o trabalho com a prosódia são: utilizar registro de peito; encurtar o tempo das vogais; articular de forma precisa, mas sem exagerar na abertura de boca; atentar-se à intensidade da voz; utilizar uma voz com *pitch* mais grave, principalmente no final das sentenças; utilizar gestos firmes e que complementem a palavra; não desviar o olhar e buscar sempre o contato visual com o interlocutor.

É importante que o fonoaudiólogo trabalhe a comunicação com o uso de conversas espontâneas, assuntos temáticos previamente estabelecidos e também de improviso. Proporcionar *feedback* sobre a dinâmica da voz e da fala para o indivíduo, faz com que ele se sinta mais interessado e estimulado, durante todo esse processo de intervenção vocal.

Sugere-se a realização de sessões individuais, com frequência de uma vez por semana, e duração de 50 min. A experiência clínica mostra bons resultados a partir da sexta sessão, porém, é importante que esse número seja estendido para 15 sessões, haja visto que os exercícios vocais também deverão ser realizados pelo homem trans em ambientes extraconsultório, de forma complementar à sessão em consultório, além da necessidade de internalização dos novos ajustes e comportamentos de fonação e comunicação. Durante as sessões em consultório, em média, são realizados cinco exercícios de voz, enquanto a sugestão é realizar três exercícios vocais diariamente, em metade do tempo.

A seguir será apresentado o relato de um homem trans, que passou por intervenção fonoaudiológica.

> *Para falar sobre a minha experiência com o atendimento fonoaudiológico, preciso contar um pouco sobre quem sou eu. Me chamo Jordhan Lessa, tenho 55 anos, sou pai, avô, servidor público da cidade do Rio de Janeiro (reconhecido como o 1º Guarda Municipal Transgênero), autor de três livros, coautor em duas coletâneas e participante através de citações e capítulos em obras de outros autores que falam sobre vida, humanização e diversidade. Mas... Nem sempre foi assim ou foi fácil chegar até aqui.*

PARTE II • ESTRATÉGIAS UTILIZADAS PARA A AVALIAÇÃO E OTIMIZAÇÃO VOCAL

Fiz o que conhecemos como "transição tardia" que se refere a decisão de transicionar o gênero em idade mais avançada, confesso que não sou muito adepto dessa expressão e por isso a coloco bem entre aspas, afinal o que pode ser considerado tardio ou não? Se algo é considerado tardio, é porque outra coisa está relacionada e é considerada precoce, ou alguém se arrisca a dizer há tempo certo para que as coisas aconteçam?

Pois bem, vamos considerar o "tardio" para essa narrativa e pensando nisso me dou conta de quantas questões surgiram ao iniciar a minha transição aos 46 anos subjetivamente e aos 48 fisicamente. Digo que iniciei subjetivamente porque as primeiras mudanças ocorrem de formas diferentes para cada pessoa e os primeiros passos acontecem de forma totalmente individual.

Essa batalha solitária que travei na mente teve início em 2013, mais precisamente na noite de 6 de agosto de 2013, quando eu tinha 46 anos e conheci pessoalmente o primeiro trans-homem (como ele se autoidentificava) em uma palestra que veio ministrar na cidade que moro desde 2001 – Maricá. Nessa palestra ele contava sobre sua vida, sua trajetória, sobre sua "Viagem Solitária", título de seu livro autobiográfico. Durante a apresentação dele, em cada palavra e acho até que em cada vírgula, eu me reconhecia, a sensação era de que aquela pessoa ali falando para uma plateia atenta, falava só para mim e falava ao meu coração, muito mais do que aos meus ouvidos. Foram momentos incrivelmente mágicos e ao final eu chorava copiosamente sem conseguir emitir uma palavra. Era como se eu me parisse diante de várias pessoas naquele salão.

Desse dia em diante passei 2 anos pesquisando, lendo outras obras, assistindo tudo que estava ao meu alcance, conhecendo outros iguais a mim e a ele, e comecei a perceber que somos muitos, diversos e espalhados por todos os espaços.

Minhas batalhas foram muitas, algumas vezes até pensei em desistir, eu achava que o cansaço era maior do que eu, mas quando chegava nesse ponto algo em mim me dizia para continuar, para não desistir e assim cheguei até aqui.

Depois de 2 anos me conhecendo e reconhecendo enquanto homem trans, decidi iniciar minhas mudanças físicas e, diferente do que faz a maioria, não comecei por usar hormônios. Comecei por aquilo que mais me atormentava e eu rezava para Deus resolver, a cirurgia para retirada das mamas.

Comecei a fazer uso de testosterona em 2016 e a mudança mais imediata foi a alteração da voz, no começo não era muito perceptível no tom e no timbre, pois era como se minha garganta estivesse passando por uma reforma. As paredes estavam mais grossas, uma coceira constante me fazia lembrar que algo estava acontecendo. Mais algumas doses e a sensação era como se estivesse com a garganta inflamada, doía e incomodava bastante. Passei a ficar mais calado para não forçar. Passaram mais uns meses e esses incômodos cessaram, mas a voz ficou como de um adolescente, seria até engraçado se eu não usasse a voz para falar em público.

Mesmo com todos os cuidados, a voz ainda me causava certos desconfortos. Às vezes oscilava no meio de uma fala, ia do grave ao agudo quase que ao mesmo tempo. Outro desconforto era não conseguir iniciar o uso da voz. Sentia como se tivesse que fazer força para ser ouvido e essa sensação era ainda pior quando falava para uma plateia e precisava projetar a voz até o fundo sem ter microfone para ajudar.

Mesmo quando fazia uso de microfone sentia dificuldade para modular a voz e quando isso aconteceu me dei conta que precisava aprender a falar com essa voz nova.

Soube então que havia um projeto para trabalhar a voz de pessoas trans no Rio de Janeiro. Fui recebido pelo fonoaudiólogo que me apresentou à equipe que iria cuidar de mim, sim o verbo exato é "cuidar" porque os atendimentos são muito além do que simples consultas. Há o acolhimento humanizado e a cada consulta aumenta o sentimento de estar em casa pelo conforto emocional que me proporcionavam. Concomitantemente com a sensação deliciosa e rara de estar sendo cuidado de forma extremamente profissional e respeitosa. Pode parecer um mero detalhe, mas para as pessoas trans (e só quem é trans sente na pele) a maior barreira para qualquer tipo de atendimento, especialmente na área da saúde, é o acolhimento acompanhado de respeito à condição mais básica referente ao que todo ser humano tem em comum, respeito ao nome, respeito à maneira como a pessoa se apresenta e quer ser chamado.

Começamos o tratamento e logo após a primeira consulta senti resultados muito positivos, pois minha voz começou a fluir sem esforço. Aprendi a trabalhar a voz para torná-la mais grave sem o risco de desafinar no meio de uma fala. Os exercícios me davam segurança e o uso da aplicação de laser era como a chave que destravava a tranca que prendia a minha voz.

Acho que fica o sentimento de enorme gratidão por todos que fazem parte desse projeto e entenderam que há uma demanda crescente de pessoas trans que precisam e/ou virão a precisar desse trabalho lindo desenvolvido para muito além de tudo que se aprende nos livros.

Outro ponto que acho muito interessante e faz parte da minha construção individual é que os dois homens mais importantes nessa minha caminhada são dois Joões, a eles dedico minha gratidão por colaborarem para que esse Jordhan Lessa de hoje exista, livre, vivo e falante (informação verbal) .

---

* Depoimento fornecido por Jordhan Lessa, homem trans, 55 anos, servidor público, em 2023.

CONCLUSÃO

A intervenção vocal não é tão somente adequar vozes, mas permitir ao outro uma melhor comunicação. Tendo em vista que a voz se pode tornar um aspecto relevante na performatividade, pessoas que transicionam podem encontrar na intervenção vocal fonoaudiológica uma possibilidade de expansão da própria voz, do autoconhecimento e da autoestima, como reconhecimento social da identidade de gênero.

O processo de intervenção fonoaudiológica vocal junto ao homem trans, constitui-se em uma série de atividades e exercícios com o objetivo de adequar a voz à sua identidade de gênero. Do ponto de vista técnico-científico, o fonoaudiólogo utiliza técnicas que buscam modificar a frequência oscilatória da voz e a referenciação de aspectos gestuais e de expressividade. A Fonoaudiologia visa resultados pautados na melhora da qualidade vocal que proporcionará ao indivíduo sua autoidentidade.

REFERÊNCIAS BIBLIOGRÁFICAS

1. Dos Reis N, Pinho R. Gêneros Não Binários: Identidades, Expressões E Educação. Reflexão e Ação. 2016;24(1):1-7.
2. Macdonald T, Noel-Weiss J, West D, Walks M, Biener M, Kibbe A, et al. Transmasculine individuals' experiences with lactation, chestfeeding, and gender identity: A qualitative study. BMC Pregnancy and Childbirth. 2016;15(1):1-17.
3. Carvalho M. "Travesti", "mulher transexual", "homem trans" e "não binário": interseccionalidades de classe e geração na produção de identidades políticas. Cadernos Pagu. 2018;52:e185211.
4. Pinho SMR, Korn GP, Pontes P. Músculos Intrínsecos da Laringe e Dinâmica Vocal: Desvendando os Segredos da Voz. Thieme Revinter; 2019.
5. Lopes J, Dorfman MEKY, Dornelas R. A voz da pessoa transgênero – desafios e possibilidades na clínica vocal. In: Lopes L, Moreti F, Ribeiro LL, Pereira EC. Fundamentos e Atualidades em Voz Clínica. 1 ed. Rio de Janeiro: Thieme Revinter Publicações; 2019. p. 173-178.
6. Dornelas R, Guedes-Granzott RB, Souza AS, Jesus AKB, Silva K. Qualidade de vida e voz: a autopercepção vocal de pessoas transgênero. Audiol Commun Res. 2020;25:e2196.
7. Coleman E. Normas de atenção à saúde das pessoas trans e com variabilidade de género. World Professional Association for Transgender Health. 2012.
8. Gooren LJ. Management of female-to-male transgender persons: medical and surgical management, life expectancy. Current Opinion in Endocrinology & Diabetes and Obesity. 2014;21(3):233-8.
9. Lima F, Cruz KT. Da. Os processos de hormonização e a produção do cuidado em saúde na transexualidade masculina. Sexualidad, Salud y Sociedad (Rio de Janeiro). 2016;23:162-86.
10. Chipkin F. Ten Most Important Things to Know About Caring for Transgender Patients. American Journal of Medicine. 2017;131(9):e391.
11. Coleman E. Normas de atenção à saúde das pessoas trans e com variabilidade de género. World Professional Association for Transgender Health, p. 125, 2012.
12. Martins MIM, Oliveira JS, Santos AMPV. Dos. Avaliação dos parâmetros sistêmicos e bioquímicos em homens transgêneros pós terapia hormonal. Revista Científica Multidisciplinar Núcleo do Conhecimento. 2020;19:99-114.
13. Adriaansen MJ. Binary male-female laboratory reference ranges do not reflect reality for transgender individuals on sex-hormone therapy. New Zealand Journal of Medical Laboratory Science. 2017;71(3):101-5.
14. Gorton LE, Schroth RN. Hormonal and Surgical Treatment Options fot Transgender Men (Female-to-Male). Psychiatric Clinics of North America. 2017;40(1):79-97.
15. Gomes RS. Protocolo do Ambulatório Multiprofissional para o Atendimento de Travestis e Transexuais - HUMAP. Hospital Universitário Maria Aparecida Pedrossian – HUMAP/UFMS – Filial da Ebserh; 2018.

16. Gasparini G, Behlau M. Quality of Life: Validation of the Brazilian Version of the Voice-Related Quality of Life (V-RQOL) Measure. J Voice. 2009;23(1):76-81.
17. Ghirardi ACAM, Ferreira LP, Giannini SPP, Latorre MRD. de O. Screening Index for Voice Disorder (SIVD): Development and Validation. J Voice. 2013;27(2):195-200.
18. American Speech-Language-Hearing Association. Consensus auditoryperceptual evaluation of voice (CAPE-V). Rockville: ASHA Special Interest Division 3, Voice and Voice Disorders; 2002.
19. Costa T, Oliveira G, Behlau M. Validação do Índice de Desvantagem Vocal: 10 (IDV-10) para o português brasileiro. CoDAS. 2013;25:482-485.
20. Deutsch M. Guidelines for the primary and gender-affirming care of transgender and gender nonbinary people. 2. ed. San Francisco: University of California; 2016.
21. Moreti F, Zambon F, Behlau M. Voice care knowledge by dysphonic and healthy individuals of different generations. CoDAS. 2016; 28(4):463-469.
22. Santos JKDO, Gama ACC, Silvério KCA, Oliveira NFCD. Uso da eletroestimulação na clínica fonoaudiológica: uma revisão integrativa da literatura. Rev CEFAC. 2015;17(5):1620-1632.
23. Lopes JC, Lopes R, Marques V, Alves K. Case report of speech language therapy work for voice adequacy of a male transgender. Clinical Practice, Brasil. 2019;16(S1):1293-1300.

ESTRATÉGIAS TERAPÊUTICAS NA CLÍNICA VOCAL PARA MULHERES TRANS

CAPÍTULO 20

Roxane de Alencar Irineu ▪ Adriana Lohanna dos Santos
Ariane Damasceno Pellicani

Highlights

É possível observar a crescente busca da Fonoaudiologia em promover um melhor acolhimento às pessoas trans, além do desenvolvimento de pesquisas para entender as necessidades acústicas, perceptivo-auditivas, ajustes na configuração do trato vocal da mulher trans, bem como os impactos na qualidade de vida dessa população. Diante disso, no presente capítulo são apresentadas estratégias terapêuticas para adequar a voz da mulher trans à sua identidade de gênero; a perspectiva de uma mulher trans quanto a voz e suas demandas; e, uma proposta de intervenção denominada Programa de Ajuste Vocal para Mulheres Trans (PAVM-Trans), elaborada pelas autoras, a partir da experiência clínica no Ambulatório Trans de Sergipe.

Descritores: fonoterapia; identidade de gênero; pessoas transgênero; voz

ESTRATÉGIAS TERAPÊUTICAS NA CLÍNICA VOCAL PARA A MULHER TRANS

A crescente busca de atendimento na área de voz por mulheres trans vem proporcionando aos fonoaudiólogos uma nova clientela e, consequentemente, novos desafios, estudos e entendimento quanto à diversidade da voz e comunicação dessa população. As intervenções de comunicação com a pessoa trans iniciaram por volta de 1980, desde então é crescente a busca da fonoaudiologia de evidência para responder às demandas vocais e comunicacionais dessa população. Porém, ainda não há na literatura ensaios clínicos randomizados que mostrem uma terapêutica eficaz para o desenvolvimento de habilidades comunicativas condizentes ao gênero do falante.

O trabalho com essa população requer uma compreensão das necessidades e anseios da mulher trans, para que assim, o planejamento terapêutico seja eficaz. O que a mulher trans espera do trabalho fonoaudiológico e quais as maiores demandas comunicacionais dessa população? A ação de escutar o que é dito por essas vozes é, portanto, premente. Nesse quesito, nada mais justo do que o relato de uma mulher trans para nortear as respostas que este capítulo de livro pretende oferecer para os/as leitores/as.

ENTRE FALAS, ARGUMENTOS, GRITOS E DESABAFOS: A BUSCA DA MINHA VERDADEIRA IDENTIDADE E A CONSTRUÇÃO DA MULHER QUE SOU A PARTIR DA MINHA VOZ

Masculino, feminino, homem, mulher, menino, menina, palavras que "marcam", "encaixam", definem todos nós, mesmo antes de nascermos. E porque não citar "bicha", "veado", "boiola", "mulherzinha", "veadinho", "traveco", "trava", "travesti", "transexual", palavras que além de marcarem, também causaram danos irreparáveis em minha vida, no entanto, fizeram-se como base, alicerce e construto em minha história de vida sendo, portanto, o "gênero" o arcabouço estrutural responsável por despertar esse ser que vos fala, conhecida por Adriana Lohanna.

"Assim, como todo corpo, antes de nascer já carregava em mim as marcas do gênero que outrora determinava a vinda de um novo "menino" na família ao qual se chamaria Adriano. Tive uma infância normal como a de qualquer menino, dividia minhas primeiras transgressões com relação ao gênero a mim determinado com uma das minhas irmãs que nasce com diferença de 1 ano de mim. Foi por volta dos 6 a 7 anos de idade que, ao ver a maneira com a qual minha mãe vestia minha irmã, comecei a pensar o porquê eu não poderia me vestir da mesma forma. Ali, descobri que nossos corpos são marcados e determinados a partir da relação da sociedade, cultura e do nosso sexo biológico como também, começava a nascer em meu subjetivo as primeiras percepções de que algo em minha existência estava errado.

Diversas perguntas surgiram em meu imaginário. Queria saber por que não poderia ser menina, queria saber por que não me sentia igual aos outros meninos, queria saber por que me sentia um "menino" diferente e por fim, queria saber por que eu fui determinado como menino e não como menina. Foram as tais perguntas que, como esperado, não encontrei respostas tão cedo, mas que ao decorrer da minha vida me levaram a descobrir que a todo tempo eu sempre fui "uma mulher".

Por ter um comportamento diferente dos outros meninos, começaram as coerções e com elas as "marcas" das surras e agressões que sofria do meu pai, ao saber das "fofocas" e "boatos" que chegavam da escola. Foi cada chinelada, chicotada e xingamento que ouvi do meu pai, que me fez entender o quanto seria difícil viver o que tanto gritava dentro de mim. Foi assim que descobri a minha transexualidade, antes mesmo de entender o significado das palavras citadas acima, inclusive da própria transexualidade.

Quanto mais o tempo passava, mais as experiências de ser um corpo transgressor se tornavam inéditas, sofridas e reflexivas. Nesta sociedade pude experimentar todas as formas de coerção social e preconceitos "velados" possíveis de minha vida, como por exemplo o fato de a universidade particular em que estudava chegar a proibir o meu acesso ao banheiro feminino como forma de regulação e adequação do meu corpo, naquele momento "desviante".

PARTE II ▪ ESTRATÉGIAS UTILIZADAS PARA A AVALIAÇÃO E OTIMIZAÇÃO VOCAL

A partir deste momento criei forças e comecei minha luta pelo respeito e visibilidade do meu verdadeiro eu. Gritei para todos os cantos o sofrimento ao qual estava passando, como também expresso e assumo para o mundo, mesmo contrário à vontade "dele" como sociedade, a mulher que realmente sou. No entanto, assumir a mulher que sou, presume muitas das vezes uma demanda identitária que está relacionada com estruturas sociais que determinam e pressupõem como vivem, se expressam, se comportam e como "existem" as mulheres em sociedade.

Uma característica muito importante e pouco considerada nessa construção da identidade é a voz. Instrumento inicial nas relações sociais e na comunicação, sendo o primeiro instrumento corpóreo utilizado no contato humano diário, a voz é um traço de identidade muito importante. Discutir a função social da voz é uma demanda muito importante para a ciência, pois a voz é a expressão da pessoa na sociedade, se expressamos, demonstramos quem somos a partir da voz, neste sentido um debate de relevância primordial para a ciência, em especial a fonoaudiologia.

A partir do entendimento de que a voz é um elemento que nos identifica enquanto pessoa, e que influencia potencialmente a percepção das pessoas em relação a quem somos, foi que decidi buscar o serviço de fonoaudiologia com vistas a ajustar minha voz para que ela pudesse melhor expressar quem sou. Uma busca por uma "passabilidade", uma voz que demonstre quem sou, visando uma melhor comunicação e segurança nas relações sociais.

Ter uma voz destoante ao gênero pode nos levar a diversas vulnerabilidades na sociedade, o simples fato de ter uma voz grave para uma mulher trans, pode colocar em uma situação de constrangimento e até de violência em sociedade. A voz inadequada pode ser um potencial "acusador", um obstáculo para nossa adequação, sociabilidade e integração social. Sendo assim, o ajuste entre a minha voz e a combinação dela ao meu gênero não pode ser visto como uma mera necessidade de estética vocal, mas também como garantidora de trânsito na sociedade.

Como professora, assistente social, radialista, sou uma pessoa que diariamente utilizo da minha voz para trabalhar e me relacionar com o mundo, diferente do que muitos dizem, em minha experiência diária posso dizer que é a voz o nosso cartão postal, o primeiro instrumento utilizado na comunicação com o outro. Sendo assim o primeiro quesito de análise quanto ao julgamento de quem nós somos, é pela voz que somos inicialmente percebidos e julgados em sociedade.

A partir da necessidade de aprimoramento e ajuste da minha voz, visando expressar melhor a mulher que sou, busquei o serviço de fonoaudiologia para pessoas trans da Universidade Federal de Sergipe. A partir do atendimento especializado, pude melhor me conhecer como mulher, como falante, além de poder sentir, ouvir e entender a minha voz, em uma relação dialética entre profissionais da fonoaudiologia e a busca da qualidade vocal por mulheres trans.

Tem sido uma jornada semanal de descobertas, de aprendizado com outras meninas trans também participantes do serviço, e de trocas importantes com as profissionais que nos atendem todas as quartas feiras. O trabalho feito pela equipe de fonoaudiologia, tem levado não só a mim, mas todas as participantes a construir de forma educativa e sonora uma identidade feminina, não para se adequar a sociedade, mas para nos afirmar como mulheres que somos.

A partir das técnicas, exercícios vocais e da interação com as demais participantes do serviço, é possível entender que não se tem uma única tonalidade, tonicidade e frequência de voz feminina, mais que a voz além de instrumento definidor do gênero é também uma característica identitária importante que nos torna únicas e diversas assim como nossa impressão digital. Tal trabalho de extrema importância tem nos levado diariamente ao entendimento de quem realmente somos, pois assim como diz a personagem Agrado no filme Tudo sobre Minha Mãe: "Somos autênticas, quanto mais nos parecemos com aquilo que sonhamos para nós mesmas (informação verbal)*.

A INTERVENÇÃO VOCAL FONOAUDIOLÓGICA DA MULHER TRANS: O QUE DIZ A LITERATURA

A literatura tem apontado que apenas o trabalho voltado para a elevação da frequência de oscilação (Fo) não tem sido suficiente para o aumento da percepção de feminilidade vocal por parte dos ouvintes, sendo necessário ajustes em outros aspectos da comunicação. Assim, além do *pitch*, outros parâmetros devem ser considerados nos objetivos terapêuticos.

É necessário trabalhar a ressonância, visto que o trato vocal do homem é maior que o da mulher e, consequentemente, sua ressonância tende a ser mais baixa.[1] O segundo formante (F2), que é influenciado pelo comprimento da cavidade oral e posicionamento anteroposterior da língua tem demonstrado maior correlação com a percepção de gênero.[2] O uso de estratégias terapêuticas com o apoio do *biofeedback* para ajustes nos formantes da voz, principalmente F2, podem auxiliar no sucesso terapêutico de mulheres trans.[3] Assim, a elevação da Fo e do F2 contribuem na percepção de gênero.

A aplicação de cinco sessões de intervenção com técnicas ressonantais em dez mulheres trans com o objetivo de aumentar o estiramento dos lábios durante a fala e realizar o deslocamento lingual para a frente durante a fala,[4] observou maior percepção auditiva de feminilidade, elevação dos formantes F1, F2 e F3 e da Fo no pós-intervenção. Esses dados mostram que a intervenção voltada para o equilíbrio da ressonância pode favorecer uma maior percepção de feminilidade na voz das mulheres trans.

Marcadores linguísticos também contribuem para a feminilidade na comunicação. O uso crescente de orações dependentes, pronomes pessoais, advérbios qualificadores e justificadores condizem com o aumento da percepção de feminilidade.[5]

Mulheres cis tendem a ter uma maior variabilidade na entonação, principalmente para escala ascendente, além de intensidade vocal mais fraca e soprosidade vocal. Em relação a elas, as mulheres trans parecem usar menos entonações para frequência agudas e mais

---

* Depoimento fornecido por Adriana Lohana, mulher trans.

PARTE II ▪ ESTRATÉGIAS UTILIZADAS PARA A AVALIAÇÃO E OTIMIZAÇÃO VOCAL **173**

para frequências graves. Assim, o trabalho com entonação pode ser um fator potencial para a ampliação de percepção vocal condizente ao gênero de identificação.[6]

Dessa forma, é possível observar que o trabalho voltado apenas para voz e exclusivo para o ajuste do *pitch* não é suficiente para o ganho de feminilidade vocal na mulher trans,[7] deve-se trabalhar a comunicação geral da mulher trans, pensando em voz, fala e linguagem, o que torna a elaboração do programa terapêutico algo ainda mais complexo.

Um programa de intervenção propôs o uso de estratégias de terapia sintomática por 6 semanas e, em seguida, acrescentar os exercícios de função vocal de Stemple.[8] As participantes deveriam executar os exercícios duas vezes por dia. As técnicas visavam o ganho de força; resistência; coordenação entre respiração, fonação e ressonância; além do aumento no tempo máximo de fonação, melhora do fechamento glótico e fonação eficiente.

Uma análise retrospectiva de 25 casos de tratamento para feminização vocal observou que, no geral, os objetivos terapêuticos incluíam ajuste no foco de ressonância, aumento da frequência de oscilação, relaxamento físico e mental, entonação, evitar comportamentos fonotraumáticos, controle da respiração, comunicação não verbal, pragmática e higiene vocal.[9]

O Programa de Redesignação Vocal para pessoas trans é uma proposta de intervenção fonoaudiológica eclética,[10] voltada para uma população com dificuldade no acesso ao serviço semanal de intervenção fonoaudiológica. O indivíduo é avaliado e observa-se a existência de alterações laríngeas e/ou distúrbios da fonte sonora, pré ou pós cirurgias laríngeas. Caso estejam presentes, o indivíduo é encaminhado para o programa, e participa de atendimentos individuais e em grupo. O programa é uma proposta de trabalho descrita como focada no filtro vocal, no entanto, diversos parâmetros são abordados, como *pitch*, *loudness*, ressonância, projeção vocal, articulação, velocidade de fala, prosódia, psicodinâmica vocal e resistência vocal.

O cuidado com mulheres trans na perspectiva do "ajuste" na comunicação e na voz tem sido uma experiência de aprendizado e de boas descobertas na docência na Universidade Federal de Sergipe, seja na extensão, na pesquisa, no estágio ou na sala de aula. Essa experiência tem no Ambulatório Trans de Sergipe/Lagarto o seu *locus*. A partir disso, será apresentada a seguir uma proposta de intervenção fonoaudiológica idealizada pelos autores deste capítulo.

PROGRAMA DE AJUSTE VOCAL PARA MULHERES TRANS – PAVM-TRANS

Os relatos constantes de insatisfação com a própria voz têm instigado uma reflexão sobre a melhor abordagem para minimizar este fato. Nesse caminho, surge uma questão não menos importante: como denominar essa ação? "Readequação vocal", "aperfeiçoamento", "tratamento", "afirmação"? Nada parece justo, pois não se trata de readequar uma voz, visto não ser uma inadequação de fato. Também não seria aperfeiçoar, por não intentarmos uma perfeição. Nem tampouco seria tratar, porque não há adoecimento. Afirmar tem sido um vocábulo utilizado na literatura para o processo de transição de gênero, no entanto, nem todas as mulheres trans querem afirmar algo para alguém. Sendo assim, diante deste impasse, optou-se por "ajuste vocal" por parecer mais justo com o trabalho e com as pessoas envolvidas. O que se quer é ajustar a voz à estrutura física e às demandas subjetivas das pessoas que buscam atendimento fonoaudiológico.

O PAVM-Trans consiste, portanto, em uma proposta de intervenção para atender as demandas de mudanças vocais e de comunicação das mulheres trans. O programa consiste em oito sessões, uma vez por semana, com duração de 50 minutos, além de um primeiro encontro para a realização de anamnese e avaliação vocal e um último encontro destina-

174 CAPÍTULO 20 ▪ ESTRATÉGIAS TERAPÊUTICAS NA CLÍNICA VOCAL PARA MULHERES TRANS

do a reavaliação vocal no término da intervenção. O programa foi elaborado a partir da experiência clínica de profissionais da fonoaudiologia, especialistas em voz, atuantes em ambulatório transexualizador.

Para a elaboração do programa utilizaram-se algumas etapas: 1. Busca por literatura científica que abordasse a experiência no atendimento fonoterápico às mulheres trans;[1-10] 2. Identificação dos marcadores de voz e comunicação representativos de feminilidade;[5,6,11-13] 3. Identificação dos objetivos a serem trabalhados quanto a psicodinâmica e expressividade da voz;[14] 4. Estruturação da sequência dos procedimentos e técnicas a serem utilizados no programa vocal; e, por fim, 5. Aplicação do programa em mulheres usuárias do Ambulatório Trans.

Em cada atendimento devem ser realizadas ações de orientação, promoção da saúde vocal, trabalho com a psicodinâmica vocal e treinamento vocal com técnicas específicas para os objetivos da sessão. A prática do treinamento vocal deve ser realizada no ambiente domiciliar, diariamente, duas vezes ao dia, além do seguimento das orientações vocais solicitadas pelo clínico. O programa é composto por três grandes abordagens: psicodinâmica vocal; integração corpo e voz, e trabalho com os subsistemas envolvidos na produção vocal, ou seja, subsistema respiratório, fonatório, ressonantal e articulatório.

A abordagem com a psicodinâmica vocal foi elencada como eixo norteador do programa e objetiva fomentar a reflexão da participante quanto às percepções, sentimentos e representação que a voz transmite.[14] Para essa prática utiliza-se a exibição de vídeos sobre o funcionamento da voz e sobre as diferenças vocais nos distintos sentimentos (alegria, tristeza, raiva, segurança, medo, aversão, amor). A cada semana, um sentimento é analisado e discutido, a partir de questões como: "qual sentimento essa voz está transmitindo?"; "qual a percepção que você tem ao ouvir essa voz?", "quais as características da voz apresentadas no vídeo?"; "como você acha que é uma voz alegre?".

Em seguida, são solicitadas análises quanto aos gestos e expressões que demonstram a emoção a ser trabalhada. A expressividade foi abordada juntamente à psicodinâmica, com a utilização de textos teatrais e/ou poemas a serem lidos pela participante e terapeuta utilizando as características vocais e gestuais da emoção que foi abordada no início da sessão por meio do vídeo e/ou áudios. Portanto, a psicodinâmica e a expressividade atravessam todas as sessões e técnicas empregadas ao longo da mesma.

A abordagem de integração corpo e voz objetiva favorecer o controle e a autopercepção do corpo; sensibilizar quanto à relação corpo-voz, bem como relaxar as estruturas envolvidas na produção vocal. Foram utilizadas técnicas corporais a exemplo dos movimentos cervicais e manipulação digital laríngea,[14] que no caso específico da utilização neste estudo, objetiva reduzir as tensões deixando a laringe mais flexível e solta para a realização das técnicas vocais. Além disso, foram enfatizadas nessa abordagem, a comunicação não verbal, com gestos, movimentos do corpo e semblante, preferencialmente utilizando um espelho para facilitar o monitoramento visual.

A abordagem dos subsistemas envolvidos na produção vocal enfatiza o uso de técnicas para o trabalho da respiração, fonação, ressonância e articulação. O trabalho com o subsistema respiratório consiste em adequar a respiração a partir da sensibilização quanto ao tipo respiratório ideal e com exercícios para aumentar o controle respiratório e a coordenação pneumofonoarticulatória. Para o trabalho com o subsistema fonatório foram selecionadas algumas técnicas com vistas a preparar a musculatura intrínseca da laringe, adequando o fechamento glótico, diminuindo as tensões laríngeas, suavizando a emissão e promovendo uma elevação da frequência de oscilação das pregas vocais. A literatura

PARTE II ▪ ESTRATÉGIAS UTILIZADAS PARA A AVALIAÇÃO E OTIMIZAÇÃO VOCAL

aponta para a necessidade de trabalhar com o subsistema ressonantal e articulatório, em virtude da importância dos formantes na percepção do gênero do falante.[11]

A prova terapêutica é um recurso utilizado na apresentação de todas as técnicas do programa. O resultado, quando positivo ou neutro, resulta na devida inserção da técnica ao programa da participante. Ao contrário, em caso de resultado negativo, a técnica deve ser revista, ajustada ou substituída para alguma outra da mesma abordagem a ser trabalhada.

O Quadro 19-1 descreve a metodologia da aplicação do programa com as respectivas abordagens, objetivos e estratégias sessão por sessão.

Quadro 19-1. Descrição do PAVM-Trans

Abordagem	Objetivos	Estratégias
SESSÃO 1: "Eu posso expressar minha feminilidade e falar suave e delicado" **SENTIMENTO: Termos descritivos da voz**		
Psicodinâmica vocal	Refletir sobre as percepções, sentimentos e representações que a voz transmite	▪ Apresentação de lista de palavras: Termos descritivos para a voz[14]
Integração corpo e voz	Favorecer o controle e a autopercepção do corpo Sensibilizar quanto à relação corpo × voz	▪ Monitoramento visual, postura, expressões ▪ Controle do corpo, tensões – interferência dele na voz e na comunicação ▪ Autoconhecimento das sensações no corpo, no pescoço e na laringe
Subsistema respiratório	Sensibilizar quanto ao processo e tipos respiratórios Ajustar CPFA	▪ Inspiração e sopro direcionado/contínuo, no máximo da expiração (3x) ▪ Inspiração e emissão/s/contínuo, máximo da expiração (controlando a saída de ar) (3×) ▪ Inspiração e emissão/ssszzzz/em TMF (3×) ▪ Inspiração e emissão/z/contínuo em TMF (3×)
Subsistema fonatório	Elevar frequência de oscilação das pregas vocais; Ajustar fechamento glótico Diminuir tensões laríngeas	▪ ETVSO (tubo imerso em água, superficialmente – 2 cm de profundidade) – 1 min ou 10 repetições (prova terapêutica) ▪ Sons vibrantes em escala ascendente (do tom habitual ao agudo – em intensidade vocal fraca ou habitual) – língua ou lábios – 1 min ou 10 repetições (prova terapêutica)
Exercícios para casa (realizar 2 × dia)	Promover a generalização dos ajustes vocais. Dar continuidade ao processo terapêutico	▪ Inspiração e sopro direcionado/contínuo, no máximo da expiração (3×) ▪ Inspiração e emissão/s/contínuo, máximo da expiração (controlando a saída de ar) (3×) ▪ Inspiração e emissão/ssszzzz/em TMF (3×) ▪ Inspiração e emissão/z/contínuo em TMF (3×) ▪ ETVSO (tubo imerso em água, superficialmente, 2 cm de profundidade) – 1 min ou 10 repetições ▪ Sons vibrantes em escala ascendente – língua ou lábios – 1 min ou 10 repetições

(Continua.)

176 CAPÍTULO 20 ▪ ESTRATÉGIAS TERAPÊUTICAS NA CLÍNICA VOCAL PARA MULHERES TRANS

Quadro 19-1. *(Cont.)* Descrição do PAVM-Trans

Abordagem	Objetivos	Estratégias
SESSÃO 2: "Eu posso expressar minha feminilidade, falar suave e delicado, sem perder a alegria" SENTIMENTO: Alegria		
Psicodinâmica vocal	Refletir sobre as percepções, sentimentos e representações que a voz transmite	▪ Conversa sobre a semana de trabalho e sua relação com a voz ▪ Apresentação de áudios/vídeos com vozes transmitindo a emoção de <u>alegria</u> – análise e discussão – pensar nos gestos
Integração corpo e voz	Favorecer o controle e a autopercepção do corpo Sensibilizar quanto à relação corpo × voz Relaxar as estruturas envolvidas no processo vocal	▪ Monitoramento visual, postura, expressões ▪ Controle do corpo, tensões – interferência dele na voz e na comunicação ▪ Autoconhecimento das sensações no corpo, no pescoço e na laringe ▪ Técnicas de movimentos cervicais e massagens laríngeas (importante o uso de espelho)
Subsistema respiratório	Sensibilizar quanto ao processo e tipos respiratórios Ajustar CPFA	Vide semana anterior
Subsistema fonatório	Elevar frequência de oscilação Ajustar fechamento glótico Diminuir tensões laríngeas Suavizar emissão	▪ Exercício da sirene (som do/nh/em hiperagudo com a boca bem aberta) – 1 min (prova terapêutica) ▪ ETVSO (tubo imerso em água, superficialmente, 2 cm de profundidade), em escala ascendente (do tom habitual ao agudo – em intensidade vocal fraca ou habitual) – 2 min
Subsistema ressonantal	Adequar foco ressonantal Elevar valores de F2 em conjunto com F0 Aumentar feminilidade vocal Favorecer percepção de gênero	▪ Som nasal isolado em escala ascendente – 1 min ou 10 repetições (prova terapêutica) ▪ Som nasal + vogais – 1 min ou 10 repetições (prova terapêutica)
Subsistema articulatório	Definir características articulatórias Viabilizar clareza aos sons da fala Favorecer feminilidade	▪ Fala em sorriso (inserção de uma frase/texto alegre para colocação do exercício – flexão vocal ascendente) – 2 min ou 2 séries de 10

(Continua.)

PARTE II ▪ ESTRATÉGIAS UTILIZADAS PARA A AVALIAÇÃO E OTIMIZAÇÃO VOCAL **177**

Quadro 19-1. *(Cont.)* Descrição do PAVM-Trans

Abordagem	Objetivos	Estratégias
SESSÃO 2: "Eu posso expressar minha feminilidade, falar suave e delicado, sem perder a alegria" **SENTIMENTO: Alegria**		
Exercício para casa (realizar 2× dia)	Promover a generalização dos ajustes vocais. Dar continuidade ao processo terapêutico	▪ Inspiração e sopro direcionado/contínuo, no máximo da expiração (3×) ▪ Inspiração e emissão/s/contínuo, máximo da expiração (controlando a saída de ar) (3×) ▪ Inspiração e emissão/ssszzzz/em TMF (3×) ▪ Inspiração e emissão/z/contínuo em TMF (3×) ▪ Técnica da sirene (som do/nh/em hiperagudo com a boca bem aberta) – 1 min ▪ ETVSO (tubo imerso em água, superficialmente, 2 cm de profundidade), em escala ascendente (do tom habitual ao agudo – em intensidade vocal fraca ou habitual) – 2 min ▪ Som nasal isolado – 1 min ou 10 repetições ▪ Fonação em sorriso – 2 min ou 2 séries de 10
SESSÃO 3: "Eu posso expressar minha feminilidade, mesmo nos momentos de tristeza" **SENTIMENTO: Tristeza**		
Psicodinâmica vocal	Refletir sobre as percepções, sentimentos e representações que a voz transmite	▪ Conversa sobre a semana de trabalho e sua relação com a voz ▪ Apresentação de áudios/vídeos com vozes transmitindo a emoção de tristeza – análise e discussão – pensar nos gestos
Integração corpo e voz	Favorecer o controle e a autopercepção do corpo Sensibilizar quanto à relação corpo × voz Relaxar as estruturas envolvidas no processo vocal	Vide semana anterior
Subsistema respiratório	Sensibilizar quanto ao processo e tipos respiratórios Ajustar CPFA	Vide semana anterior
Subsistema fonatório	Elevar frequência de oscilação Ajustar fechamento glótico Diminuir tensões laríngeas Suavizar emissão	▪ ETVSO (tubo imerso em água, 2 cm de profundidade) – 3 min ou 3 séries de 10 ▪ Sons vibrantes em escala ascendente (língua ou lábios) – 3 min ou 3 séries de 10 ▪ Técnica da sirene (som do/nh/em hiperagudo com a boca bem aberta) – 2 min ou 2 séries de 10
Subsistema ressonantal	Adequar foco ressonantal Elevar valores de F2 em conjunto com F0 Aumentar feminilidade vocal Favorecer percepção de gênero	▪ Som nasal + sílabas – 2 min ou 2 séries de 10 ▪ Som nasal + palavras monossilábicas – 2 min ou 2 séries de 10 repetições

(Continua.)

Quadro 19-1. *(Cont.)* Descrição do PAVM-Trans

Abordagem	Objetivos	Estratégias
SESSÃO 3: "Eu posso expressar minha feminilidade, mesmo nos momentos de tristeza" **SENTIMENTO: Tristeza**		
Subsistema articulatório	Definir características articulatórias Viabilizar clareza nos sons da fala Favorecer feminilidade	■ Inserção de uma frase/texto para o trabalho da psicodinâmica da tristeza (flexão vocal descendente)
Exercício para casa (realizar 2 × dia)	Promover a generalização dos ajustes vocais. Dar continuidade ao processo terapêutico	■ Inspiração e sopro direcionado/contínuo, no máximo da expiração (3×) ■ Inspiração e emissão/s/contínuo, máximo da expiração (controlando a saída de ar) (3×) ■ Inspiração e emissão/ssszzzz/em TMF (3×) ■ Inspiração e emissão/z/contínuo em TMF (3×) ■ ETVSO – 3 min ou 3 séries de 10 ■ Som nasal + sílabas e palavras monossilábicas – 2 min ou 2 séries de 10 para cada técnica ■ Técnica da sirene – 2 min. ou 2 séries de 10
SESSÃO 4: "Eu posso expressar minha feminilidade ainda que esteja com raiva" **SENTIMENTO: Raiva**		
Psicodinâmica vocal	Refletir sobre as percepções, sentimentos e representações que a voz transmite	■ Conversa sobre a semana de trabalho e sua relação com a voz ■ Apresentação de áudios/vídeos com vozes transmitindo a emoção de <u>raiva</u> – análise e discussão – pensar nos gestos
Integração corpo e voz	Favorecer o controle e a autopercepção do corpo Sensibilizar quanto à relação corpo × voz Relaxar as estruturas envolvidas no processo vocal	Vide semana anterior
Subsistema respiratório	Sensibilizar quanto ao processo e tipos respiratórios Ajustar CPFA	Vide semana anterior
Subsistema ressonantal	Adequar foco ressonantal Elevar valores de F2 em conjunto com F0 Aumentar feminilidade vocal Favorecer percepção de gênero	■ Som nasal + palavras com 2 ou mais sílabas – 3 min ou 3 séries de 10 ■ Som nasal em escala ascendente – 3 min ou 3 séries de 10 ■ Inserção de uma frase/texto para o trabalho da psicodinâmica da raiva
Subsistema articulatório	Definir características articulatórias Viabilizar clareza nos sons da fala Favorecer feminilidade	■ Técnica da voz salmondiada – 1 min ou 10 repetições (prova terapêutica) ■ Técnica da sobrearticulação – 1 min ou 10 repetições (prova terapêutica)

(Continua.)

PARTE II • ESTRATÉGIAS UTILIZADAS PARA A AVALIAÇÃO E OTIMIZAÇÃO VOCAL

Quadro 19-1. *(Cont.)* Descrição do PAVM-Trans

Abordagem	Objetivos	Estratégias
SESSÃO 4: "Eu posso expressar minha feminilidade ainda que esteja com raiva" **SENTIMENTO: Raiva**		
Exercício para casa (realizar 2 × dia)	Promover a generalização dos ajustes vocais. Dar continuidade ao processo terapêutico	▪ ETVSO – 3 min ou 3 séries de 10 ▪ Técnica da voz salmondiada – 1 min ou 10 repetições ▪ Técnica da sobrearticulação – 1 min ou 10 repetições ▪ OBS: gravar a voz antes e após a realização das técnicas
SESSÃO 5: "Eu posso expressar minha feminilidade e demonstrar segurança com minha voz" **SENTIMENTO: Segurança**		
Psicodinâmica vocal	Refletir sobre as percepções, sentimentos e representações que a voz transmite	▪ Conversa sobre a semana de trabalho e sua relação com a voz ▪ Apresentação de áudios/vídeos com vozes transmitindo a emoção de segurança – análise e discussão – pensar nos gestos
Integração corpo e voz	Favorecer o controle e a autopercepção do corpo Sensibilizar quanto à relação corpo × voz Relaxar as estruturas envolvidas no processo vocal	Vide semana anterior
Subsistema respiratório	Sensibilizar quanto ao processo e tipos respiratórios Ajustar CPFA	Vide semana anterior (trabalho com respiração inserido durante a execução de todas as técnicas)
Subsistema fonatório	Elevar frequência de oscilação Ajustar fechamento glótico	▪ Sons vibrantes em escala ascendente – 3 min ou 3 séries de 10
Subsistema ressonantal	Adequar foco ressonantal Elevar valores de F2 em conjunto com F0 Aumentar feminilidade vocal Favorecer percepção de gênero	▪ Som nasal + frases curtas (inserção de uma frase/texto para o trabalho da psicodinâmica da segurança) – 2 min ou 2 séries de 10
Subsistema articulatório	Definir características articulatórias Viabilizar clareza nos sons da fala Favorecer feminilidade	▪ Técnica da sobrearticulação (com uso de rolha) – 3 min ou 3 séries de 10 ▪ Fonação em sorriso – 2 min ou 2 séries de 10
Exercício para casa (realizar 2 × dia)	Promover a generalização dos ajustes vocais. Dar continuidade ao processo terapêutico	▪ Fonação em sorriso – 2 min ou 2 séries de 10 ▪ Som nasal + frases curtas – 2 min ou 3 séries de 10 ▪ Técnica da sobrearticulação – 3 min ou 3 séries de 10 ▪ OBS: gravar a voz ao acordar e antes de dormir

(Continua.)

180 CAPÍTULO 20 • ESTRATÉGIAS TERAPÊUTICAS NA CLÍNICA VOCAL PARA MULHERES TRANS

Quadro 19-1. *(Cont.)* Descrição do PAVM-Trans

Abordagem	Objetivos	Estratégias
SESSÃO 6: "Eu posso expressar minha feminilidade ainda que esteja com medo" **SENTIMENTO: Medo**		
Psicodinâmica vocal	Refletir sobre as percepções, sentimentos e representações que a voz transmite	▪ Conversa sobre a semana de trabalho e sua relação com a voz ▪ Apresentação de áudios/vídeos com vozes transmitindo a emoção de <u>medo</u> – análise e discussão – pensar nos gestos
Integração corpo e voz	Favorecer o controle e a autopercepção do corpo Sensibilizar quanto à relação corpo × voz Relaxar as estruturas envolvidas no processo vocal	Vide semana anterior
Subsistema respiratório	Sensibilizar quanto ao processo e tipos respiratórios Ajustar CPFA	Vide semana anterior (trabalho com respiração inserido durante a execução de todas as técnicas)
Subsistema ressonantal	Adequar foco ressonantal Elevar valores de F2 em conjunto com F0 Aumentar feminilidade vocal Favorecer percepção de gênero	▪ Som nasal + palavras com 2 ou mais sílabas – 3 min ou 3 séries de 10 ▪ Som nasal em escala ascendente – 3 min ou 3 séries de 10 ▪ Som nasal + frases longas (inserção de uma frase/texto para o trabalho da psicodinâmica do <u>medo</u>) – 2 min ou 2 séries de 10
Subsistema articulatório	Definir características articulatórias Viabilizar clareza nos sons da fala Favorecer feminilidade	▪ Técnica da voz salmondiada – 3 min ou 3 séries de 10
Exercício para casa (realizar 2 × dia)	Promover a generalização dos ajustes vocais. Dar continuidade ao processo terapêutico	▪ ETVSO – 3 min ou 3 séries de 10 ▪ Som nasal + frases longas – 3 min ou 3 séries de 10 ▪ Técnica da voz salmondiada – 3 min ou 3 séries de 10 ▪ OBS: gravar a voz lendo um texto
SESSÃO 7: "Eu posso expressar minha feminilidade mesmo sentindo aversão a algo" **SENTIMENTO: Nojo/aversão**		
Psicodinâmica vocal	Refletir sobre as percepções, sentimentos e representações que a voz transmite	▪ Conversa sobre a semana de trabalho e sua relação com a voz ▪ Apresentação de áudios/vídeos com vozes transmitindo a emoção de <u>nojo/aversão</u> – análise e discussão
Integração corpo e voz	Favorecer o controle e a autopercepção do corpo Sensibilizar quanto à relação corpo × voz Relaxar as estruturas envolvidas no processo vocal	Vide semana anterior

(Continua.)

PARTE II ▪ ESTRATÉGIAS UTILIZADAS PARA A AVALIAÇÃO E OTIMIZAÇÃO VOCAL **181**

Quadro 19-1. *(Cont.)* Descrição do PAVM-Trans

Abordagem	Objetivos	Estratégias
SESSÃO 7: "Eu posso expressar minha feminilidade mesmo sentindo aversão a algo" **SENTIMENTO: Nojo/aversão**		
Subsistema respiratório	Sensibilizar quanto ao processo e tipos respiratórios Ajustar CPFA	Vide semana anterior (trabalho com respiração inserido durante a execução de todas as técnicas)
Subsistema fonatório	Elevar frequência de oscilação Ajustar fechamento glótico	▪ ETVSO em glissando – 3 min ou 3 séries de 10
Subsistema ressonantal	Adequar foco ressonantal Elevar valores de F2 em conjunto com F0 Aumentar feminilidade vocal Favorecer percepção de gênero	▪ Som nasal + miniminimini em agudo – 3 min ou 3 séries de 10 ▪ Som nasal + frases longas (inserção de uma frase/texto para o trabalho da psicodinâmica da <u>aversão</u>) – 2 min ou 2 séries de 10
Subsistema articulatório	Definir características articulatórias Viabilizar clareza nos sons da fala Favorecer feminilidade	▪ Técnica da sobrearticulação + voz salmondiada – 3 min ou 3 séries de 10
Exercício para casa (realizar 2 × dia)	Promover a generalização dos ajustes vocais. Dar continuidade ao processo terapêutico	▪ Som nasal + miniminimini em agudo – 3 min ou 3 séries de 10 ▪ Técnica da sobrearticulação + voz salmondiada – 3 min ou 3 séries de 10 ▪ ETVSO em glissando – 3 min ou 3 séries de 10 ▪ OBS: gravar a voz em um momento de conversação
SESSÃO 8: "Eu posso expressar minha feminilidade e todo meu amor com minha voz" **SENTIMENTO: Amor** <u>**Revisão do Programa**</u>		
Psicodinâmica vocal	Refletir sobre as percepções, sentimentos e representações que a voz transmite	▪ Conversa sobre a semana de trabalho e sua relação com a voz ▪ Apresentação de áudios/vídeos com vozes transmitindo <u>amor</u> – análise e discussão – pensar nos gestos
Integração corpo e voz	Favorecer o controle e a autopercepção do corpo Sensibilizar quanto à relação corpo × voz Relaxar as estruturas envolvidas no processo vocal	Vide semana anterior
Subsistema respiratório	Sensibilizar quanto ao processo e tipos respiratórios Ajustar CPFA	Vide semana anterior
Subsistema fonatório	Elevar frequência de oscilação Ajustar fechamento glótico Diminuir tensões laríngeas Suavizar emissão	▪ Sons vibrantes em glissando – 3 min ou 3 séries de 10 ▪ ETVSO + palavras com 2 sílabas – 3 min ou 3 séries de 10

(Continua.)

Quadro 19-1. *(Cont.)* Descrição do PAVM-Trans

Abordagem	Objetivos	Estratégias
SESSÃO 8: "Eu posso expressar minha feminilidade e todo meu amor com minha voz" **SENTIMENTO: Amor** **Revisão do Programa**		
Subsistema ressonantal	Adequar foco ressonantal Elevar valores de F2 em conjunto com F0 Aumentar feminilidade vocal Favorecer percepção de gênero	■ Som nasal + miniminimini em agudo – 3 min ou 3 séries de 10 ■ Som nasal + frases longas (inserção de uma frase/texto para o trabalho da psicodinâmica do <u>amor</u>) – 2 min. ou 2 séries de 10
Subsistema articulatório	Definir características articulatórias Viabilizar clareza nos sons da fala Favorecer feminilidade	■ Conversação em sobrearticulação – 3 min ou 3 séries de 10
Exercício para casa (realizar 2 × dia)	Promover a manutenção dos ajustes vocais e de comunicação	■ Sons vibrantes em glissando – 3 min ou 3 séries de 10 ■ ETVSO + palavras com 2 sílabas – 3 min ou 3 séries de 10 ■ Som nasal + miniminimini em agudo – 1 min ou 10 repetições ■ Som nasal + frases longas – 2 min ou 2 séries de 10

COMENTÁRIOS CONCLUSIVOS

A intervenção fonoaudiológica no processo de ajuste vocal à expressão de gênero visa modificar as características vocais, a fim de favorecer a identificação com o gênero desejado e, dessa forma, minimizar situações de sofrimento e transfobia. A aplicação do PAVM-Trans em mulheres usuárias do Ambulatório Trans tem demonstrado modificações nos parâmetros vocais e acústicos, e nas percepções, sentimentos e representações sobre a própria voz. O programa é, pois, uma opção de estratégia terapêutica e uma possibilidade para evidenciar efeitos para a construção de prática baseada em evidências no atendimento de mulheres trans. Desta forma, vislumbra-se o aprimoramento da prática clínica e a redução da variabilidade na prática.

REFERÊNCIAS BIBLIOGRÁFICAS

1. Creaven F, O'Malley-Keighran M-P. 'We definitely need more SLTs': The transgender community's perception of the role of speech and language therapy in relation to their voice, language, and communication needs. Soc Work Soc Sci Rev. 2018;19(3):17-41.
2. Childers DG, Wu K. Gender recognition from speech. Part II: Fine analysis. J Acoust Soc Am [Internet]. 1991 [cited 2022 Oct 7];90(4 Pt 1):1841-56.
3. Kawitzky D, McAllister T. The Effect of Formant Biofeedback on the Feminization of Voice in Transgender Women. J Voice. 2020;34(1):53-67.
4. Carew L, Dacakis G, Oates J. The effectiveness of oral resonance therapy on the perception of femininity of voice in male-to-female transsexuals. J Voice. 2007;21(5):591-603.
5. Hancock AB, Stutts HW, Bass A. Perceptions of Gender and Femininity Based on Language: Implications for Transgender Communication Therapy. Lang Speech. 2015;58(3):315-33.

PARTE II ▪ ESTRATÉGIAS UTILIZADAS PARA A AVALIAÇÃO E OTIMIZAÇÃO VOCAL

6. Hancock A, Colton L, Douglas F. Intonation and gender perception: applications for transgender speakers. J Voice. 2013. 2014;28(2):203-9.
7. Gelfer MP, Van Dong BR. A preliminary study on the use of vocal function exercises to improve voice in male-to-female transgender clients. J Voice. 2013;27(3):321-34.
8. Stemple JC, Lee L, D'Amico B, Pickup B. Efficacy of vocal function exercises as a method of improving voice production. J Voice. 1994;8(3):271–8.
9. Hancock AB, Garabedian LM. Transgender voice and communication treatment: a retrospective chart review of 25 cases. Int J Lang Commun Disord. 2013;48(1):54–65.
10. Dornelas R, Silva K da, Pellicani AD. Proposal of the vocal attendance protocol and vocal redesignation program in the services of the transsexualizing process. CoDAS. 2021;33(1):e20190188–e20190188.
11. Kim HT. Vocal Feminization for Transgender Women: Current Strategies and Patient Perspectives. Int J Gen Med. 2020;13:43-52
12. Houle N, Levi SV. Effect of Phonation on Perception of Femininity/Masculinity in Transgender and Cisgender Speakers. J Voice. 2019;35(3):497.e23−497.e37.
13. Brandon M, Bent T. How intonation and articulation cues impact gender perception for cisgender and transgender speakers. The 181st Meeting of the Acoustical Society of America: The journal of the Acoustical Society of America. 2021.
14. Behlau M. Voz: o livro do especialista. 2. Ed. Rio de Janeiro: Revinter; 2005.

ÍNDICE REMISSIVO

Entradas acompanhadas por um *f* em itálico ou um **q** em negrito indicam figuras e quadros, respectivamente.

A

Afirmação Comunicativa de Gênero (ACG), 107
Ambulatório Transdisciplinar de Identidade de Gênero e Orientação Sexual (AMTIGOS-HC/SP), 97, 100
Ambulatórios de Iniciativas Locais, **28q**
Análise Acústica, 65
  medidas a serem observadas, 65
Aparelho Fonador, 147
Assembleia Mundial da Saúde, 37
Assexual, 4
Associação Internacional de Gays, Lésbicas, Bissexuais, Trans e Intersexuais, 24
Associação Mundial Profissional para a Saúde Transgênero, 107
Associação Nacional de Travestis e Transexuais, 35
Atenção Primária à Saúde, 43
Atração
  física, 4
  sexual, 4
Axioma
  da comunicação, 5

B

Binaridade
  não, 4
    e identidade vocal, 105
      afirmação comunicativa de gênero, 107
      busca por atendimento fonoaudiológico, 107
      highlight, 105
      jornada de uma pessoa não binária em busca de sua imagem comunicativa, 108
      população, 106
Bissexual, 4

C

Carta dos Direitos dos Usuários do SUS, 34
Cirurgias de Redesignação Vocal
  em pessoas trans, 127
    highlight, 127
    procedimentos em homens trans, 133
      tireoplastia de encurtamento, 134
    procedimentos em mulheres trans, 127
      aproximação cricotireóidea ou cricotireodopexia, 131
      avanço da comissura anterior, 132
      glotoplastia anterior, 129
      vaporização do músculo tireoaritenóideo, 130
Cisgeneridade, 5, 12
Cisgênero
  mulher, 82
Cisnorma, 55
Clínica Vocal
  para mulheres trans
    estratégias terapêuticas na, 169
    queixas comuns das pessoas transgênero na, **62q**
Comissura
  anterior
    avanço da, 132
Comitê Técnico LGBT, 26
Comunicação
  expressividade da voz e
    com pessoas trans, 111
      highlihgt, 111
  identidade de, 3
  intervenção comportamental em, 92
  mudanças vocais e de, 90
Comunidades LGBTQIAPN⁺
Conselho Nacional de Combate à Discriminação, 24

ÍNDICE REMISSIVO

Conselho Nacional de Saúde, 25
Constituição Federal de 1988, 8
COVID-19, 44
Crianças
  e adolescentes trans
    vivência e acompanhamento de, 97
      acompanhamento fonoaudiológico, 101
      AMTIGOS, 100
      entendendo a história
        no ponto de vista da saúde, 99
      highlight, 97
Cricotireodopexia, 131
  objetivo da, 131
  realização, 131
  vantagem, 132
Crimes
  LGBTfóbicos, 23

D

Declaração Universal dos Direitos Humanos, 33
DEEP, 18
  modelo, 19
  uso do, 19
Demandas transidentitárias, 55
Dimorfismo
  vocal, 5

E

Estereótipos
  vocais, 7
Estratégia de Saúde da Família, 43
Exame
  endoscópico, 67
Exercícios
Expressividade Vocal (trans)
  masculina: gesto, *performance* e gênero, 149
    na construção de uma vocalidade, 147, 148
      highlihgt, 147
      reconhecendo para ressignificar, 152

F

Fonação fluida
  técnica de, 53
Fonoaudiologia, 8, 51
  internacional, 51
  nacional, 51
  novas perspectivas científicas, clínicas e
    éticas da, 54
Função Vocal
  exercícios de, 53

G

Gênero
  afirmação de, 107
  diversidade de
    explorando a neurociência na, 11
  expressão social de
    voz e comunicação na, 89
      de homens trans e pessoas
        transmasculinas, 89
      conforto ou não
        com a própria voz, 90
      contribuição, 89
      e tratamento hormonal com
        testosterona, 91
      highlight, 89
      intervenção cirúrgica, 92
      intervenção comportamental, 92
      mudanças vocais
        e de comunicação, 90
      nomenclatura
        considerações sobre, 89
      relato de vivência
        de um homem trans, 93
  identidade de, 3, 55
    conceito de, 3
      classificação binária de, 6
  pela voz
    e possibilidades de modificações vocais, 52
Genoma
  humano, 11
Gestos Vocais, 148
Glotoplastia
  anterior, 129, *129f*
    definição, 129
    eficácia, 130
    principal complicação, 130
    realização, 129
    resultados, 130
    técnica cirúrgica, 129
Gravação da Voz
  tarefas para, 62

H

Heterossexual, 4
Highlight, 3
Hirjas, 4
Homem
  trans, 89, 142
    estratégias terapêuticas na clínica vocal
      com, 161
      highlight, 161
      intervenção fonoaudiológica, 163
      terapia hormonal e voz, 162

hormonização com testosterona em, 142
Homolesbotransfobias, 75, 76, 81
    institucionais, 8, 44
Homossexual, 4
Hormônio(s)
    relação com a voz, 140
    sexuais
        na voz, 141
            principais efeitos, 141
Hormonização, 121
    acesso à, 42
        dificuldades ao, 45
    com testosterona, 90, 92
        praticidade da, 150
    de pessoas trans, 162
        considerações sobre as alterações vocais
            na, 139
            autopercepção e autoimagem, 143
            intervenção fonoaudiológica, 163
            highlight, 139
            homens trans, 142
            mulheres trans, 143
            principais efeitos dos hormônios sexuais
                na voz, 141
            relação entre hormônio e voz, 140
    riscos da, 162
    tipo de hormônio utilizado, 162

I

Identidade
    de gênero e comunicação, 3
        afirmação da, 74
        highlight, 3
        o conceito de gênero, 3
    social
        criação de uma, 13
            princípios básicos de, 13
        e a pessoa trans
            explorando a neurociência na
                diversidade de gênero, 11
            ampliando as identidades
                compartilhadas, 19
            base teórica da neurociência das
                tribos, 12
            comunicação consciente
                para criar unidade, 18
            eu × nós × eles, 16
            highlight, 11
            introdução, 11
            múltiplas identidades, 14
    vocal
        e não binariedade, 105

Imagem Comunicativa
    em busca da, 108
Intersexo
    ser, 120
Intervenção Vocal Fonoaudiológica
    da mulher trans
        o que diz a literatura, 172
Invisibilidade
    social, 42
        formas de, 43

L

Laboratório de voz
    e comunicação, 81
        atendimento fonoaudiológico do, 82
        casos atendidos, 83
            fase de harmonização, 83
            sessões para mulheres trans, 83
Laringe
    exame endoscópico da, 67

M

Manual de Integração de Gênero, 4
Mensagens
    não verbais, 13
    verbais, 13
Metamoralidade, 17
Modificações Vocais, 52
Moralidade
    essência da, 13
Movimentos Organizados
    LGBT, 33
Mulher Trans
    atendimento fonoaudiológico para, 143
    clínica vocal
        estratégias terapêuticas na, 169
            falas, argumentos, gritos e desabafos
                a busca da verdadeira identidade, 170
            highlight, 169
            intervenção vocal fonoaudiológica, 172
            programa de ajuste vocal, 173
    efeitos da hormonização, 144
    expressividade na
        um lugar de pluralidade, 153
            caminhos possíveis
                para o atendimento fonoaudiológico,
                    155
                articulação, 157
                Fo, 156
                intensidade, 157
                prosódia, 158
                ressonância, 157

determinantes culturais, sociais e
  individuais, 153
  highlight, 153
  identidade de gênero, 154
melhora na qualidade vocal, 143
tratamento com estrogênio em, 143
vivência de uma
  com o atendimento fonoaudiológico, 122

N

Nome
  social
    uso do, 60
      retificado, 60
Normas
  binárias, 73

O

Oficina do Processo Transexualizador, 25
Oficinas de Linguagem, 119
Organização Mundial da Saúde, 4, 24, 41
Orientação sexual, 4

P

Pansexual, 4
Passabilidade, 7
Performance Vocal, 149, 151
Pesquisa e Prática
  fonoaudiológicas
    com pessoas trans e travestis, 51
      highlights, 51
      identificação de gênero pela voz
        e possibilidades de modificações
          vocais, 52
      novas perspectivas científicas, clínicas e
        éticas, 54
Pessoa(s)
  intersexo
    cuidado integral à saúde de, 119
      considerações fonoaudiológicas, 119
        highlights, 119
        o que é ser intersexo
          e qual a relação com a
            fonoaudiologia, 120
        vivência de uma mulher trans com o
          atendimento
          fonoaudiológico, 122
  trans
    acesso e acolhimento das, 41
      nos serviços públicos de saúde, 41
    e travestis, 7

avaliação dinâmica e multidimensional
  da voz
  e da comunicação de, 59
pesquisa e prática fonoaudiológicas
  com, 51
expressividade da voz
  e da comunicação com, 111
hormonização de
  considerações sobre as alterações vocais
    na, 139
identidade social e a, 11
masculinas, 89
Política Nacional de Saúde Integral LGBT, 24,
  25, 34, 41
Pregas Vocais, 139
  mudança nas, 150
  taxa de vibração das, 65
Presbifonia, 132
Processo Transexualizador
  no SUS, 26, 27, 35
Programa de Ajuste Vocal Para Mulheres Trans
  – PAVM-TRANS, 173
  descrição do, **183q-190q**
Programa de Extensão Universitária
  "Voz que Transforma", 84
Programa de Redesignação Vocal Trans, 53, 173
Programa Nacional de Direitos Humanos
  (PNDH), 24
Programa Transcidadania, 35

R

Redesignação Vocal
  em homens trans, 133
    procedimentos para, 133
  em mulheres trans, 128
    procedimentos para, 128
Registro de Nascimento
  retificação do, 6
Relato de Experiência
  atendimento fonoaudiológico com mulheres
    trans
    em um ambiente universitário, 81
      highlight, 81
      laboratório de voz e comunicação, 82
      programa de extensão universitária
        "voz que transforma", 84
      vozes trans e sociabilidades
        breve relato de experiência, 85

S

Senso de Pertencimento, 11
Serviços Habilitados na Modalidade Ambulatorial, **27q**
Serviços Públicos de Saúde
  acesso e acolhimento das pessoas trans nos, 41
    a invisibilidade social, 42
    dificuldades ao acesso da harmonização meu corpo, minha imagem, 45
    falta de acolhimento do serviço, 43
    highlight, 41
Sexo
  biológico, 56
  univocidade do, 54
Sistema Único de Saúde (SUS), 6, 33
  política nacional de saúde integral LGBT e o processo transexualizador no, 23
    avanços e desafios, 23
      highlight, 23
      resgate histórico, 24
        caminhos da construção da política nacional
    de saúde integral, 24
        processo transexualizador no, 26
Som
  glótico, 140

T

Teoria de Acomodação da Comunicação (TAC), 13
Teoria da Auto Verificação, 15
Teoria da Identidade Social, 13
Terminologia
  o que é preciso compreender na clínica fonoaudiológica
    sobre transexualidade e travestilidade, 73
    highlight, 73
Testosterona
  voz e tratamento hormonal com, 91, **91q**, 92
Tireoplastia
  de encurtamento, 134, *135f*
    desvantagem, 134
    técnica, 134
    tipos de, 134
    vantagem, 134
Transmasculinidade, 161
  definição, 161
Transição Vocal, 53
Travesti, 6
Travestilidade
  e transexualidade no SUS, 33
    conquistas e desafios, 33

    highlight, 33
Trato
  vocal, 5
Tribos
  neurociência das, 12
    base teórica da, 12
    formação, 13
Two Spirit, 4

U

Unidades Básicas de Saúde (UBS), 38, 43
Univocidade
  do sexo, 54

V

Vaporização
  do músculo tireoaritenóideo, 130
    cirurgia de, 130
Voz(es), 147
  artísticas, 6
  autêntica, 6
  avaliação dinâmica e multidimensional da, 59
    e da comunicação, 59
      análise acústica, 65
      anamnese, 59
      autoavaliação, 62
      avaliação otorrinolaringológica, 67
      coleta de amostras de voz, 63
      comunicação e psicodinâmica da voz, 67
      dados pessoais, 60
      dados sociodemográficos e saúde geral, vocal e mental, 60
      encaminhamentos, 67
      expressividade
        com pessoas trans, 111
      highlight, 59
      histórico, 59
      julgamento perceptivo-auditivo, 63
      na expressão social
        de gênero de homens trans e pessoas transmasculinas, 89
      queixa vocal, 61
      terapia hormonal e voz, 162
      vivências compartilhadas por uma pessoa trans, 68
  entender a, 148
  identificação de gênero pela, 52
  relação entre hormônio e, 140
  trans, 7
    descrição das, 7
    e sociabilidades
      breve relato, 85